LabVIEW를 이용한 의료기기 인터페이스

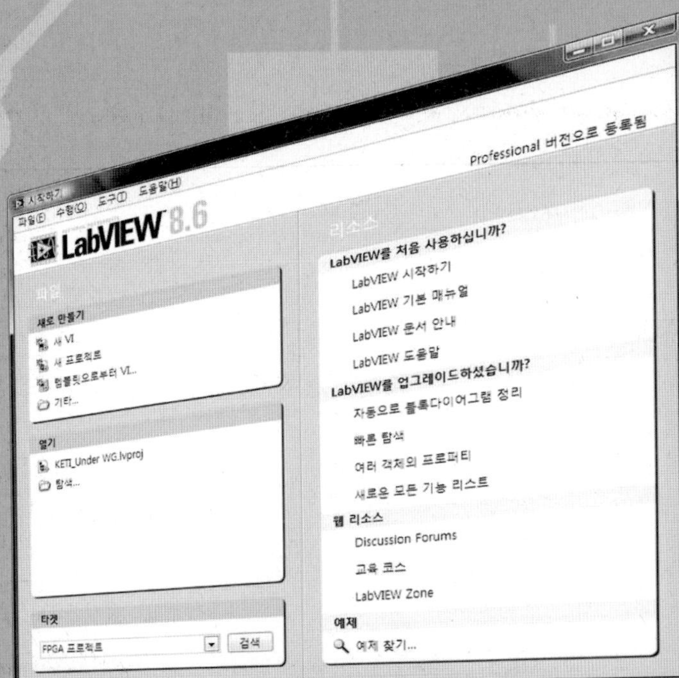

계명대학교출판부

Contents

서론

LabVIEW는 Laboratory Virtual Instrument Engineering Workbench의 약어이며, 내셔널 인스트루먼트(National Instruments: NI)사에서 개발된 G-언어(graphic language)의 강력한 소프트웨어 개발도구이다. LabVIEW는 다양한 분야의 과학자와 공학자들에 의해 의료기기, 물리학, 화학, 자동차, 반도체, 통신, 전기, 전자 및 제어계측 등의 모든 분야의 산업에 활용 가능하다.

LabVIEW 프로그램은 C나 BASIC의 텍스트 기반의 프로그래밍 언어와는 다르게 그래픽 아이콘이나 그래픽 기호 및 블록 다이어그램을 이용하여 프로그램 소스를 형성하기 때문에 G-언어라고 불리어진다. G-언어는 프로그램에 능숙하지 않은 초보자의 경우에도 쉽게 코딩이 가능한 장점을 가지며 특히 아이콘에 친밀한 비주얼 세대에 매우 적합한 언어이다.

LabVIEW 프로그램을 가상계측기(Virtual Instrument: VI, 그림 1 참조)라고 하는데, LabVIEW 자체에 계측장치로부터 신호를 받아들이거나 모터나 로봇 등을 구동하는 신호를 출력시키는데 적합하도록 장치관련 시스템을 LabVIEW 내부에 갖고 있으며 계측기에서 자주 사용되는 신호 발생과 신호처리 등의 기능과 계측(data acquisition) - 분석(analysis) - 표현 (presentation)에 필요한 도구를 소프트웨어적으로 대부분 지원해주기 때문이다(그림 2 참조).

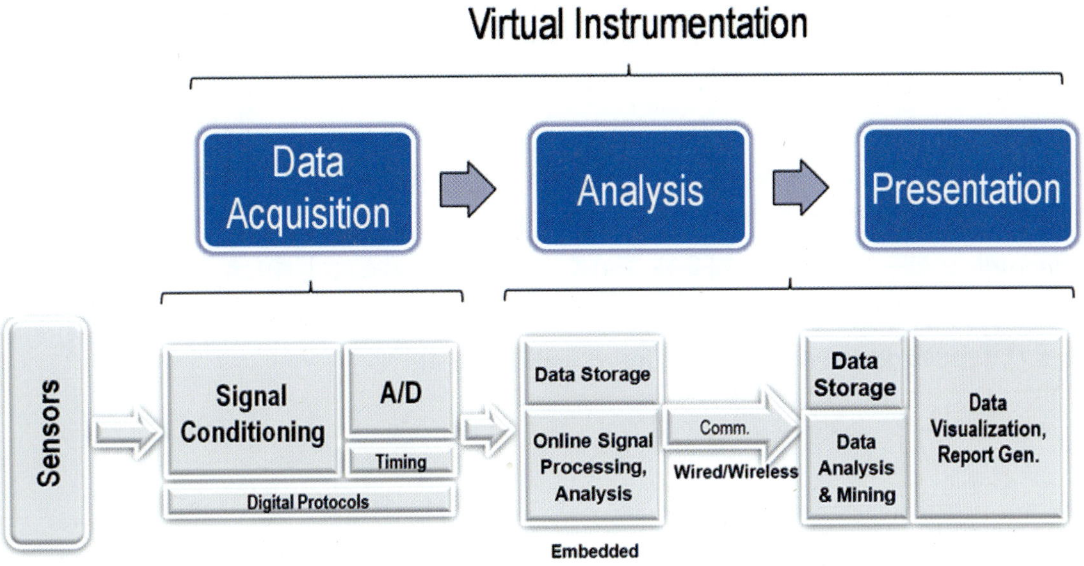

그림 1. 계측 - 분석 - 표현이 가능한 가상계측기

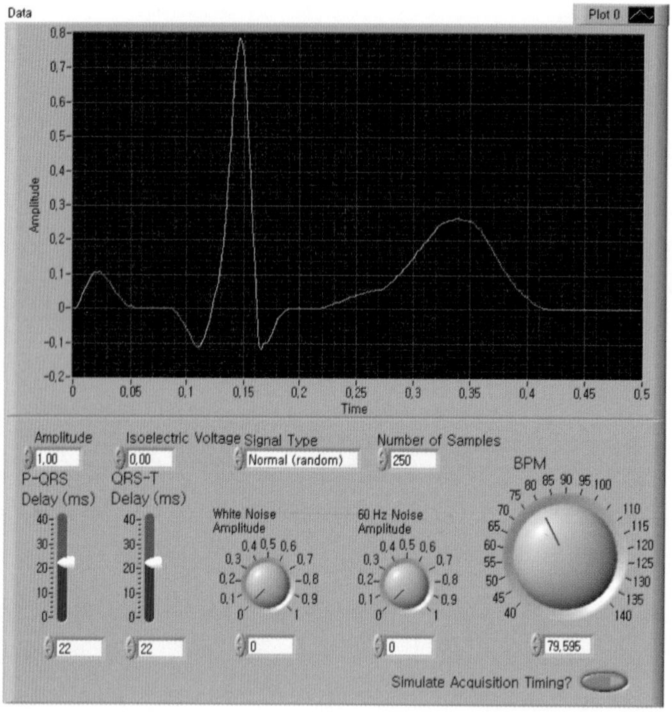

그림 2. ECG 신호를 발생해주는 가상계측기(VI)

의료기기는 ECG, EEG 및 EMG 등의 생체신호를 하드웨어적으로 받아서 신호처리를 해야 하는 소프트웨어적 기능이 필수적이고, 이때 LabVIEW의 사용이 절대적으로 필요하다. LabVIEW의 다양한 하드웨어 구동(DAQ, motion, vision, embedded, FPGA, RF, PDA, touch panel, RIO, PXI, GPIB 등, 그림3 참조)과 소프웨어적 처리(수학, 통계, 신호처리, 변복조, 필터, 통신, 데이터베이스 등)에 필요한 도구들의 완벽한 준비와 지원은 하드웨어와 소프트웨어의 어려운 결합을 아주 쉽게 하여준다. 이러한 특징은 LabVIEW로 하여금 하드웨어와 소프트웨어의 중간에서 인터페이스 역할을 하도록 하며, 또한 가상계측기(VI)를 그래픽으로 쉽게 만들 수 있는 GUI(Graphic User Interface)적 요소는 의료기기와 사용자 사이를 쉽게 인터페이스하여 주므로, LabVIEW를 사용하여 의료기기를 종합적(설계에서부터 생산, 품질관리 및 애프터서비스에 이르기까지)으로 다루는 것을 **의료기기인터페이스**(medical device interface)라고 한다.

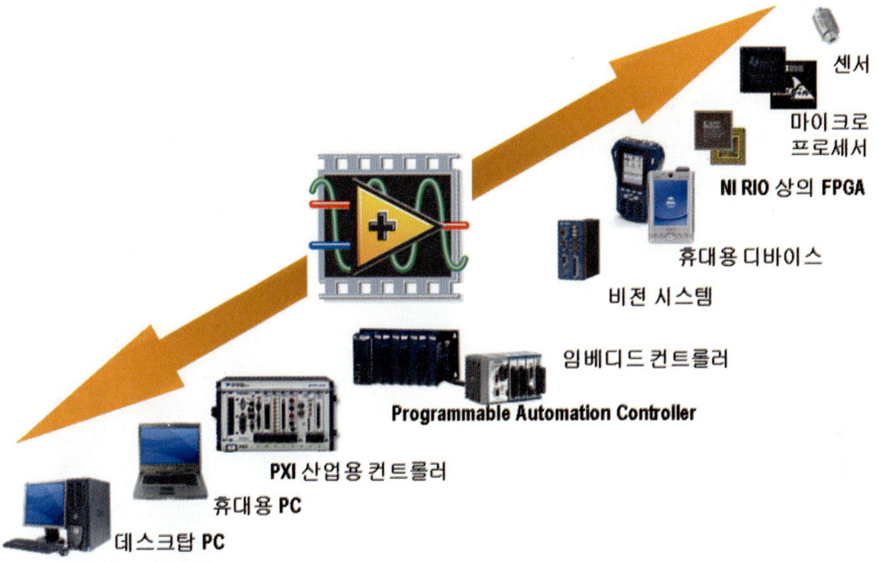

그림 3. LabVIEW에서 사용되거나 구동되는 하드웨어

• 계측 및 자동화 분야에서 LabVIEW의 중요성

최근에 산업현장에서 제품의 경쟁력을 향상시키기 위해 많은 노력을 하고 있다. 이러한 노력 중에 대표적인 것은 제품의 생산자동화를 통한 원가절감, 신뢰성 확보, 보다 빠른 제품 개발주기 등을 들 수 있다. 이를 위해 실제 산업현장에서 발생하는 여러 가지 물리량을 컴퓨터 등을 이용해 계측(acquire)-분석(analuze)-표현(present)을 실시하고, 이를 통해 원격에서 적절한 제어를 실시하는 것이 필수적이다. 이러한 기능을 주목적으로 하는 것이 NI사의 LabVIEW이다. 지금까지 계측기에서만 가능하던 계측을 개인용컴퓨터(PC)에서도 할 수 있게 하는 소프트웨어로서 주로 실험실자동화와 공장자동화와 같은 계측 및 자동화 등의 분야에서 많이 사용되고 있다. 즉 LabVIEW는 과학자나 공학자 등과 같이 컴퓨터 프로그램이 필수적으로 필요한 사람들을 위해 특별히 고안된 프로그램 개발 및 실행을 위한 시스템 소프트웨어이다. 특히 최근에 mathscript 언어의 지원 등을 포함해서 다양한 수학적 연산과 real-time embedded, FPGA 기능 등이 추가되면서 프로토타입(prototype)과 이것을 이용한 시뮬레이션 분야에서 크게 활용되고 있다.

과거에는 특정 물리량을 측정하는 전용(stand alone) 측정기가 주로 사용되어 왔으나, 최근에는 데이터의 단순한 기록뿐만 아니라 분석 및 제어 기능에 대한 필요성의 증가와 여러 가지 측정대상을 복합적으로 통합할 필요성의 증가에 따라 다양한 기능을 수행할 수 있는 컴퓨터가 계측장치의 중심으로 활용되기 시작하였다. 이러한 계측환경의 변화는 기능과 속도가 놀랍도록 빠르게 발전되고 있는 PC의 발달에 기인한 바가 크다. 현재는 일부 첨단 장비만을 제외하고 모든 전용 측정기를 대체할 수 있을 정도로 성장하였다.

한편, LabVIEW는 프로그램을 그래픽적으로 작성함으로써 텍스트 언어에 비해 프로그램의 작성이 직관적이며 대화적이다. 이에 따라, 텍스트의 타 언어에 비해 초보자가 이해하고, 학습하고, 조작하기가 쉽고 최신 라이브러리와 예제가 바로 제공되기 때문에 산업적으로 필요한 최신의 기술을 바로 접할 수 있으며, 컴퓨터를 기반으로 하기 때문에 웹 및 통신을 통한 여러 장비 간의 데이터 공유가 비교적 쉽다(그림 4 참조). 또한, 성능이나 분량이 큰 시스템 프로그램도 개발 기간이 텍스트 언어에 비해 상대적으로 매우 짧고, 다른 사람이 생성한 코드에 대한 이해가 쉽기 때문에 소프트웨어 개발 및 유지보수 측면에서 매우 경제적이다. 그러나 텍스트 언어에 비해 실행 코드의 크기가 좀더 커진다는 단점을 가지고 있으나 최근에 컴퓨터의 성능과 용량이 크게 발전함에 따라 큰 문제가 되지 않는다.

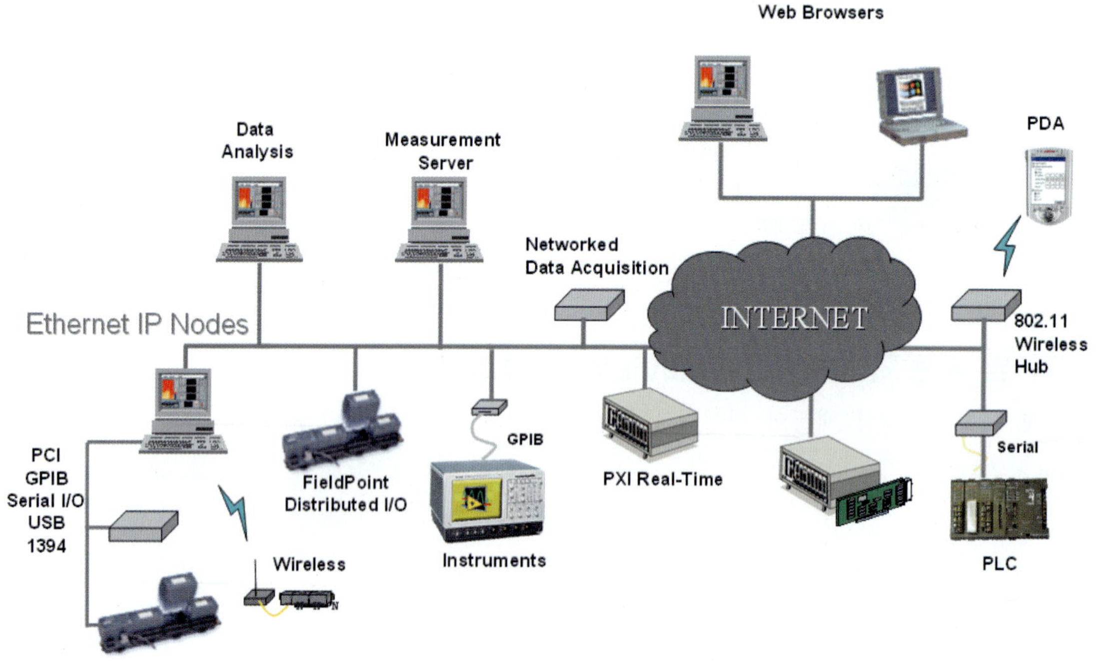

그림 4. LabVIEW와 이더넷을 통한 하드웨어의 통합 플랫폼

• 의료기기 분야에서 LabVIEW의 중요성

휴대폰을 사용하는 사람이면 누구든지 통화 도중에 끊어지는 경험을 한다. 이것이 비록 불편하기는 하지만, 일반적으로 이 전화 장치로 인해 통화가 잘못됐을 때에도 치명적인 결과를 가져오지는 않는다. 그냥 상대방에게 다시 전화를 걸어 사과하고 대화를 계속하면 된다. 반면에 어떤 장치에서는, 고장이나 작동 오류로 인해 심각한 부상(간단한 안전시스템의 경우)이나 한 사람의 죽음(심장박동기의 경우), 또는 여러 사람의 죽음(항공기 제어시스템과 같은 경우)이 발생할 수도 있다. 이러한 장치의 경우, 국가기관(예를 들면 한국식품의약품안전청: 식약청)에서 개발과정을 감독하고 있으며 시스템의 무결성과 안전성을 보장하여 주고 있다. 이들 국가기관들은 개발과정에 관한 규정을 두고 있으며 제품의 개념에서부터 제조에 이르기까지 개발의 모든 단계를 위한 최상의 실행지침을 제공해 준다. 이제 의료기기에 국한해서 의료기기 중 한 제품의 개발에서 생산 및 제품의 경쟁력이 약화될 때까지의 수명주기(그림 5 참조)의 예를 들어 살펴보자. 의료기기 개발에서 LabVIEW를 사

용한 가상 계측방법은 식약청(KFDA)의 인증과 같은 요구를 충족시킬 수 있으며 궁극적으로는 고품질의 장치를 계획보다 앞당겨 개발하는데 도움을 준다.

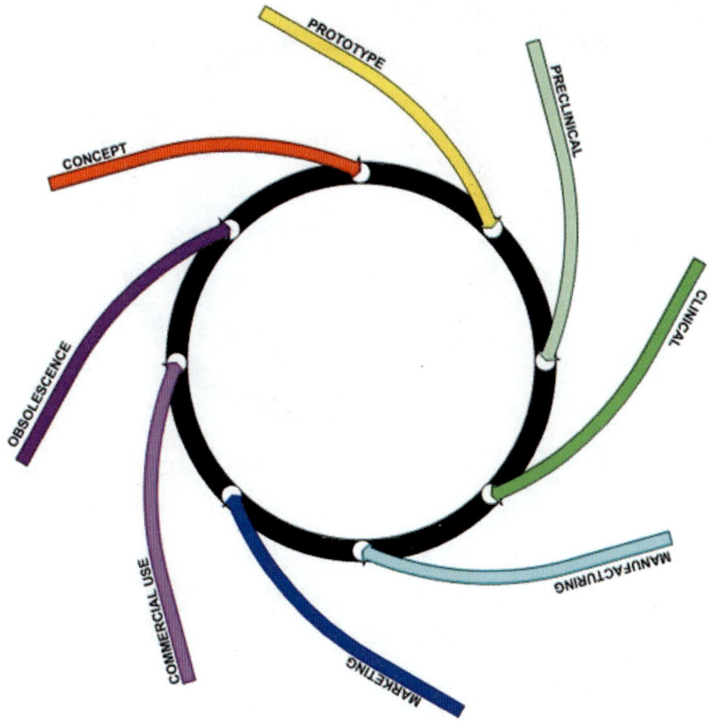

그림 5. 미식약청(FTA)에서 정의한 의료기기 설계 수명주기(개념 - 프로토타입 - 전임상 - 임상 - 제조 - 판매 - 상용 사용 - 경쟁력 약화)의 도표

이러한 지침에 명시된 목적은 사기성 또는 급조된 의료 제품이 시장에 진입하는 것을 방지하여 일반 대중의 안전을 지키기 위함이다. 규정과 문서의 요구사항을 준수하는 것이 어렵고 부담스럽게 느껴질 때, NI의 하드웨어와 소프트웨어 솔루션은 의료기기 설계에서 유효성 검사 및 검증을 돕기 위한 몇 가지 편리한 점을 제공한다.

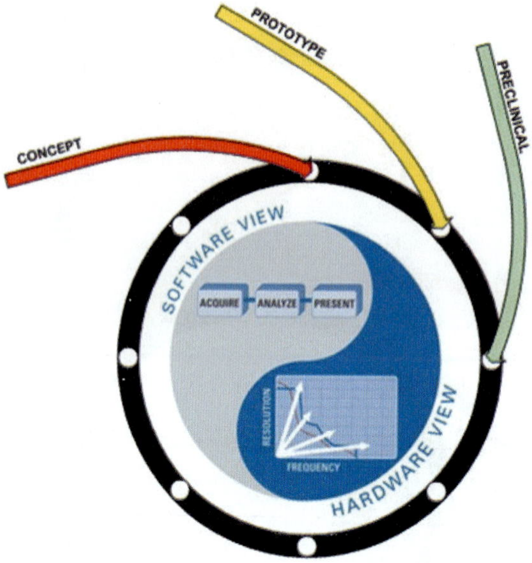

그림 6. 의료기기 제품 수명주기에서 개념 - 프로토타입 - 전임상의 초기 단계

의료기기 수명주기를 세 가지 주요 단계로 나눌 수 있다. 첫 단계로 개념 - 프로토타입 - 전임상 단계의 초기 제품 수명주기(그림 6 참조)이다. 이것은 단계 중에서 최소의 편성이며, 주로 연구와 이론 및 아이디어의 개발에 초점을 맞추고 있다. 이 단계는 연구하는 시스템과 현상의 복잡성에 따라 몇 주 동안에서 몇 년간 지속될 수 있다.

초기 개발 단계의 근본적인 부분은 데이터 수집 및 분석이다. 이 과정을 능률적으로 하기 위해, NI의 LabVIEW는 생명과학 연구 실험실자동화를 위한 몇 가지 옵션을 제공한다. 간단한 저울에서 가스크로마토그래프에 이르기까지 수백 종의 의료기기 제어를 위해 이더넷, USB 및 GPIB 상에서의 통신할 수 있는 LabVIEW의 가상계측기(VI)들을 쉽게 사용할 수 있다. 여기에 덧붙여 NI 데이터 수집장치와 모듈형 계측기를 사용하면, 다른 계측기를 사용하지 않고도 센서로부터 직접 읽어들일 수 있거나 또는 계측기를 맞춤형으로 할 수 있다.

일단 문제가 무엇인지를 이해하면 솔루션을 고안할 수 있다. NI의 LabVIEW는 장치 개발과 프로토타입을 위한 단일 그래픽 기반 시스템 설계 플랫폼을 제공한다. 직관적인 그래픽 프로그래밍과 함께 LabVIEW의 수학 및 신호처리 기능을 사용하면 알고리즘을 신속하게 개발할 수 있다. 그런 후 NI의 데이터 수집장치를 사용하면, 실제세계의 데이터에 대한 알고리즘의 성능을 검증할 수 있다. 마지막으로, NI의 CompactRIO 임베디드 프로토타입 플랫폼은 기능상 아직 실험단계에 있는 최종 장치의 프로토타입을 개발하기 위한 이상적인 솔루션이다. LabVIEW 리얼타임 및 FPGA 모듈로 프로그래밍된 NI CompactRIO의 사용은 알고리즘 설계와 장치의 프로토타입을 신속하게 반복할 수 있게 한다. 프로토타입에 CompactRIO와 같은 다기능 하드웨어를 사용하면 하드웨어 개발과 통합의 단계에서 시간 소비를 줄여주며, 소프트웨어 설계 개발에 집중하기 쉽게 하여 준다.

Labview의 장점 중 프로그램을 모듈화 하여, 자신이 필요한 부분에 활용 할 수 있는 기능은 공학자나 과학자의 제품 개발 및 연구에 소비되는 기간을 많이 줄여 줄 수 있다. 특히 FPGA 기반의 지능형 임베디드 시스템인 NI CompactRIO 플랫폼, 그래픽 기반의 프로그래밍 언어인 NI LabVIEW, NI LabVIEW Real-Time, LabVIEW FPGA 모듈(module)을 이용하면 촉박한 시장 출시 기간 안에 유연하고 안정적인 GUI와 제어시스템을 개발하여 디바이스에 제공함으로써 사용자의 감성적인 측면과 실제 사용상의 불편함 등을 최대한 덜어줄 수 있다.

의료기기 수명주기에서 전임상 - 임상 - 제조의 두 번째 단계는 제품 수명주기의 중간인데, 고안된 장치의 생산화, 검증, 확인, 제조에 해당한다. 이 단계는 명확하고 측정 가능한 요구 사항이 잘 정의된 규격 명세서로 시작한다. 일단 이들 규격이 정의되어 있다면, 요구사항 문서와 실제 구현 코드 사이를 확실히 대응시키며 개발해야 된다. 공식적인 요구 사항이 기록된 문서 및 데이터베이스를 연결시켜주는 요구 사항을 추적하는 솔루션으로 NI사 요구사항 게이트웨이 소프트웨어를 사용할 수 있다. NI사 요구사항 게이트웨이는 적용 범위 및 영향 분석을 수행하고 그래픽으로 적용범위 관계를 표시하고 공식적인 검증 및 확인 절차가 용이하도록 포괄적인 보고서를 생성한다.

일단 장치 설계가 검증되어 이제 생산 단계에 진입할 때가 되면, 제조 및 테스트 과정에서 식약청의 지침에 반드시 따라야 한다. 제품 수명주기와 관련된 모든 소프트웨어는 장치의 전반적인 품질에 중요한 영향을 준다. LabVIEW의 계측기능에 추가하여 데이터 이력관리와 관리자 통제 (Datalogging and Supervisory Control: DSC) 모듈과 같은 인간-기계 인터페이스 (human machine interface: HMI) 패키지를 사용하면, 그 장치 자체를 개발하는데 사용한 동일한 품질의 통제 메커니즘으로 생산라인 응용을 개발할 수 있다. 나아가서, NI TestStand와 같은 테스트 전문 소프트웨어 패키지를 사용함으로써 제조 테스트 절차에 동일한 개념을 적용할 수 있다.

수명주기의 세 번째인 판매 - 상용 사용 - 경쟁력 약화의 단계를 의료기기 제품 수명주기의 최종 단계라고 한다. 이 단계에서는 공학적 작업이 아주 적게 필요하지만, 한 생명주기가 새로 시작될 때 고객의 의견과 시장의 성공이 차세대 제품의 개발을 이끄는데 도움이 된다.

의료기기 수명주기의 모든 측면에서, 필요한 규정을 충족시키는 것과 최종 장치가 안전하고 효과적이라는 것을 확인하는데 도움이 되는 적절한 소프트웨어 및 하드웨어 솔루션을 선택하는 것이 중요하다. 개념 개발, 제품 프로토타입, 검증, 제조 또는 시험의 어떤 단계이든지, LabVIEW를 기반으로한 NI사의 하드웨어와 소프트웨어는 제품 수명주기의 모든 단계에 대해 신뢰할 수 있고 효율적인 솔루션을 제공할 수 있다.

Note

1장 LabVIEW 소개

▸ 요 약 ◂

이 장에서는 LabVIEW의 기본 개념에 대하여 살펴보고, 프런트 패널, 블록 다이어그램, 아이콘, 커넥터가 어떻게 구성되어 있는지에 대해서 설명할 것이다.

1.1 가상계측기(VI)

LabVIEW 프로그램이 가상계측기 또는 VI로 불리는 이유는 오실로스코프 및 멀티미터와 같은 물리적 계측기의 외형과 기능을 프로그램 내에서 구현하기 때문이다. LabVIEW는 데이터 계측, 분석, 표현, 저장에 필요한 VI 및 함수의 포괄적인 세트와 작성한 코드의 문제를 해결하는데 도움이 되는 도구를 포함하고 있다.

1.2 LabVIEW 실행 방법

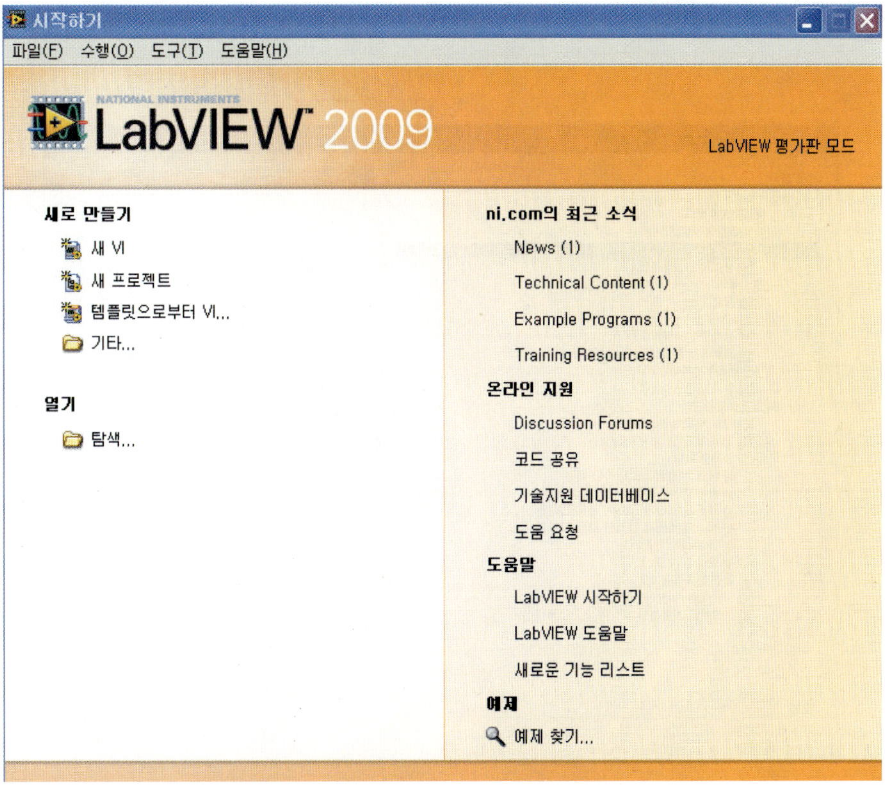

그림 1-1. LabVIEW 시작하기 윈도우

LabVIEW를 시작하면 **시작하기** 윈도우가 나타난다. 시작 화면에는 파일의 새로 만들기, 열기 등으로 구성되어 있다.

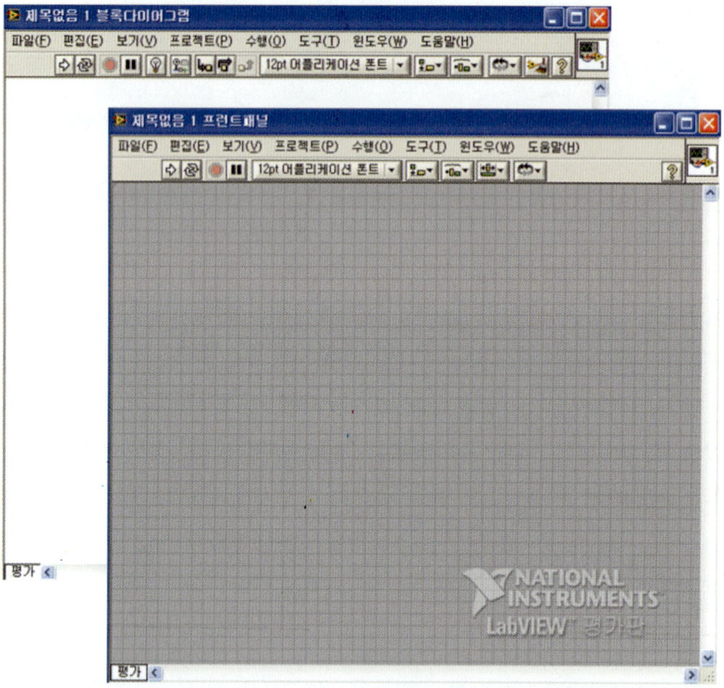

그림 1-2. 프런트 패널과 블록 다이어그램

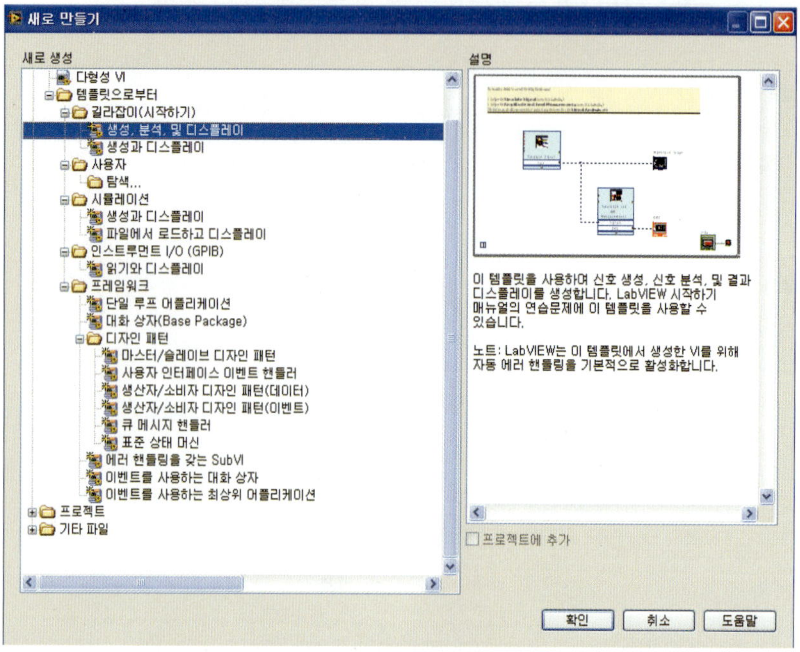

그림 1-3. 템플릿으로부터 VI

그림 1-1에서 새 VI를 클릭하면 그림 1-2와 같이 기본적인 프런트 패널과 블록 다이어그램이 나타난다. 그리고 **시작하기** 화면에서 템플릿으로부터 VI를 선택하면 그림 1-3과 같은 윈도우 창이 나타나고, 여기서 선택한 탬플릿은 미리보기를 통하여 해당 템플릿의 용도와 특성을 볼 수 있다.

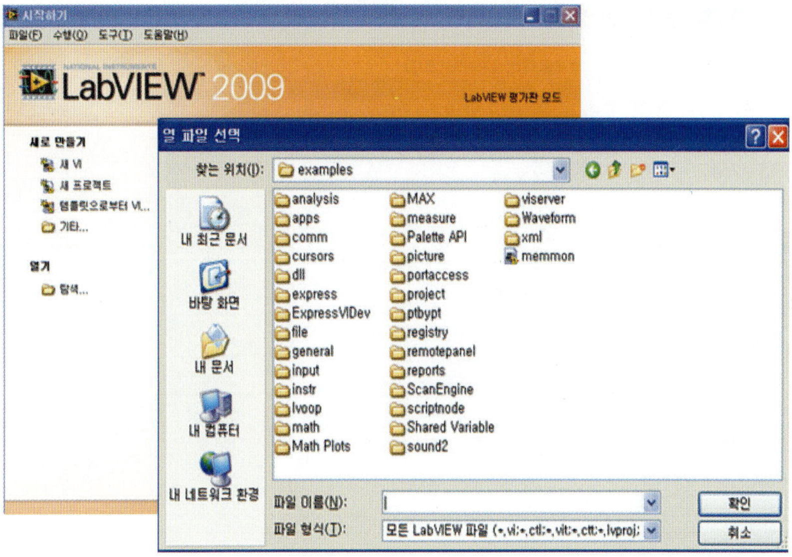

그림 1-4. 열기 파일 선택 대화상자

파일 열기를 선택하면 그림 1-4와 같이 실행되고 VI를 찾기 위한 **열**(open) **파일 선택** 대화상자가 화면에 나타난다. VI를 선택한 후 확인 버튼을 누르면 VI를 실행시킬 수 있다.

* 예제 찾기

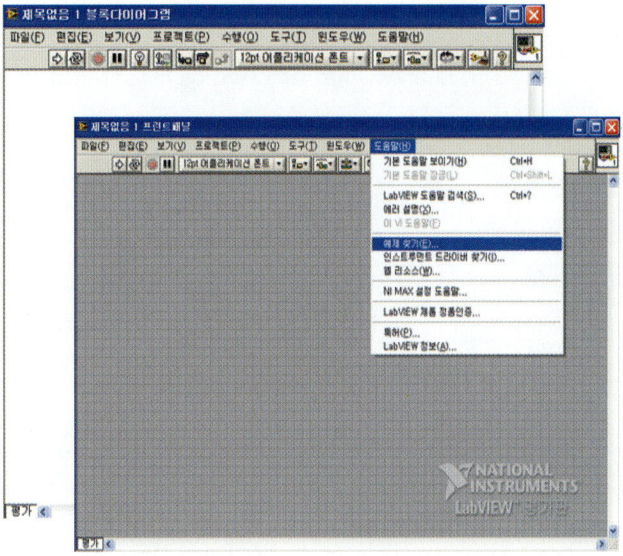

그림 1-5. LabVIEW 예제 불러오기

예제는 LabVIEW에 포함된 데모 VI의 리스트를 검색하여 불러온다. 그림 1-5와 같이 LabVIEW의 프런트 패널과 관련된 블록 다이어그램이 나타난다. 새 프런트 패널에서 **도움말 > 예제 찾기**를 선택하면 그림 1-6과 같은 NI 예제 탐색기 대화상자가 나타난다.

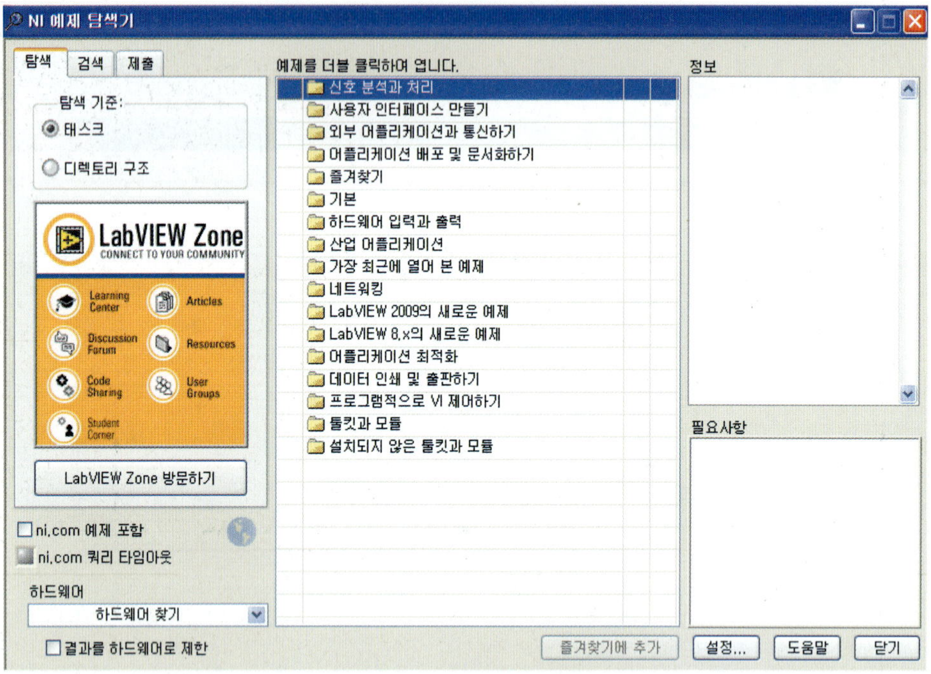

그림 1-6. NI 예제 탐색기

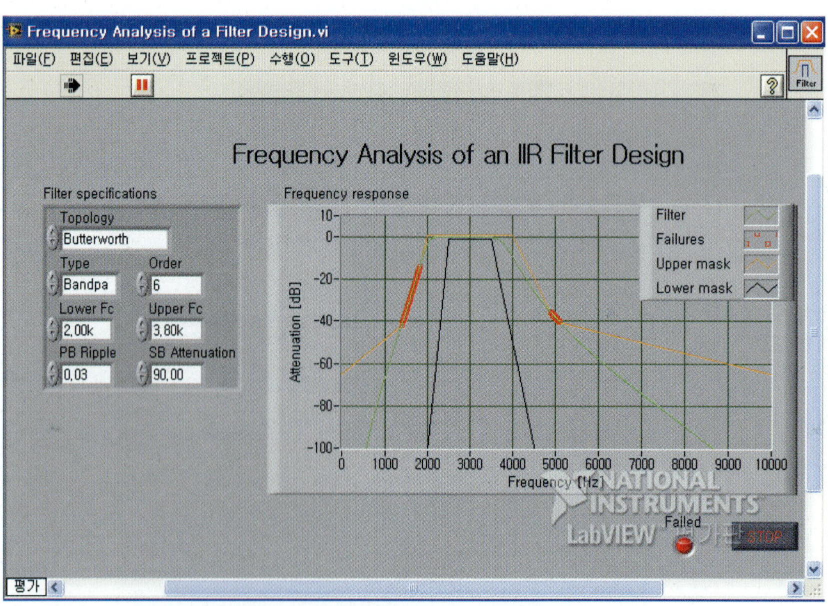

그림 1-7. Frequency Analysis of an IIR Filter Design.vi 프런트 패널

여기서 **신호 분석과 처리 > 신호와 노이즈 생성 폴더 또는 필터링과 컨디셔닝 폴더**를 더블 클릭하면 많은 vi 파일들이 나열되어 있다. 신호와 노이즈 생성 폴더에서 Frequency Analysis of a filter Design.vi를 선택하여 실행시키면 그림 1-7과 같이 나타난다.

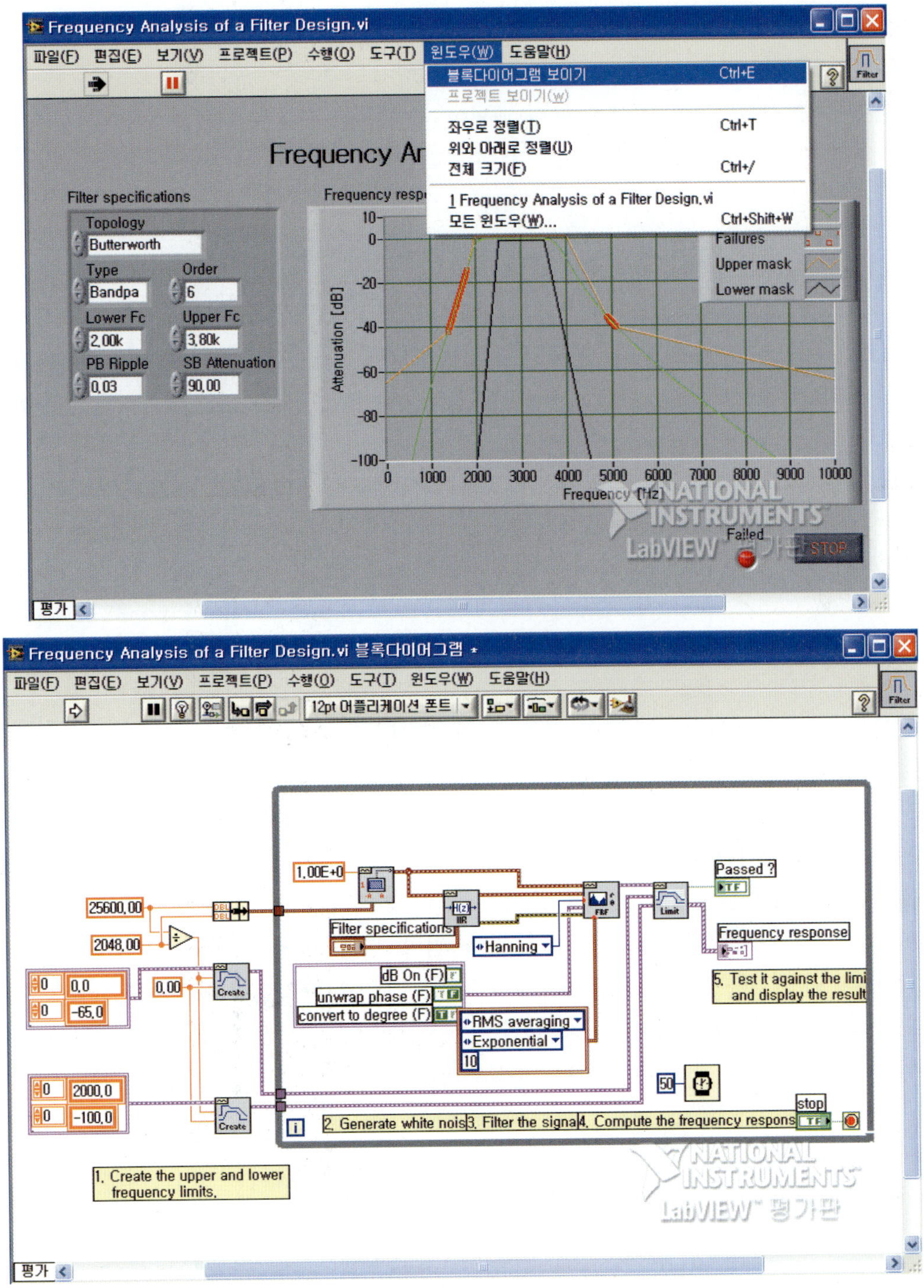

그림 1-8. Frequency Analysis of an IIR Filter Design.vi의 블록 다이어그램

블록 다이어그램 윈도우를 나타내기 위해서 **윈도우 > 블록 다이어그램 보이기** 메뉴를 선택하면, 그림 1-8과 같은 블록 다이어그램이 나타난다.

1.3 프런트 패널과 블록 다이어그램

가. 프런트 패널

새 VI 또는 기존 VI를 열면 VI의 프런트 패널이 나타난다. 프런트 패널은 VI의 사용자 인터페이스이다. 그림 1-9는 프런트 패널의 예제를 보여주고 있다.

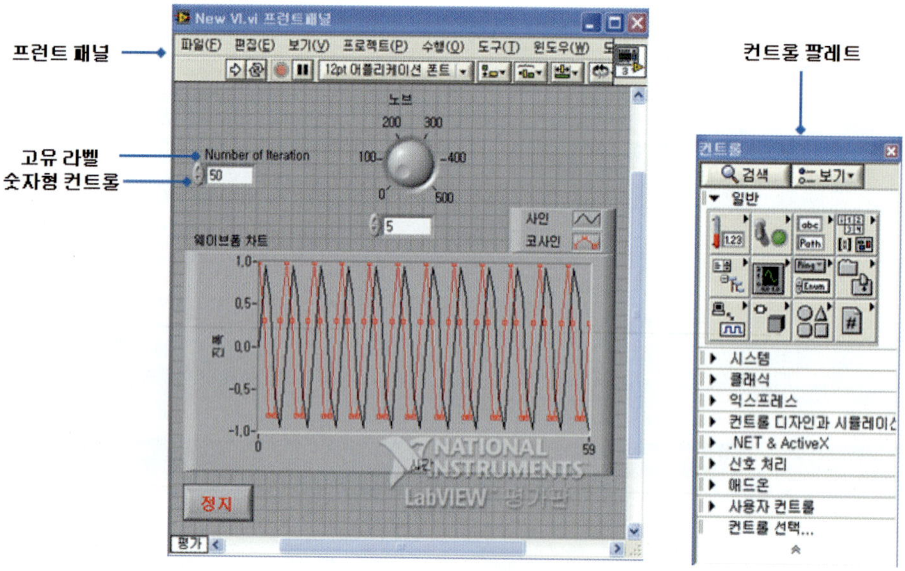

그림 1-9. 프런트 패널의 예제

• 컨트롤과 인디케이터

컨트롤과 **인디케이터**로 프런트 패널을 구성하며, 이는 각각 VI의 대화식 입력과 출력 터미널이다. **컨트롤**은 노브, 누름 버튼, 다이얼 및 기타 입력 디바이스를 말한다. **인디케이터**는 그래프, LED, 기타 디스플레이를 말한다. 컨트롤은 계측기의 입력 디바이스를 시뮬레이션하고 VI의 블록 다이어그램에 데이터를 제공한다. 인디케이터는 계측기의 출력 디바이스를 시뮬레이션하고 블록 다이어그램에서 수집하거나 생성하는 데이터를 보여준다.

> • 컨트롤(Control): 사용자 입력
>
> • 인디케이터(Indicator): 프로그램 출력

• 숫자 컨트롤과 인디케이터

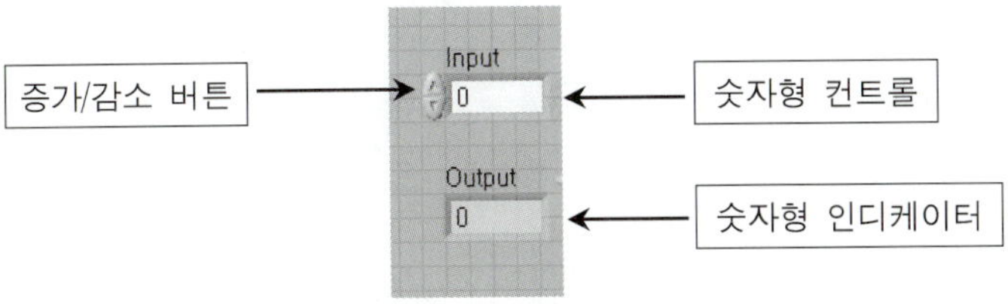

그림 1-10. 숫자형 컨트롤과 인디케이터

숫자 데이터 타입은 정수 또는 실수와 같은 다양한 타입의 숫자를 나타낼 수 있다. 일반적으로 숫자 개체는 **숫자형 컨트롤**과 **숫자형 인디케이터**로 나타낼 수 있다. 숫자형 컨트롤의 값을 입력하거나 변경하려면, 수행 도구로 증가 및 감소 버튼을 클릭하거나, 라벨링 도구 또는 수행 도구로 숫자를 더블 클릭하고 새로운 숫자를 입력한다.

• 불리언 컨트롤과 인디케이터

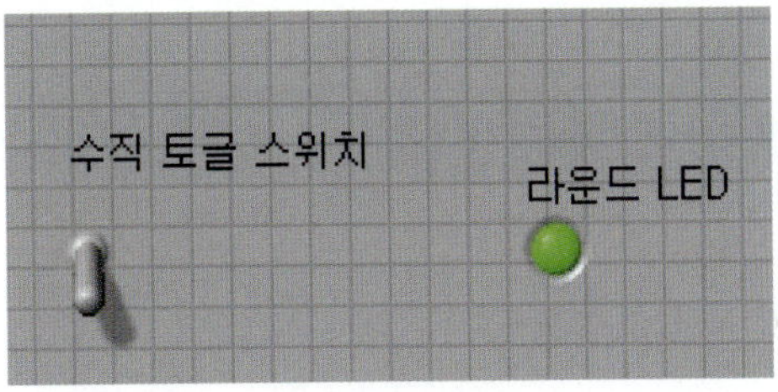

그림 1-11. 불리언 컨트롤과 인디케이터

불리언 데이터 타입은 참과 거짓, ON 과 OFF와 같이 두 가지 타입만 가진 데이터를 나타낸다. **불리언 컨트롤**과 **인디케이터**를 사용하여 불리언(참 또는 거짓) 값을 입력하고 표시 한다. 불리언 개체는 스위치, 누름 버튼, LED 불리언 개체를 그림 1-11에서 나타내고 있다.

• 컨트롤 팔레트

컨트롤 팔레트는 프런트 패널을 생성하기 위해 사용하는 컨트롤과 인디케이터를 포함 한다. **보기 〉 컨트롤** 팔레트를 선택하여 프런트 패널에서 **컨트롤 팔레트**에 접근할 수 있다. 컨트롤 팔레트는 여러 항목으로 나누어져 있다; 필요에 따라 일부 또는 모든 항목을 디스플레이 할 수 있다. 그림 1-12는 모든 항목 중에 일반 항목이 펼쳐진 **컨트롤** 팔레트를 보여주고 있다.

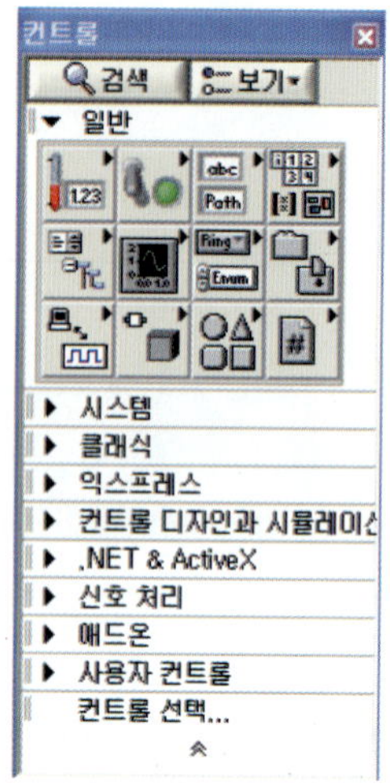

그림 1-12. 컨트롤 팔레트

• 프런트 패널 도구 모음

각 윈도우는 관련된 도구 모음을 가지고 있다. 프런트 패널 도구 모음 버튼을 사용하여 VI를 실행하고 편집한다.

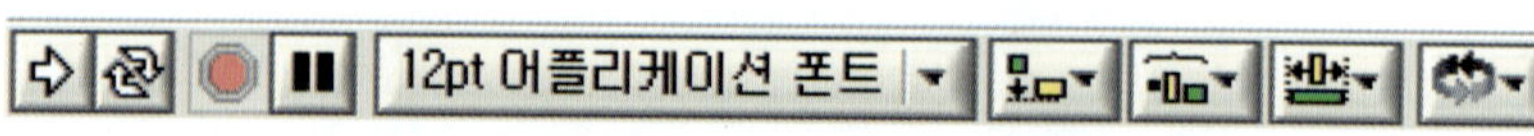

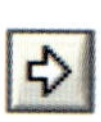 ⇒ **실행 버튼**을 클릭하면 VI의 실행을 시작한다.

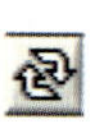 ⇒ 이것은 **연속 실행 버튼**으로 클릭하면 VI의 실행이 계속적으로 일어난다. 이 버튼을 다시 클릭하면 계속적인 실행을 비활성화 한다. 연속 실행 버튼을 실행 시에 VI의 작동과 툴바의 상태는 실행 버튼을 실행했을 때의 상태와 동일하다.

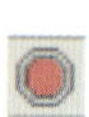 ⇒ VI가 실행되는 동안, 왼쪽과 같은 **실행 강제 종료 버튼**이 나타난다. 일반적으로 이 버튼을 클릭하면, VI의 실행이 종료되지만 이러한 방법으로 실행을 멈추는 것은 피해야 한다. 프런트 패널의 VI를 종료하기 위해서는 VI의 실행이 완료되도록 하거나 프로그램적인 실행 컨트롤을 사용하도록 한다.

 ⇒ **일시정지 버튼**은 VI의 실행을 중지한다. 중지 후 다시 프로그램을 계속적으로 실행하기 위해서는 그 버튼을 다시 누르면 실행이 된다.

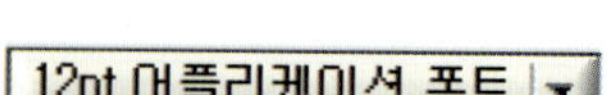

⇒ **텍스트 설정 풀다운 메뉴**를 선택하여 크기, 스타일, 색과 같은 VI의 선택된 부분의 폰트 설정을 변경한다.

⇒ 왼쪽과 같은 **개체 정렬 풀다운 메뉴**를 선택하여 수직, 위쪽 경계, 왼쪽과 같이 축을 따라 개체를 정렬한다.

⇒ 왼쪽과 같은 **개체 간격 조절 풀다운 메뉴**를 선택하여 개체 사이의 간격을 띄우거나 좁히는 등 개체의 간격을 일정하게 조절한다.

⇒ 왼쪽과 같은 **개체크기 조정 풀다운 메뉴**를 사용하여 여러 프런트 패널 개체를 같은 크기로 조정한다.

⇒ 개체가 서로 겹쳐 있을 때 순서를 정의하려는 경우 왼쪽과 같은 **순서 재설정 풀다운 메뉴**를 선택한다. 위치 도구로 개체 중 하나를 선택한 후 앞으로 이동, 뒤로 이동, 맨 앞으로 이동, 맨 뒤로 이동 중 하나를 선택한다.

나. 블록 다이어그램

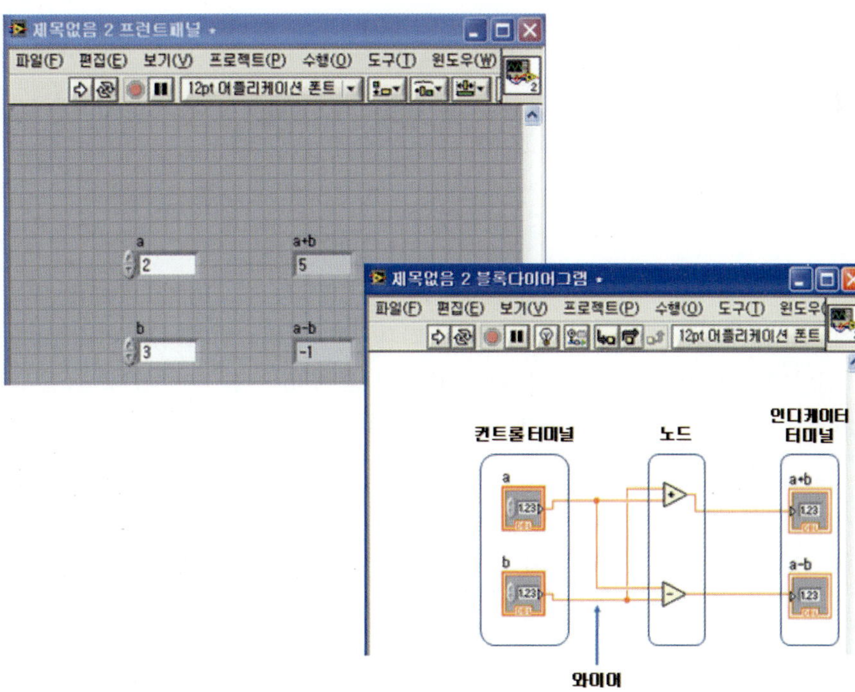

그림 1-13. 블록 다이어그램과 대응하는 프런트 패널의 예제

블록 다이어그램 개체에는 다른 블록 다이어그램 개체 사이에 데이터를 전달하는 터미널, subVI, 함수, 상수, 구조, 와이어가 포함된다.

• 터미널

프런트 패널 개체는 블록 다이어그램에서 터미널로 나타난다. 터미널은 프런트 패널과 블록 다이어그램 사이에 정보를 교환하는 통로이다. 터미널은 텍스트 기반 프로그래밍 언어의 파라미터 및 함수와 유사하다. 터미널 타입에는 컨트롤 또는 인디케이터 터미널과 노드 터미널이 있다. 컨트롤과 인디케이터 터미널은 프런트 패널 컨트롤과 인디케이터에 속해 있다. 프런트 패널 컨트롤에 입력한 데이터(그림 1-13에서 a와 b)는 컨트롤 터미널을 통해 블록 다이어그램으로 들어간다. 그 후에 이 데이터는 [더하기]와 [빼기]함수로 들어간다. [더하기]와 [빼기]함수가 내부 계산을 완료하면 새로운 데이터 값이 만들어진다. 데이터 값은 인디케이터의 터미널로 흘러가서, 프런트 패널의 인디케이터(그림 1-13에서 a+b 와 a-b)를 업데이트 한다.

그림 1-13의 터미널은 4개의 프런트 패널 컨트롤과 인디케이터에 속해 있다. 아래와 같이 [더하기] 와 [빼기] 함수의 커넥터는 3개의 노드 터미널을 가지고 있다.

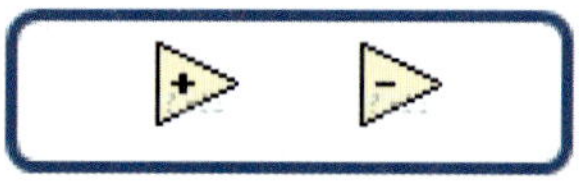

• 블록 다이어그램 노드

노드는 입력 또는 출력을 가지며 VI가 실행될 때 연산을 수행하는 블록 다이어그램의 개체이다. 노드는 텍스트 기반 프로그래밍 언어의 명령문, 연산자, 함수 및 sub루틴과 유사하다. 노드는 함수, subVI, 또는 구조가 될 수 있다. 구조는 케이스 구조, For 루프, 또는 While 루프와 같은 프로세스 컨트롤 요소이다. 함수 및 subVI는 추후 Chapter에서 자세하게 설명을 할 것이다.

• 와이어

와이어를 통해 블록 다이어그램 개체 간에 데이터를 전달한다. 와이어를 연결할 때에는 반드시 와이어를 통해 전달되는 데이터와 호환 가능한 입력 및 출력에 연결해야 한다. 예를 들어, 배열 출력을 숫자 입력에 연결할 수 없다. 또한 와이어의 방향도 정확해야 한다. 와이어를 하나의 입력 또는 적어도 하나의 출력에 연결해야만 한다. 예를 들어, 두 개의 인디케이터를 서로 연결할 수 없다. 연결 호환성을 결정하는 요소에는 컨트롤 또는 인디케이터의 데이터 타입과 터미널의 데이터 타입이 포함된다. 표 1-1은 와이어 타입에 대해 정리한 것이다. 여기서 **숫자형**의 색은 **주황색과 파란색**으로 구성되어 있다. **주황색은 부동소수 타입**을 의미하고, **파란색은 정수형 타입**을 의미한다. **불리언의 색은 녹색**이고, **문자열의 색은 분홍색**으로 표시한다.

표 1-1. 일반적인 와이어 타입

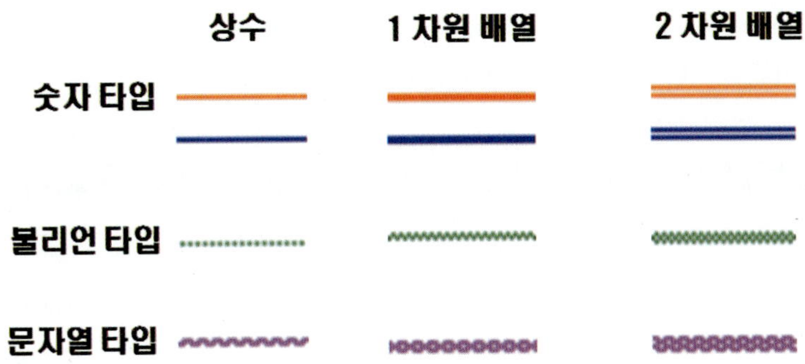

표 1-1에서 표기한 것과 같이, 데이터 타입은 어떤 개체, 입력, 출력이 서로 연결 가능한지 나타낸다. 예를 들어, 스위치가 녹색의 경계를 가지는 경우, 스위치를 녹색 라벨을 가진 익스프레스 VI의 어느 입력에나 연결할 수 있다. 노브가 주황색 경계를 가지는 경우, 노브를 주황색 라벨을 가진 모든 입력에 연결할 수 있다. 그러나 주황색 노브를 녹색 라벨을 가진 입력에 연결할 수는 없다. 와이어도 터미널과 같은 색이다.

• 함수 팔레트

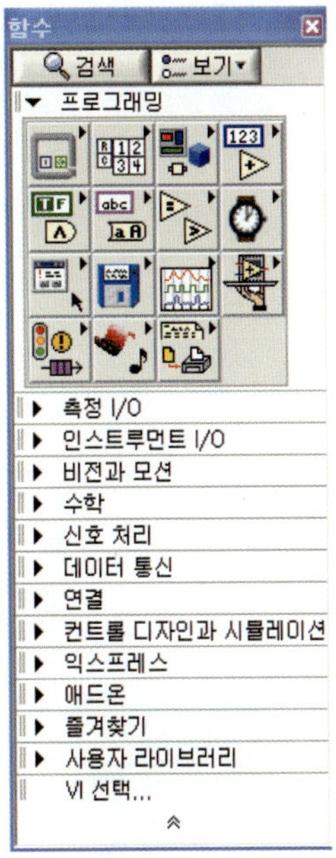

그림 1-14. 함수 팔레트

함수 팔레트에는 블록 다이어그램을 생성하기 위한 VI, 함수, 상수가 포함되어 있다. 함수 팔레트는 여러 항목으로 나누어져 있다. 필요에 따라 항목을 보이거나 숨길 수 있다. 그림 1-14는 모든 항목이 디스플레이되고 **프로그래밍** 항목이 펼쳐진 함수 팔레트를 보여주고 있다.

• 블록 다이어그램 도구 모음

VI를 실행하면 VI를 디버그할 때 사용할 수 있는 버튼이 블록 다이어그램 도구 모음에 나타난다. 다음 도구 모음이 블록 다이어그램에 나타난다.

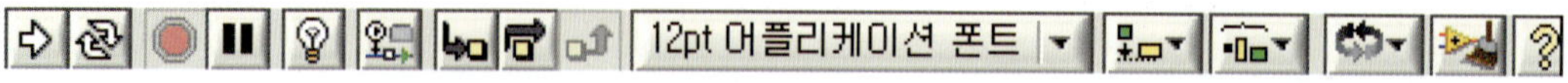

 왼쪽과 같이 **실행 하이라이트** 버튼을 클릭하여 실행 버튼을 클릭했을 때 블록 다이어그램의 실행을 애니메이션으로 디스플레이한다. 블록 다이어그램의 데이터 흐름을 확인한다. 데이터 흐름을 확인 후 버튼을 다시 클릭하여 실행 하이라이트를 비활성화 한다.

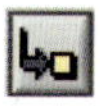 왼쪽과 같이 **단계별 실행 들어가기** 버튼을 클릭하여 노드를 열고 일시 정지한다. **단계별 실행 들어가기** 버튼을 다시 클릭하면, 첫 번째 작업을 실행하고 subVI나 구조의 다음 작업에서 일시 정지한다. VI를 단계별로 실행하면 한 노드씩 VI가 실행된다. 각 노드는 깜빡임으로 실행 준비가 되었을 때를 나타낸다. 노드 단계별 실행 시작하기를 실시하면 노드를 한 단계씩 실행할 준비가 된 것이다.

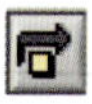 왼쪽과 같이 **단계별 실행 건너뛰기** 버튼을 클릭하여 노드를 실행하고 다음 노드에서 일시 정지한다. 노드의 단계별 실행 건너뛰기를 하면 단계별 실행 없이 노드를 실행하게 된다.

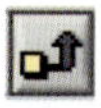 왼쪽과 같이 **단계별 실행 나가기** 버튼을 클릭하여 현재 노드의 실행을 마치고 일시 정지한다. VI가 실행을 끝내면, 단계별 실행 나가기 버튼은 비활성화된다. 노드의 단계별 실행 나가기를 실시하면 노드의 단계별 실행을 완료하고 다음 노드를 탐색하게 된다.

• 도구 팔레트

LabVIEW가 제공하는 도구를 사용하여 VI를 생성, 수정, 디버그 할 수 있다. 도구는 마우스 커서의 특별한 작업 모드이다. 커서의 실행 모드는 선택한 도구의 아이콘에 대응한다. LabVIEW는 마우스의 현재 위치에 따라 어떤 도구를 고를지 선택한다.

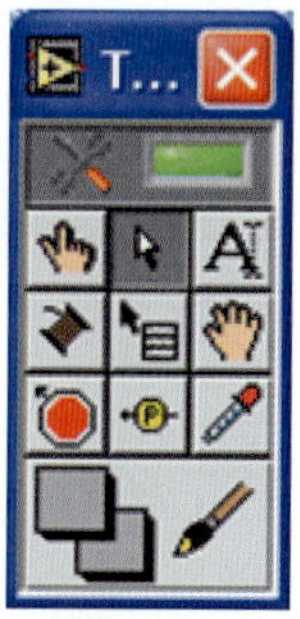

그림 1-15. 도구 팔레트

예제 1-1 숫자의 더하기와 빼기

숫자 두 개를 입력받아서 더하고 빼는 VI를 만들어보자.

[방 법]

① **컨트롤 > 일반 > 숫자형 팔레트**에서 **숫자형 컨트롤** 두 개를 프런트 패널에 위치시킨다. 아이콘을 선택하고 프런트 패널에 끌어놓는다.

② 라벨을 각각 A와 B로 바꾼다. 도구 팔레트가 자동선택으로 설정되어 있을 때는, 고치고 싶은 라벨을 더블 클릭하여 바꿀 수 있다. 또는 문자 입력 도구를 이용하여 라벨을 바꿀 수 있다.

③ **컨트롤 > 일반 > 숫자형** 팔레트에서 **숫자형 인디케이터** 두 개를 가지고 와서 프런트 패널에 위치시키고, 라벨을 A+B와 A-B로 바꾼다.

④ **컨트롤 > 일반 > 숫자형** 팔레트에서 **수직 채움 슬라이드** 두 개를 가지고 와서 프런트 패널에 놓는다.

⑤ [슬라이드 2]를 마우스로 선택하고 마우스의 오른쪽 버튼을 클릭하면 단축메뉴가 나타난다. 여기에서 인디케이터로 변경을 찾아서 선택한다. 수직 채움 슬라이드의 초기 상태는 컨트롤이므로 [슬라이드 2]는 인디케이터로 바꿔준다.

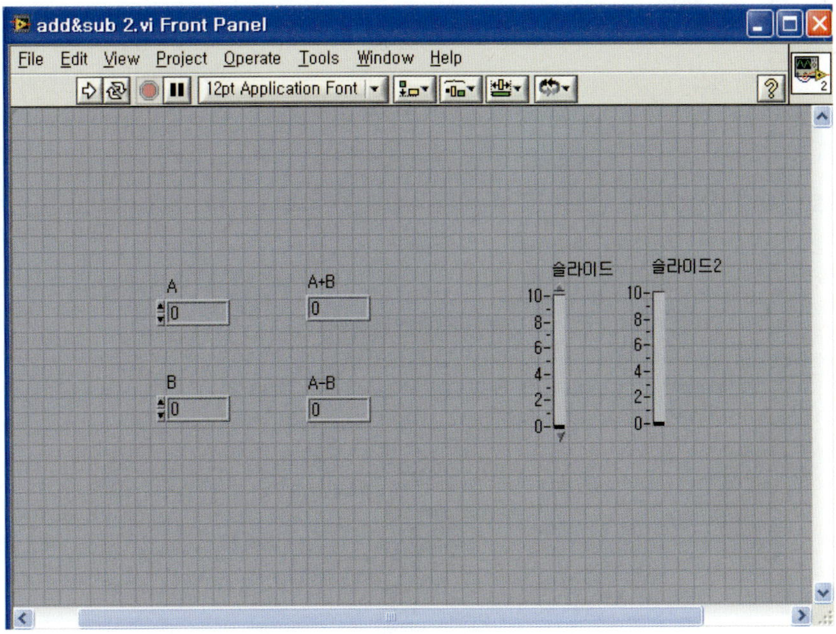

그림 1-16. 숫자의 더하기와 빼기에 대한 프런트 패널

숫자형 컨트롤과 인디케이터는 프런트 패널의 모양으로 구분이 가능하지만, 슬라이드는 구분할 수 없다. [슬라이드]와 [슬라이드2]는 모양은 같지만, [슬라이드]는 컨트롤이고 [슬라이드 2]는 인디케이터 이다. 이때 컨트롤인지 인디케이터인지 정확히 구분하기 위해서는 각 아이콘에 대응되는

터미널을 확인해야 한다.

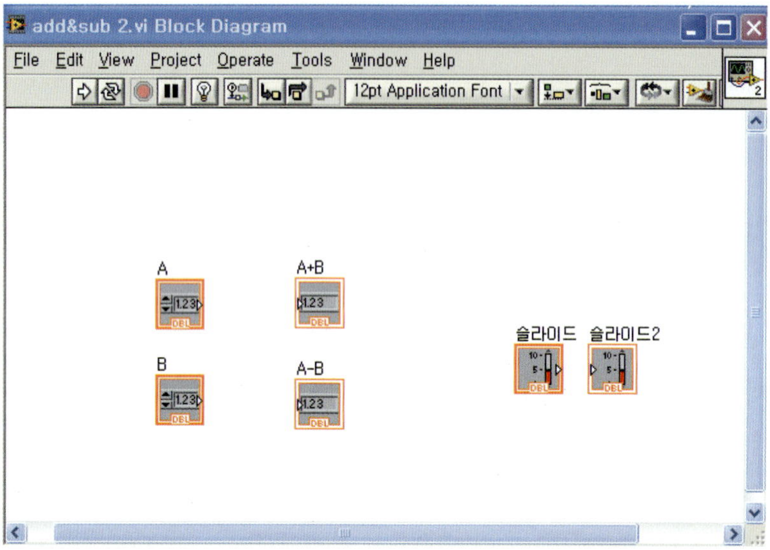

그림 1-17. 숫자의 더하기와 빼기에 대한 프런트 패널

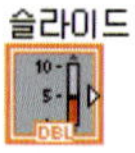

은 **컨트롤**이고
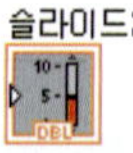

은 **인디케이터**이다. 굵은 테두리는 컨트롤을, 얇은 테두리는 인디케이터를 의미한다. 이때 주황색은 실수형태의 숫자형임을 의미하고 DBL은 배정도 실수형임을 의미한다. 흰색 삼각형의 위치도 서로 다르다. 컨트롤은 나가는 쪽에 삼각형이 있고 인디케이터는 들어오는 쪽에 삼각형이 있다.

⑥ **함수 > 프로그래밍 > 숫자형** 팔레트에서 더하기와 빼기를 찾아서 위치시키고 와이어를 연결한다.

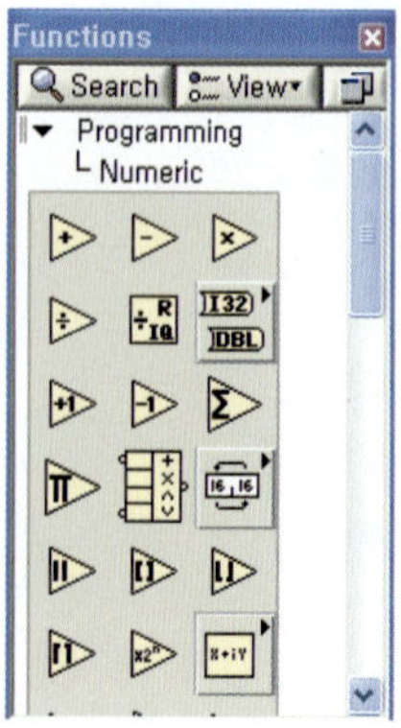

그림 1-18. 블록 다이어그램의 숫자형 팔레트에서 더하기와 빼기 찾기

⑦ add&sub.vi로 저장한다. 단축키는 <Ctrl+S>이다.

⑧ 프런트 패널로 다시 돌아와서 [A], [B], [슬라이드]에 값을 입력하고 VI를 실행한다. 그러면 그림 1-19와 같이 나타날 것이다.

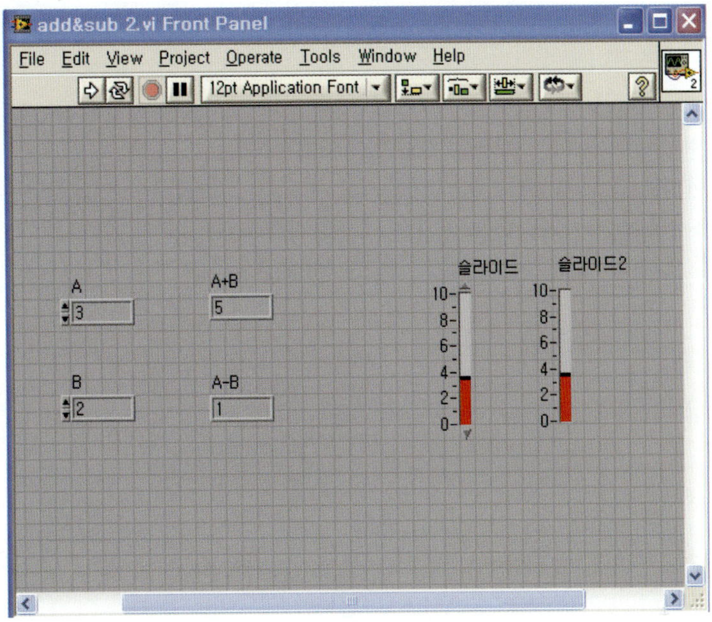

(a) 프런트 패널

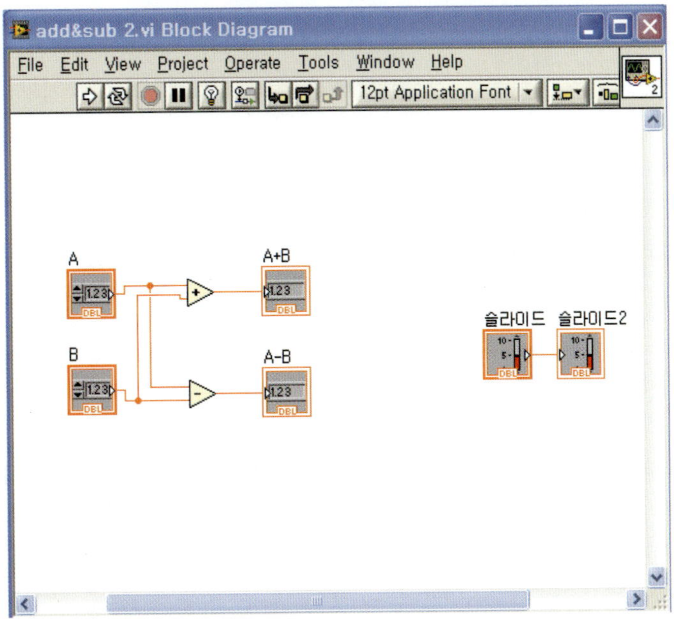

(b) 블록 다이어그램

그림 1-19. add&sub.vi 프런트 패널과 블록 다이어그램

예제 1-2 섭씨온도를 화씨온도로 바꾸기

섭씨온도를 입력 받아서 화씨온도로 만드는 VI를 만들어보자

화씨온도 = (섭씨온도) × 1.80 + 32.00

① **새 VI**를 선택하여 새로운 창을 만든다. <단축키 Ctrl+N>
② 숫자형 컨트롤 하나를 프런트 패널에 위치시키고 라벨로 '**섭씨온도**'를 입력한다.
③ **아이콘 복사하기**: <Ctrl> 키를 누른 상태에서 [섭씨온도]를 선택하여 옮기면 마우스 포인트가 화살표에서 +로 모양이 바뀌고 [섭씨온도 2]로 복사된다.

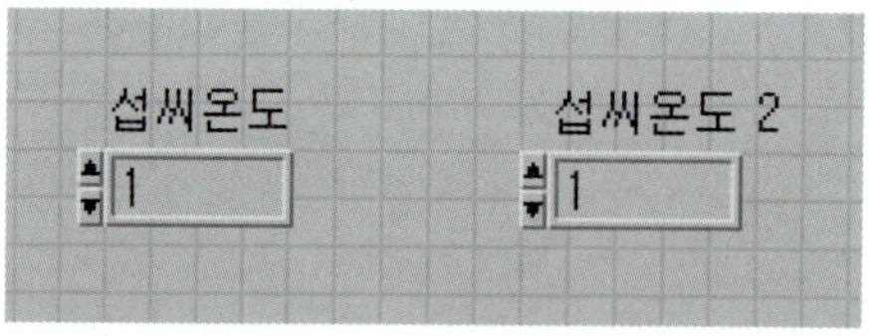

④ **인디케이터로 변경**: 새로운 숫자형 컨트롤의 라벨을 '**화씨온도**'로 바꾸고, 단축메뉴에서 인디케이터로 변경을 선택하여 숫자형 인디케이터로 바꾼다.

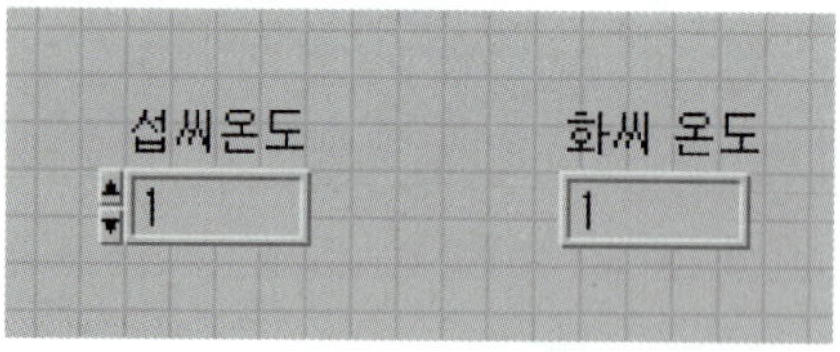

⑤ 단축키 <Ctrl+E>를 이용하여 블록 다이어그램으로 창을 옮기고, 더하기와 곱하기를 위치시킨다. **함수 > 프로그래밍 > 숫자형** 팔레트에서 더하기와 곱하기를 찾을 수 있다.

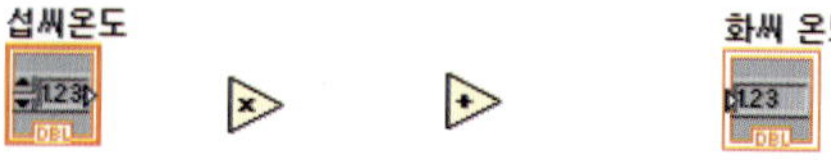

⑥ **상수 생성하기**: 곱하기의 y 입력에서 마우스 오른쪽 클릭하고, 단축메뉴에서 **생성 > 상수**를 선택한다. 그리고 생성된 숫자형 상수에 1.8을 입력한다.
⑦ 같은 방법으로 더하기의 y 입력에서 숫자형 상수를 생성하고 32를 입력한다.

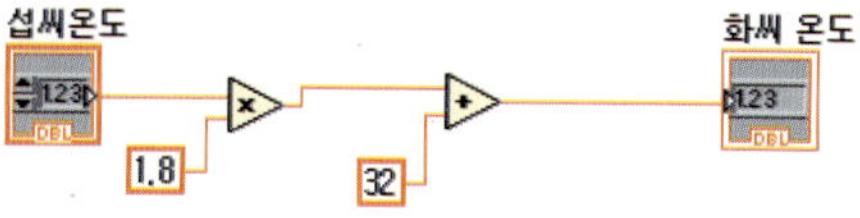

⑧ 단축키 <Ctrl+ S>를 이용하여 저장하고 창을 닫는다.

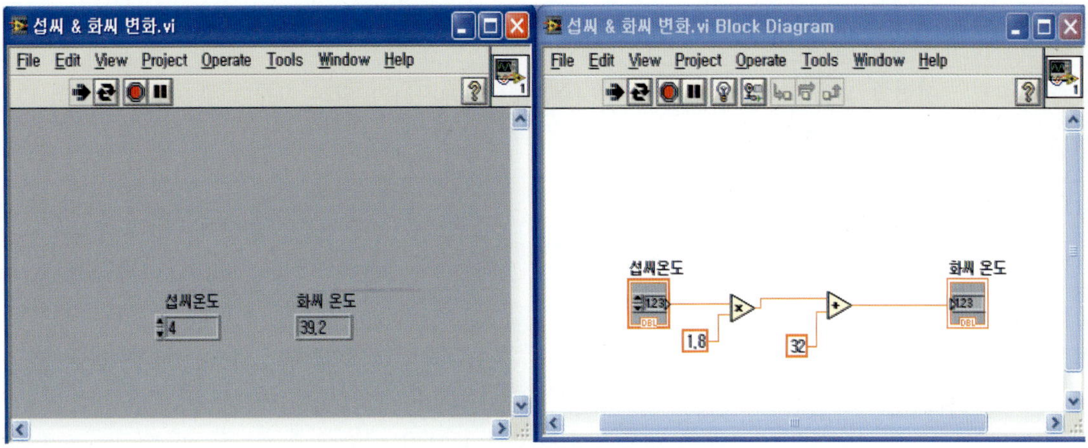

그림 1-20. 섭씨 & 화씨 변화

예제

예

제

예제 1-3 가속도를 이용한 나중속도 계산

질량이 20인 물체가 초기속도 Vo = 30m/s를 가지고 있다고 가정하자. 이 물체가 5초 동안 힘 F = 40N이 미치는 영역을 통과하면 통과후의 속도(나중속도)를 계산하기 위해 아래의 공식을 이용하여 다음의 단계에 따라 계산하는 VI를 설계하도록 한다.

나중속도 = 초기속도 +(힘/질량)×시간

[방 법]

① 새 VI를 열고 프런트 패널로 이동한다. 만약 프런트 패널에서 컨트롤 팔레트가 나타나지 않는다면 프런트 패널에서 마우스 오른쪽 버튼을 클릭하거나 보기 메뉴에서 컨트롤 팔레트를 클릭하면 컨트롤 팔레트가 나타난다.

② 프런트 패널에 4개의 숫자형 컨트롤과 1개의 숫자형 인디케이터를 배치한다. 그림 16에서 사용한 컨트롤과 인디케이터는 **컨트롤 > 클래식 > 클래식 숫자** 팔레트에서 찾을 수 있다.

③ 처음 숫자형 컨트롤을 프런트 패널에 배치하면 디폴트 라벨인 숫자형이 나타난다. 라벨을 바꾸려면 라벨이 선택된 상황에서 Delete 키를 누르거나 그대로 라벨을 입력한다. 또는 텍스트 **편집 도구**를 사용해서 라벨을 선택한 후 **초기속도**로 변경하여 입력한다.

④ 그림 1-21과 같이 4개의 숫자형 컨트롤의 고유 라벨에 순서대로 **초기속도, 힘, 질량, 시간**을 입력하고 1개의 숫자 인디케이터의 고유 라벨에는 나중속도를 입력한다.

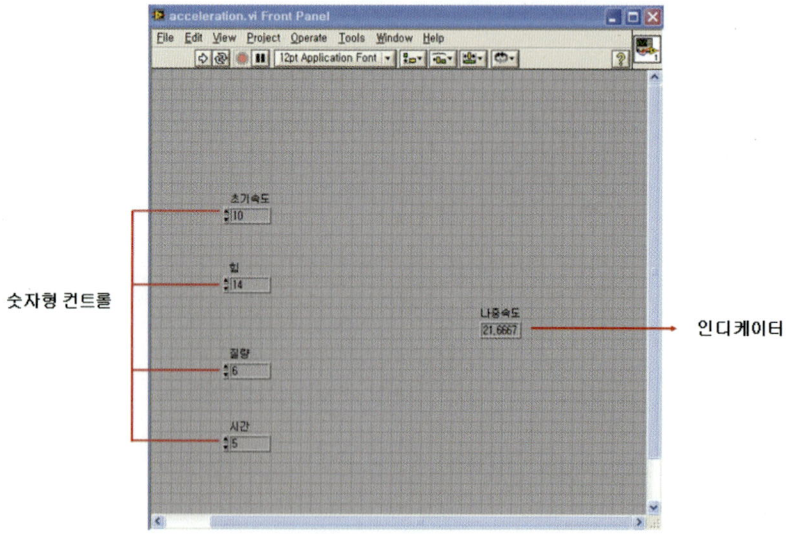

그림 1-21. 가속도를 계산하는 VI의 프런트 패널

⑤ **블록 다이어그램으로 이동한다.** 만약 함수 팔레트가 나타나지 않는다면 블록 다이어그램에서 마우스 오른쪽 버튼을 클릭하거나 보기 메뉴에서 함수 팔레트를 클릭하면 함수 팔레트가 나타난다.

⑥ V(나중속도) = Vo(초기속도) + a(가속도) × t(시간)공식대로 코딩하도록 한다(a(가속도) = f(힘)/m(질량)).

⑦ **함수 > 프로그래밍 > 숫자형** 팔레트에서 더하기, 곱하기, 나누기 함수를 선택하고 블록 다이어그램에 배치한다.

⑧ 도구 팔레트에서 와이어 연결 도구를 선택한다. 와이어 연결 도구를 초기속도 컨트롤 터미널에 위치시키고 클릭한 후 드래그하면 와이어가 나타나고 그 와이어를 더하기 함수의 첫 번째 입력으로 그림 1-22와 같이 연결한다.

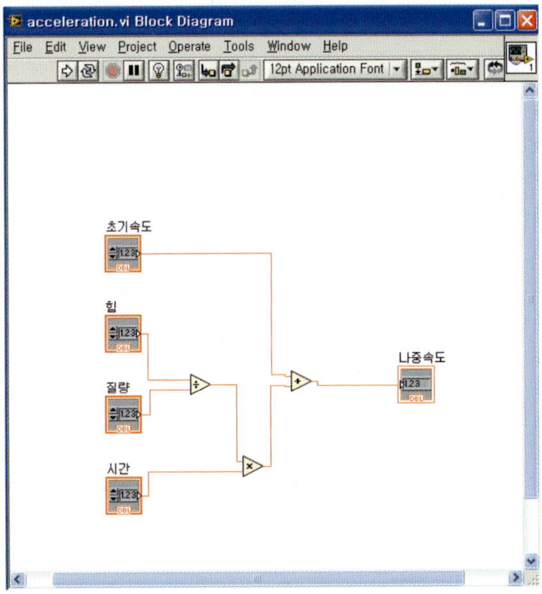

그림 1-22. 가속도를 계산하는 VI의 블록 다이어그램

⑨ VI 구성을 완료하면 파일 메뉴에서 저장을 클릭하고 VI 대화상자에서 Acceleration.vi로 VI의 이름을 입력하고 저장한다.

Note

2장 VI 구현하기

▸ 요 약 ◂

이 장에서는 LabVIEW에서 코드를 구현하는 방법을 설명한다. 본 장에서는 사용자 인터페이스 디자인하기, 데이터 타입 선택하기, 코드 문서화하기에 대한 내용을 소개한다.

2.1 컨트롤과 인디케이터의 디자인

컨트롤과 인디케이터를 선택할 때, 수행하려는 태스크에 적합한지 확인한다. 예를 들어 사인파의 주파수를 결정하려는 경우에는 다이얼 컨트롤을 선택하고, 온도를 디스플레이하려는 경우에는 온도 인디케이터를 선택한다.

2.2 컨트롤, 인디케이터, 상수

컨트롤, 인디케이터, 상수는 블록 다이어그램 알고리즘의 입력과 출력으로 작동한다. 삼각형의 넓이에 대한 알고리즘의 실행을 고려하여 설계를 해보자.

넓이(cm^2) = 0.5 × 밑변 × 높이

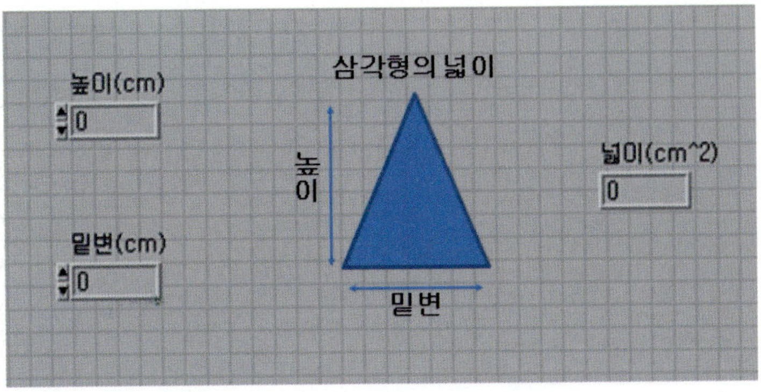

그림 2-1. 삼각형의 넓이 프런트 패널

그림 2-1과 같이 이 알고리즘에서 밑변과 높이는 입력이고 넓이는 출력이다. 그림 2-2는 LabVIEW 블록 다이어그램에서 이 알고리즘의 가능한 실행을 보여준다. 이 블록 다이어그램은 두 컨트롤, 하나의 상수, 하나의 인디케이터로 생성된 다섯 개의 다른 터미널을 가지고 있다.

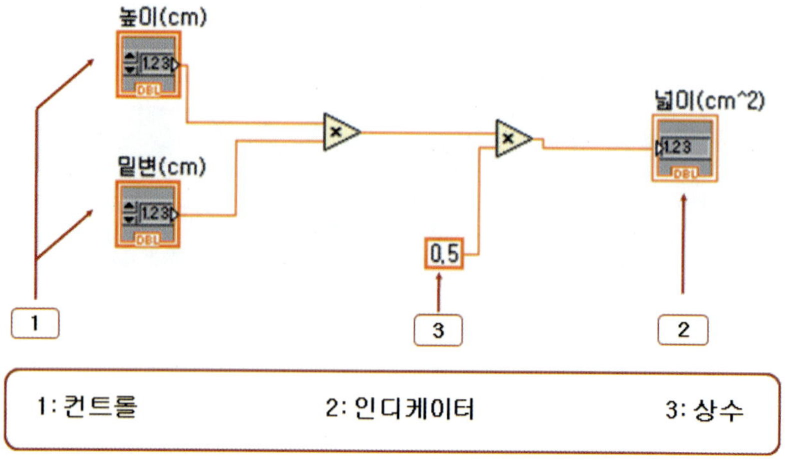

그림 2-2. 삼각형의 넓이 블록 다이어그램

밑변(cm)과 높이(cm) 블록 다이어그램 터미널은 넓이(cm^2)와 모양이 다르다. 블록 다이어그램의 컨트롤과 인디케이터 사이에는 두 가지의 분명한 차이가 있다. 첫 번째 차이는 데이터 흐름의 방향을 나타내는 터미널의 화살표이다. 컨트롤은 데이터가 터미널을 나가는 모양의 화살표를 가지고 있는 반면, 인디케이터는 데이터가 터미널로 들어오는 모양의 화살표를 가지고 있다. 두 번째 차이는 터미널 주위의 경계이다. 컨트롤의 경계는 인디케이터의 경계보다 두껍다.

2.3 LabVIEW 데이터 타입

가. 숫자형

숫자형 데이터 타입은 여러 가지 다양한 타입을 나타낸다. 숫자의 데이터 형을 변경하려면, 컨트롤, 인디케이터, 또는 상수에서 마우스 오른쪽 버튼을 클릭하고 그림 2-3에서와 같이 **형**(representation)을 선택한다.

다른 형의 둘 이상의 숫자 입력을 하나의 함수에 연결할 때, 일반적으로 함수는 더 크고 넓은 포맷으로 출력을 반환한다. 함수는 실행하기 전에 작은 형을 가장 넓은 형으로 강제 변환하며, LabVIEW는 변환이 일어난 터미널에 강제 변환점을 놓는다.

숫자 데이터 타입 내에는 다음과 같은 형의 세부 항목이 있다.

⇒ **부동소수, 부호 있는 정수, 부호 없는 정수, 복소수**

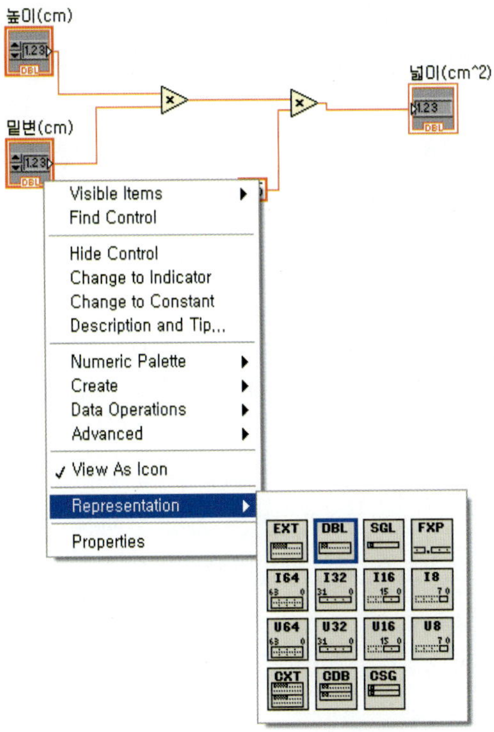

그림 2-3. 숫자형의 배정도

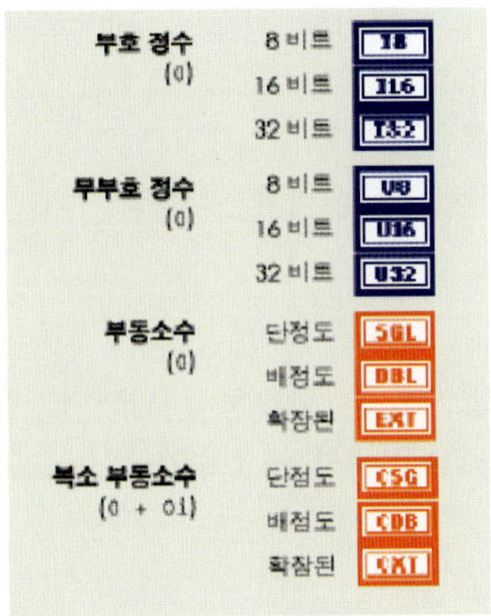

그림 2-4. 데이터 타입

- **부동소수**

⇒ 부동소수는 소수를 나타낸다. LabVIEW에서 부동소수는 주황색으로 나타낸다.

단정도(SGL) - 단정도 부동소수는 32비트의 IEEE 단정도 포맷을 가진다. 메모리를 절약하고 숫자 범위의 오버플로우를 피하려면 단정도 부동소수를 사용한다.

배정도(DBL) - 배정도 부동소수는 64비트의 IEEE 배정도 포맷을 가진다. 배정도는 숫자 개체의 기본 포맷이다. 대부분의 상황에서 배정도 부동소수를 사용한다.

확장형(EXT) - 메모리에서 확장형 수의 크기와 정밀도는 플랫폼에 따라 다르다. 윈도우에서는 80비트 IEEE 확장형 포맷을 가진다.

- **정수**

⇒ 정수는 전체 숫자를 나타낸다. 부호있는 정수는 양 또는 음의 값이 될 수 있다. 정수가 언제나 양수임을 아는 경우, 부호없는 정수 데이터 타입을 사용한다. LabVIEW에서 정수는 파란색으로 나타낸다.

LabVIEW에서 부동소수를 정수로 변경할 때, VI는 가장 가까운 짝수로 반올림한다. 예를 들어, LabVIEW는 **2.5를** 2로 반올림하고 **3.5를** 4로 반올림한다.

바이트(I8) - 바이트 정수는 8비트의 스토리지를 가진다.

워드(I16) - 워드 정수는 16비트의 스토리지를 가진다.

롱(I32) - 롱 정수는 32비트의 스토리지를 가진다. 대부분의 경우에, 32비트 정수를 사용하는 것이 가장 좋다.

쿼드(I64) - 쿼드 정수는 64비트의 스토리지를 가진다.

- **복소수**

⇒ 복소수는 메모리에서 서로 링크된 두 값으로 나타난다: 하나는 실수 부분을 나타내며 다른 하나는 허수 부분을 나타낸다. LabVIEW에서 복소수가 부동소수의 타입이므로 부동소수도 주황색으로 나타낸다.

복소수 단정도(CSG) - 복소수 단정도 부동소수는 32비트 IEEE 단정도 포맷의 실수와 허수 값으로 구성되어 있다.

복소수 배정도(CDB) - 복소수 배정도 부동소수는 64비트 IEEE 단정도 포맷의 실수와 허수 값으로 구성되어 있다.

복소수 확장형(CXT) - 확장형 복소수는 IEEE 확장형 포맷의 실수와 허수로 구성되어 있다. 메모리에서, 확장형 수의 크기와 정밀도는 플랫폼에 따라 다르다. Windows에서는 80비트 IEEE 확장형 포맷을 가진다.

나. 불리언 값

LabVIEW는 8비트 값으로 불리언 데이터를 저장한다. 8비트 값이 영인 경우 불리언 값은 **거짓**이다. 영이 아닌 모든 값은 **참**을 나타낸다. LabVIEW에서 녹색은 불리언 데이터를 나타낸다.

불리언 값은 또한 연관된 기계적 동작을 가지고 있다. 두 가지 주요 동작은 래치와 스위치이다. 래치 동작은 현관벨과 비슷하며 스위치 동작은 전등 스위치와 비슷하다. 또한 스위치 또는 래치가 언제 발생하는지 정의한다.

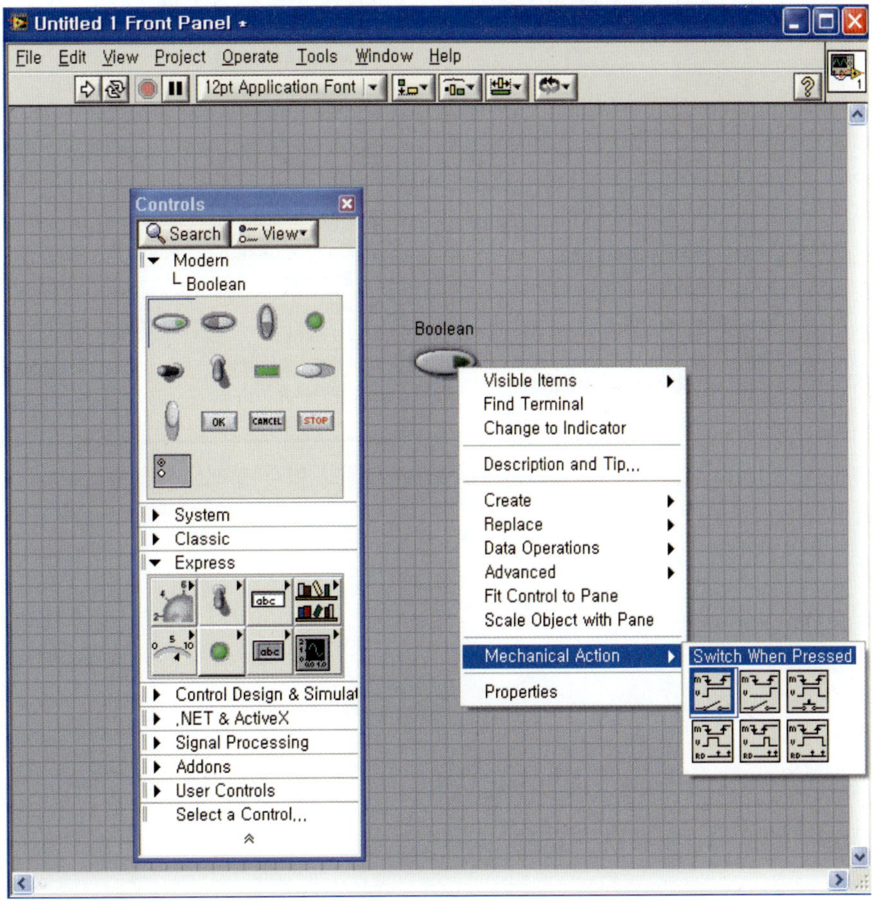

그림 2-5. 불리언 값의 기계적 동작

불리언은 컨트롤과 함수 팔레트에서 찾을 수 있다. 스위치와 버튼은 불리언 컨트롤에 속하고, LED는 인디케이터에 속한다. 그리고 함수의 불리언 팔레트에서 불리언 함수와 불리언 상수를 찾을 수 있다. 참고로 컨트롤과 인디케이터, 상수는 단축메뉴에서 상호 변환이 가능하다.

그리고 불리언 함수는 논리 연산을 의미한다. 논리 연산에는 AND, OR, XOR, NOT, NAND, NOR 그리고 NXOR 등이 있다.

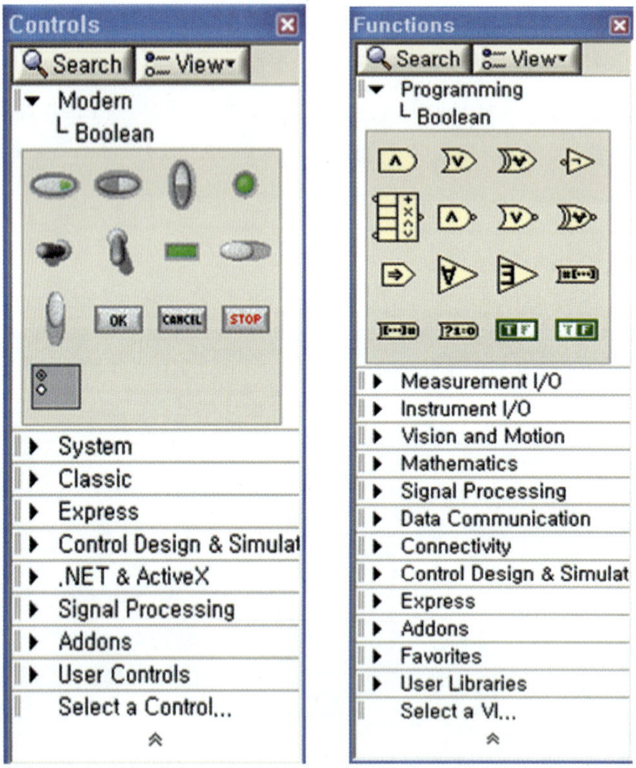

그림 2-6. 불리언 변수의 컨트롤과 함수 팔레트

예제 2-1 불리언 연산

토글스위치로 입력 받은 불리언 값으로 AND, OR 등의 논리 연산을 수행한다. 그리고 결과 값을 다시 토글스위치로 디스플레이 한다.

① 새 VI를 열고, 불리언 함수.vi로 저장한다. <단축키 Ctrl+N, Ctrl+S>

② 아래와 같이 프런트 패널에 토글스위치 여섯 개를 위치시키고 라벨을 붙인다. **컨트롤 > 불리언** 팔레트에서 **토글스위치**를 찾을 수 있다.

③ 오른쪽에 있는 세 개의 불리언은 아래와 같이 단축메뉴를 이용하여 **인디케이터**로 바꿔준다. 결과적으로 왼쪽의 A, B, C는 불리언 컨트롤이고, 오른쪽의 A & B, A or B, A & B & C는 인디케이터가 되도록 만들어 준다.

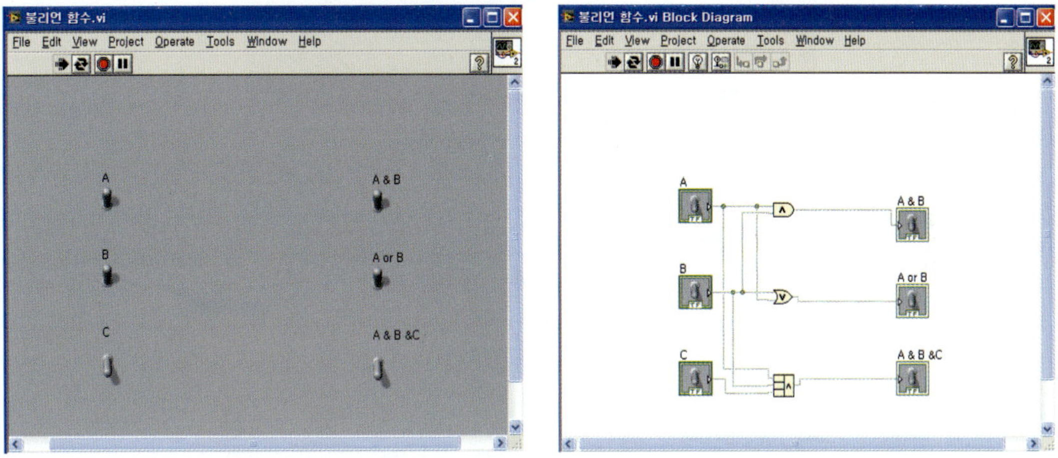

(a) 프런트 패널 (b) 블록 다이어그램

그림 2-7. 불리언 연산

④ 그림 2-7의 (b)와 같이 블록 다이어그램을 구성한다. **함수 > 프로그래밍 > 불리언** 팔레트에서 AND와 OR를 찾을 수 있다.

⑤ **함수 > 프로그래밍 > 불리언** 팔레트에서 복합 연산을 찾아 화면에 위치시키고 크기를 늘려준다. 그리고 단축메뉴에서 **모드변경 > AND**을 선택해준다.

· 문자열 변수

문자열은 ASCII 코드로 구성된 데이터 타입이다. 그래서 간단한 텍스트 문을 작성할 수 있고 하드디스크에 저장하고 다른 프로그램 언어, Excel, 혹은 메모장에서 읽을 수 있다. 그리고 문자열은 인터넷 통신이나 GPIB 통신의 데이터 타입으로 사용된다.

영문 소문자, 대문자, 한글, 특수문자, 숫자, 탭, 스페이스, 그리고 Enter 등 키보드에서 입력 가능한 모든 문자들을 문자열로 사용할 수 있다. 그리고 문자열에서 숫자는 48에서 57에 대응하는

ASCII 코드이다. 그러므로 더하기와 빼기, 나누기 같은 산술 연산을 할 수 없다. 문자열 숫자로 연산을 수행하기 위해서는 먼저 문자열 타입을 숫자형 타입으로 변환시켜줘야 한다.

간단한 예를 통하여 살펴보자. **컨트롤 > 일반 > 문자열 & 경로** 팔레트에서 **문자열 컨트롤, 인디케이터**를 찾을 수 있다. 그리고 **문자열 함수와 상수**는 **함수 > 프로그래밍 > 문자열** 팔레트에서 찾을 수 있다.

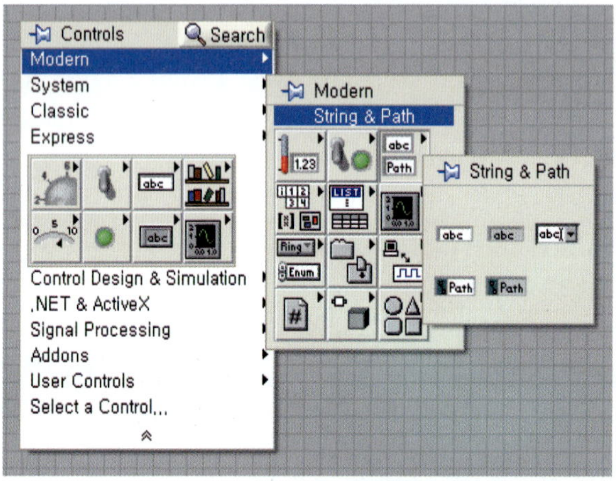

(a) 문자열 컨트롤 팔레트

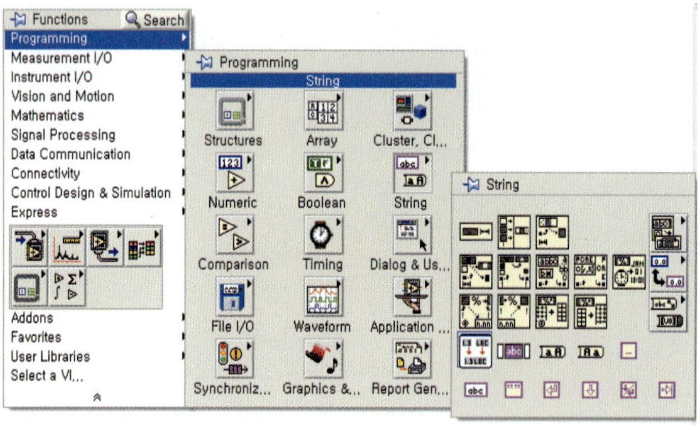

(b) 문자열 블록 다이어그램

그림 2-8. 문자열 변수

문자열에도 컨트롤, 인디케이터, 그리고 상수가 있으며, 컨트롤은 흰색이고 인디케이터는 회색이다. 블록 다이어그램에서 문자열의 터미널은 분홍색이다.

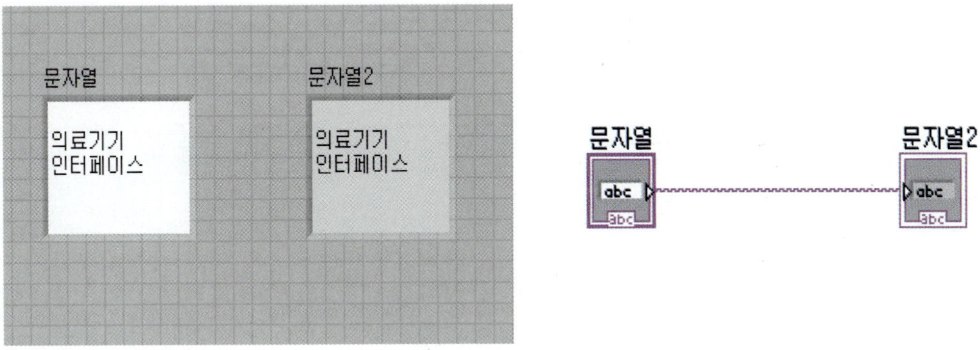

문자열의 컨트롤이나 인디케이터의 크기는 가변적이다. 그래서 다음과 같이 마우스로 크기를 적당히 조절해줄 수 있다. 이때 여덟 개 방향으로 크기를 바꿀 수 있다.

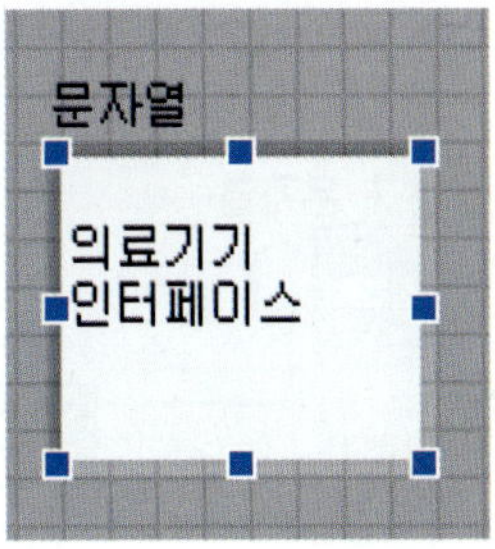

예

제

예제 2-2 문자열과 문자열 함수

문자열을 만들고 문자열 함수들을 이용해 본다. 문자열과 숫자형 입력을 받아서 연결된 문자열을 출력하는 VI를 만들어 본다.

① 새 VI를 만들고, 문자열과 문자열 함수.vi 라는 이름으로 저장한다.
② 다음과 같이 프런트 패널과 블록 다이어그램을 구성한다.

문자열로 포맷을 위치시키고, [초기 문자열]과 [입력 1]에서 단축메뉴로 **생성 > 컨트롤**을 실행하여 컨트롤들을 만들어 준다. 그리고 [포맷 문자열]에서 **생성 > 상수**를 실행하고 키보드로 "**%.4f**"를 입력한다. 이때 앞뒤로 <space>가 하나씩 들어간다.

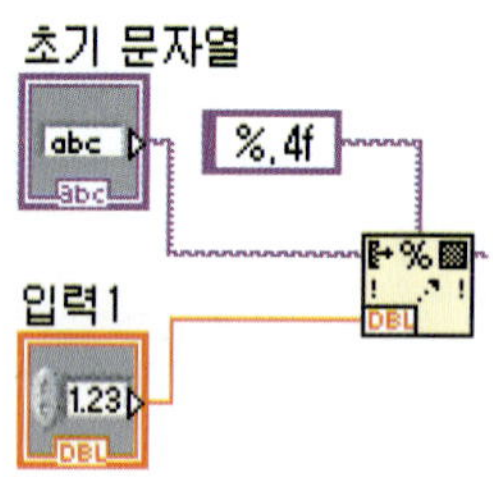

문자열 연결은 입력된 문자열을 차례로 연결하여 새로운 문자열을 만드는 함수이다.

문자열 길이는 문자열의 길이를 I32 값으로 출력하는 함수이다.

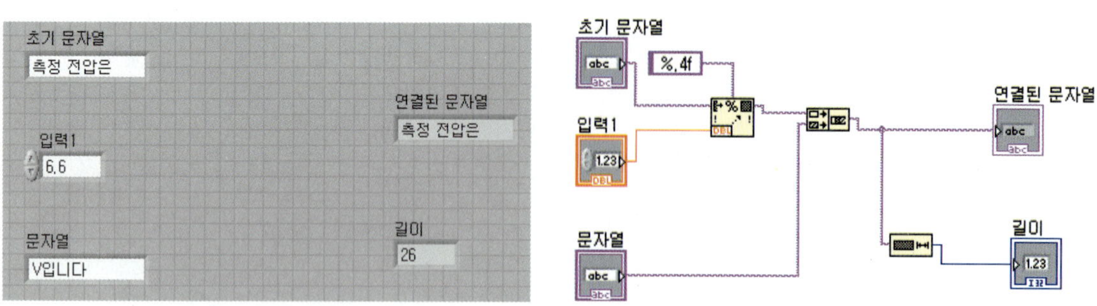

(a) 프런트 패널 (b)블록 다이어그램

그림 2-9. 문자열과 문자열 함수

③ 상단 메뉴의 **편집(E) > 현재값을 기본값으로(M)**를 선택해주고 저장한다. **현재값을 기본값으로(M)**를 설정해주지 않으면, 이 VI를 닫았다가 다시 열었을 때, 입력했던 글자들이 모두 사라져버린다. 즉, 원래 기본값인 빈문자열로 바뀐다는 의미이다.

정리해 보면 다음과 같다.

① LabVIEW의 데이터 타입은 **숫자형, 불리언, 문자열**로 구성되어 있다.
② 숫자형은 **주황색 또는 파란색**, 불리언은 **녹색**, 문자열은 **분홍색**으로 구분된다.
③ 또한 각각의 데이터 타입에는 **컨트롤, 인디케이터, 상수**가 있다.
④ 프런트 패널에는 컨트롤과 인디케이터의 아이콘을 놓을 수 있고, 블록 다이어그램에서는 컨트롤과 인디케이터의 터미널과 상수 및 관련 함수를 이용하여 프로그래밍할 수 있다.
⑤ 같은 데이터 타입끼리만 와이어로 연결이 가능하다.
다른 데이터 타입을 와이어로 연결하기 위해서는 타입변환 함수를 이용하여 다른 타입으로 변환시켜줘야만 가능하다.

※ 타입변환 함수

숫자형 변수를 문자열로 바꾸어 저장하거나, 문자열을 숫자형으로 바꾸어 산술 연산을 수행할 수 있다. 그리고 숫자형 변수인 0과 1을 불리언인 참과 거짓으로 변환할 수 있다.

숫자형과 문자열의 타입변환 함수는 **함수 〉 프로그래밍 〉 문자열 〉 문자열/숫자 변환** 팔레트에서 찾을 수 있다. 숫자형 변수에는 정수, 실수, 자연수등의 형과 데이터의 포맷에 따라서 가지고 있는 정보가 다르므로 문자열로 변환할 때, 정확한 데이터의 정보를 파악해야 될 것이다. 일반적으로 많이 사용하는 것이 소수점 4짜리의 배정도 실수 타입이다.

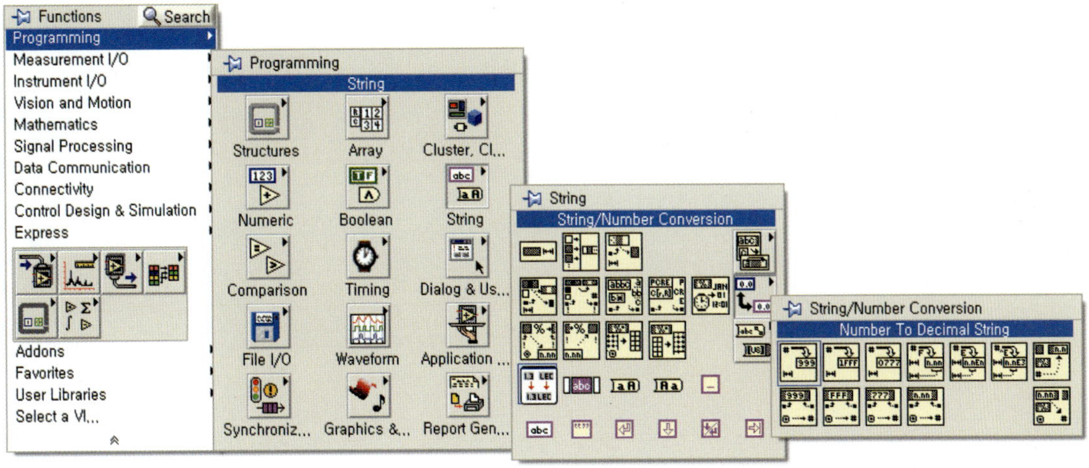

숫자형을 불리언으로 타입변환하는 함수는 **함수 〉 프로그래밍 〉 불리언** 팔레트에서 찾을 수 있다. 그리고 **함수 〉 프로그래밍 〉 숫자형 〉 변환** 팔레트에서도 같은 함수를 찾을 수 있다.

예
제

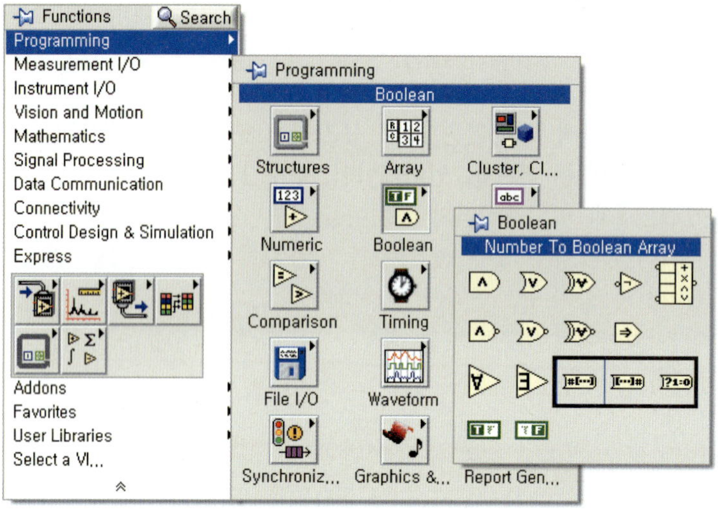
Functions
Search
Programming
Measurement I/O
Instrument I/O
Vision and Motion
Mathematics
Signal Processing
Data Communication
Connectivity
Control Design & Simulation
Express
Addons
Favorites
User Libraries
Select a VI...
Programming
Boolean
Structures
Array
Cluster, Cl...
Numeric
Boolean
Comparison
Timing
File I/O
Waveform
Synchroniz...
Graphics &...
Report Gen...
Boolean
Number To Boolean Array

예제 2-3 숫자형 데이터를 문자열로 바꾸기

소수점 아래 자리수를 가진 숫자형 실수를 문자열로 바꿔보자.

① 새 VI를 만들고, 숫자형 데이터를 문자열로 변환.vi라는 이름으로 저장한다.
② 숫자형 컨트롤 한 개와 문자열 인디케이터 한 개를 프런트 패널에 놓는다.

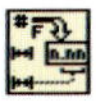 **숫자를 소수점형 문자열로**는 실수 숫자형을 소수점을 가진 문자열로 바꾸는 함수이다. 아래와 같이 [정밀도]에 4를 입력하면, 소수점 네 자리의 문자열로 표현된다. 이것은 **함수 > 프로그래밍 > 문자열 > 문자열/숫자 변환** 팔레트에서 찾을 수 있다.

③ 숫자형 컨트롤에 값을 입력하고 실행하면 아래와 같이 나타난다.

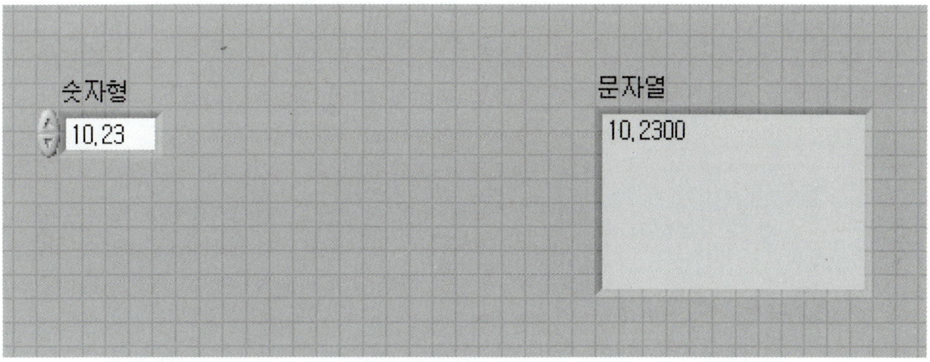

(a)프런트 패널

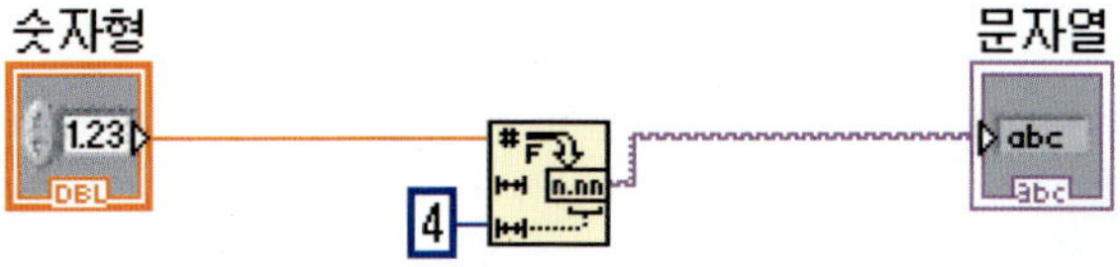

(b)블록 다이어그램

그림 2-10. 숫자형 데이터를 문자열로 바꾸기

예

제

예제 2-4 문자열 데이터를 숫자형으로 바꾸기

문자열 데이터를 숫자형으로 바꿔 산술 연산을 수행해보자

① 새 VI를 만들고, 문자열 데이터를 숫자형으로 변환.vi라는 이름으로 저장한다.
② 문자열 컨트롤 한 개와 숫자형 인디케이터 한 개를 프런트 패널에 놓는다.
③ 문자열에 11.45 + 24 = 이라고 입력한다.
④ 메뉴의 편집(E) > 현재값을 기본값으로(M)를 선택해주고 저장한다.

패턴 일치는 문자열에서 특정한 문자를 찾는 함수이다. 여기에서는 "+"와 "="을 찾습니다. **함수 > 프로그래밍 > 문자열** 팔레트에서 찾을 수 있다.

소수점/지수 문자열을 숫자로 함수는 **함수 > 프로그래밍 > 문자열 > 문자열/숫자 변환** 팔레트에서 찾을 수 있다. 문자열을 배정도 실수로 변환하는 함수이다.

(a) 프런트 패널

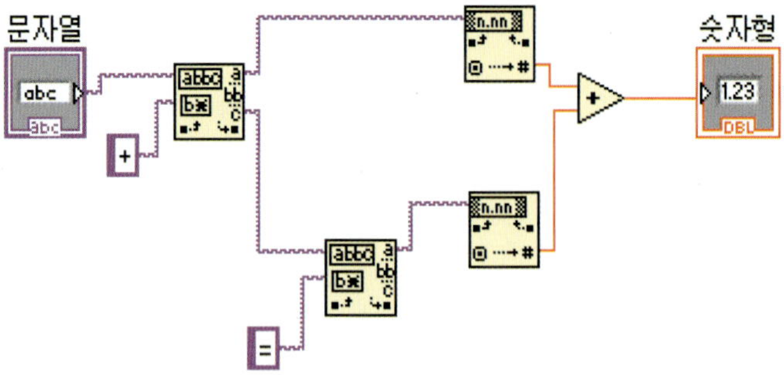

(b) 블록 다이어그램

그림 2-11. 문자열 데이터를 숫자형으로 바꾸기

Note

Note

3장

VI 편집과 디버깅

▸ 요 약 ◂

이 장에서는 LabVIEW에서 VI를 편집하고 디버깅하는 방법을 설명한다. 프런트 패널과 블록 다이어그램에서 개체를 생성, 삭제, 이동 및 정렬, 그리고 와이어의 선택과 삭제, 잘못된 와이어 제거에 대해 다룬다. 디버깅 주제는 하이라이트 실행(코드가 실행되는 것을 볼 수 있음), 코드를 통한 단계별 실행(한 조작마다 한 스텝씩 명령을 실행), 그리고 VI가 실행될 때 특정 와이어를 선택하여 전송되는 데이터 값을 보기위해 프로브를 사용하는 방법에 대해 언급한다.

3.1 편집 기술

3.1.1 개체 선택 및 해제

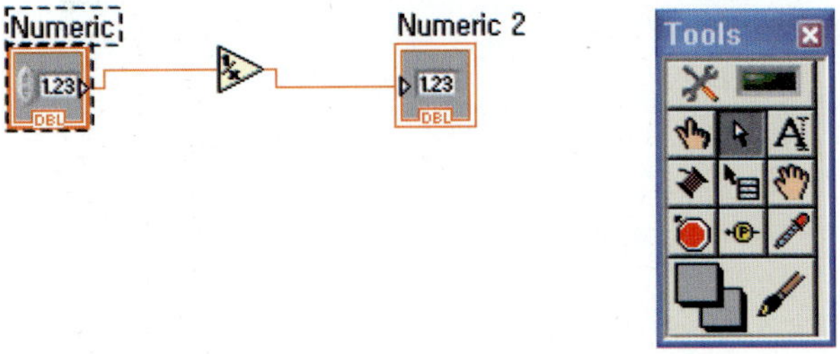

그림 3-1. 위치/크기/선택 도구를 사용해서 개체 선택

개체를 선택하기 위해서 **위치/크기/선택 도구**를 지정하여 원하는 개체를 선택하게 되면 그림 3-1과 같이 개체는 점선 외곽선으로 둘러싸여지게 된다. 하나 이상의 개체를 선택하기 위해서는 선택하고자 하는 각각의 개체마다 시프트+(<Shift>키를 누르고 동시에 마우스 클릭)키를 클릭한다. 또한 빈 공간에서 클릭한 후 커서를 드래그 하여 전체를 선택할 수 있고, 원하는 개체만 드래그할 수도 있다.

3.1.2 개체이동

 위치/크기/선택 도구로 클릭해서 개체를 원하는 위치로 이동시킬 수 있다.

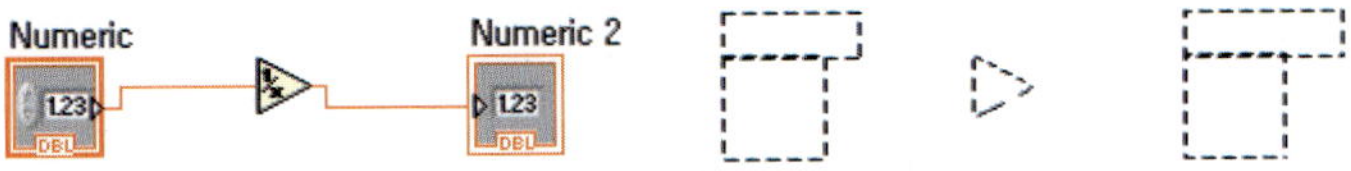

그림 3-2. 개체들의 그룹을 선택한 후 이동

그림 3-1의 개체들을 선택한 후 그림 3-2와 같이 이동시킬 수 있다. 선택된 개체들은 **화살표** 방향키를 이용해서 이동시킬 수 있고, 마우스를 이용하여 원하는 곳으로 이동시킬 수 있다. 만약 개체가 원하지 않는 위치에 배치되었다면 Ctrl+z 또는 편집 메뉴에서 **실행 취소**를 선택하면 된다.

3.1.3 개체크기 조정

개체크기를 조정하기 위해서는 **크기 조정 핸들**을 사용한다. 사각형 개체에는 크기 조정 핸들이 개체 모서리에 나타나고, 원형 개체에서는 크기 조정 사이클이 나타난다.

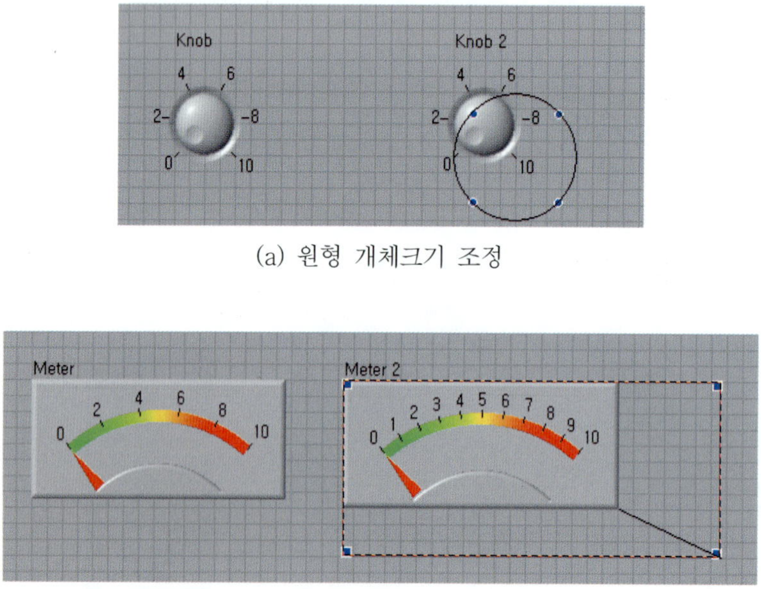

(a) 원형 개체크기 조정

(b) 사각형 개체크기 조정

그림 3-3. 원형 개체와 사각형 개체크기 조정하기

3.1.4 개체 라벨

라벨은 프런트 패널과 블록 다이어그램의 요소에 주석을 붙이는 텍스트 블록이다. 라벨에는 고유 라벨과 독립 라벨로 구성된다.

고유 라벨은 특정 개체에 속해서 함께 움직이고 그 개체만 기술할 수 있다. 이러한 라벨은 숨길 수는 있지만 개체에 독립적으로 삭제하거나 복사할 수 없다. 프런트 패널에 컨트롤 또는 인디케이터를 추가할 때 고유 라벨은 자동적으로 나타난다.

독립 라벨은 어떤 개체에 붙어 있지 않고 독립적으로 생성하고 이동 및 배치할 수 있다. 독립 라벨은 프런트 패널과 블록 다이어그램에 주석을 붙이는데 사용한다. 독립 라벨을 생성하거나 라벨의 유형을 편집하는데 **텍스트 편집 도구**를 선택하고 아무 곳이나 클릭한 후 나타난 테두리 박스 내에 원하는 텍스트를 입력하면 된다.

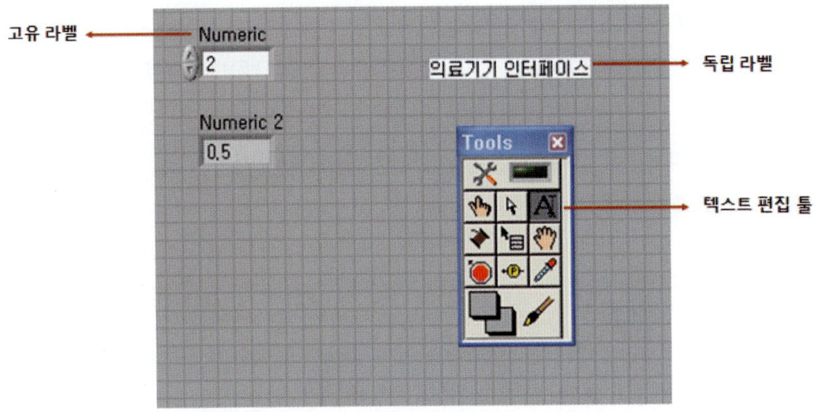

그림 3-4. 고유 라벨 및 독립 라벨

3.1.5 와이어 선택과 삭제

와이어의 수평 또는 수직 한 부분을 **와이어 세그먼트**라 한다. 세 개 또는 네 개의 와이어 세그먼트가 합쳐진 곳을 **접합**(junction)이라고 한다. 와이어 가지(wire branch)는 한 접합에서 다른 접합까지, 터미널에서 다음 접합까지, 또는 만약 사이에 접합이 없다면 한 터미널에서 다른 터미널까지 모든 와이어 세그먼트를 포함하며 위치/크기/선택 도구로 와이어 세그먼트를 클릭해서 선택할 수 있다.

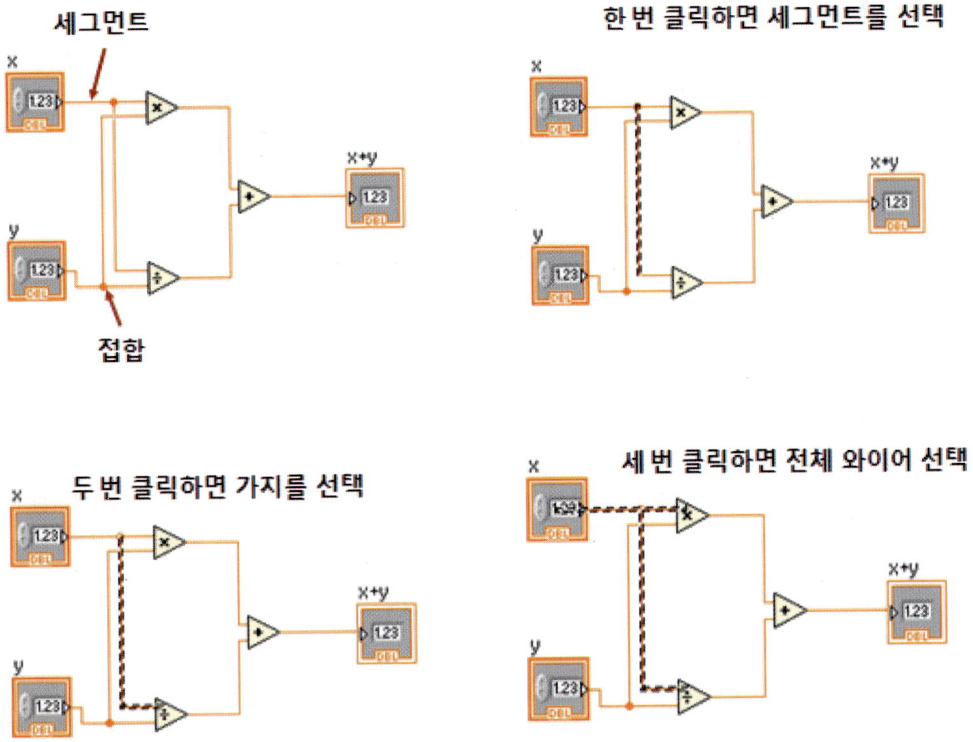

그림 3-5. 세그먼트, 가지, 전체 와이어 선택

3.1.6 와이어 늘이기와 깨진 와이어

와이어로 연결된 개체들은 위치/크기/선택 도구를 사용해서 개별적으로 또는 선택된 개체들을 드래그해서 그룹으로 만든 후 새로운 위치로 이동시킬 수 있다. 그림 3-6은 길이가 늘어난 와이어의 예를 보여주고 있다. 그림과 같이 개체(이 경우 숫자 인디케이터)는 위치/크기/선택 도구로 선택하여 원하는 위치까지 늘일 수 있다.

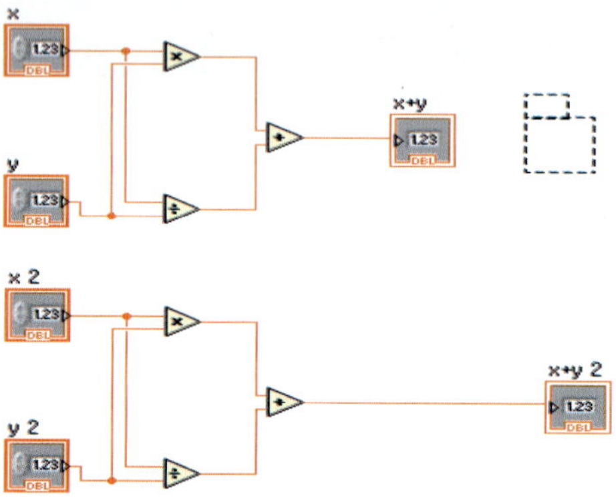

그림 3-6. 개체이동

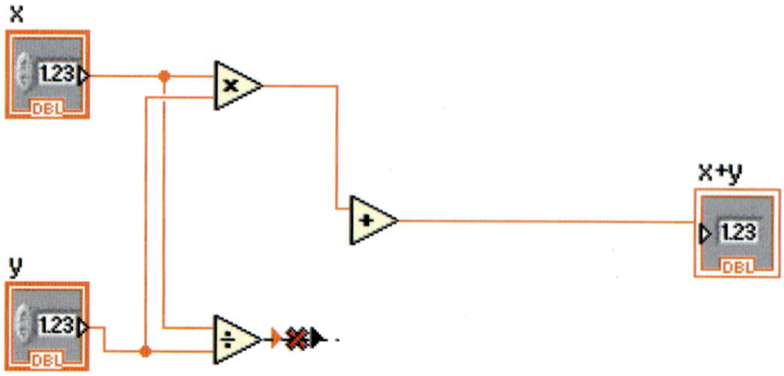

그림 3-7. 잘려진 끝

깨진 와이어가 발생하는 상황은 매우 많은데 그 몇 가지 예를 살펴보자

① 와이어 타입, 차원, 단위 또는 요소의 불일치

⇒ 와이어 유형 충돌은 그림 3-8(a)에서 보여 지는 불리언과 문자열과 같이 다른 데이터 유형의 두 개체를 연결할 때 발생한다.

② 다중 와이어 소스

⇒ 하나의 컨트롤을 다수의 출력 목적지(또는 인디케이터)에 와이어 할 수 있다. 하지만, 다수의 데이터 소스를 하나의 목적지에 와이어할 수 없다. 그림 3-8(b)는 두 개의 데이터 소스를 하나의 인디케이터에 와이어하려고 시도한 것이다. 깨진 와이어가 발생될 것이다.

③ 와이어 소스 부재

⇒ 소스가 없는 와이어의 예를 그림 3-8(c)에서 나타내었다. 이 문제는 컨트롤을 제공할 때 제기되어 진다.

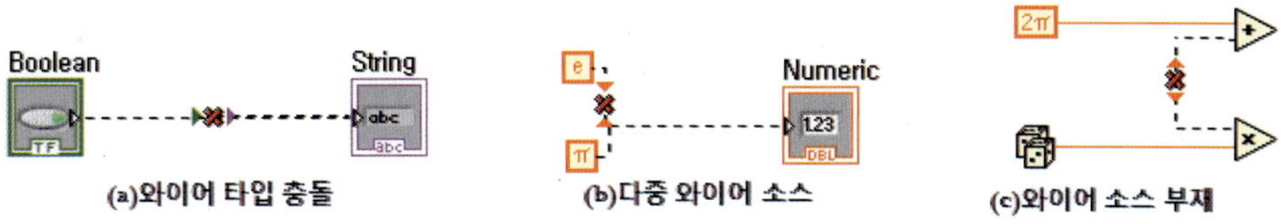

그림 3-8. 대표적인 와이어 에러의 예

3.2 디버깅 기술

3.2.1 에러 찾기

VI가 컴파일되지 않고 프로그램상의 에러 때문에 실행이 되지 않을 때, **에러 열거 버튼**이 툴바에 나타난다. 프로그래밍 에러는 전형적으로 VI를 개발할 때와 편집 단계에 많이 나타나고 블록 다이어그램에 있는 모든 개체를 적절하게 와이어할 때까지 남아있게 된다. 에러 열거 버튼을 클릭함으로써 모든 프로그램 에러를 리스트로 볼 수 있다.

경고는 VI를 실행할 때 잠재적인 문제를 알려주지만 그 문제들이 프로그램 실행을 막지는 않는다. 만약 다른 경고를 알고자 한다면 에러 리스트 대화상자에 있는 **경고 보이기** 체크 박스를 체크한다. 그러면 경고 상황이 일어날 때 마다 리스트 경고 버튼이 툴바에 나타난다.

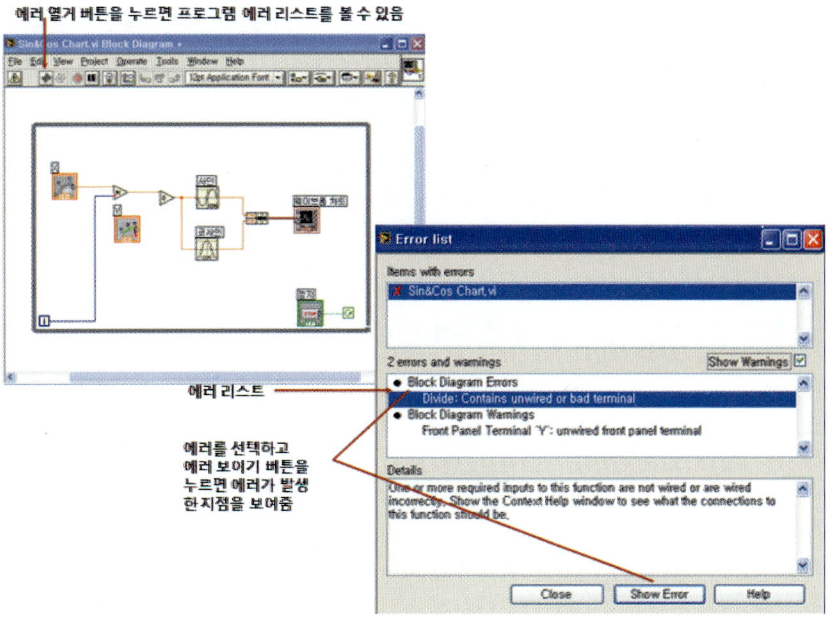

그림 3-9. 에러 리스트 대화상자

편집하는 동안 VI가 깨지는 몇 가지 공통적인 원인은 다음과 같다

① 입력을 요구하는 함수 터미널이 와이어되지 않았을 경우 예를 들어, 만약에 산술 함수에 모든 입력이 와이어되지 않았다면 에러를 알릴 것이다.

② 블록 다이어그램은 데이터의 불일치 또는 떨어진 부분과 연결되지 않은 부분이 포함된 이유로 깨진 와이어를 포함한다.

3.2.2 하이라이트 실행

그림 3-10과 같이 블록 다이어그램의 툴바에 위치한 **실행 하이라이트** 버튼을 클릭하면 VI 블록 다이어그램 실행이 움직이는 것을 볼 수 있다.

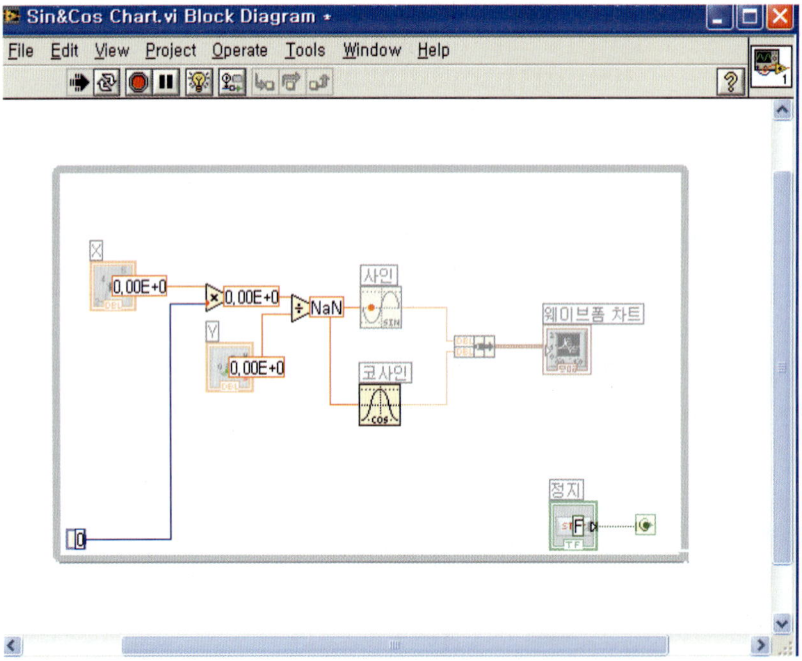

그림 3-10. 하이라이트 실행 모드 사용해서 데이터 흐름 보기

하이라이트 실행은 대부분 블록 다이어그램을 통해 어떻게 데이터가 흘러가는가를 이해하기 위해 블록 다이어그램 내에 데이터의 흐름을 추적하여 일반적으로 단계별 실행 모드와 함께 사용된다.

3.3 단축메뉴

자주 사용하는 메뉴 옵션들은 동등한 명령어 단축키를 가진다. 표 3-1은 자주 쓰는 단축키를 정리해 놓은 것이다.

표 3-1. 자주 쓰는 단축키

윈도우	기 능
<Ctrl+S>	VI를 저장한다.
<Ctrl+R>	VI를 실행한다
<Ctrl+E>	프런트 패널과 블록 다이어그램을 토글한다.
<Ctrl+B>	배드 와이어를 제거한다
<Ctrl+H>	콘텍스트 윈도우를 토글한다.
<Ctrl+W>	윈도우를 닫는다.

연습문제

3.1 두 개의 노브를 프런트 패널에 위치시키고 두 값의 합과 차, 곱과 나눈 값을 계산 하는 VI를 설계하라.

3.2 세 개의 불리언 컨트롤을 위치시키고 X, Y, Z로 라벨을 붙인다. 그리고 AND 연산, OR 연산, NOT 연산을 수행하는 VI를 설계하라. X AND Y, X OR Y, NOT C 연산 결과를 프런트 패널에 불리언 인디케이터로 표시하도록 한다.

3.3 무게 단위 중에서 파운드를 킬로그램으로 변환하는 VI를 설계하여라. 참고로 1파운드는 0.453kg이다. 그리고 킬로그램으로 변환한 무게가 100kg이 넘으면 LED에 불이 켜지도록 한다.

[프로젝트: 온도 변환]

온도 단위는 화씨와 섭씨온도가 있다. 이 블록 설계에서는 입력받은 화씨온도를 섭씨온도로 바꾸고 온도가 30° 이상이면 불이 켜지는 VI를 설계하고 디버깅할 것이다. 화씨온도를 섭씨온도로 바꾸기 위해서는 아래의 공식을 이용한다.

섭씨(C) = (화씨(° F)—32)×5/9

① 새 VI를 열고 프런트 패널로 이동한다.

② 프런트 패널에 **컨트롤 > 일반 > 숫자형** 팔레트에서 **숫자형 컨트롤**과 **인디케이터**를 선택해서 프런트 패널에 배치하고 라벨을 각각 **화씨온도, 섭씨온도**로 입력한다.

③ 프런트 패널에 **컨트롤 > 클래식 > 클래식 불리언** 팔레트에서 라벨있는 라운드 버튼을 선택한 후 배치한다.

④ 블록 다이어그램으로 이동한다.

⑤ 블록 다이어그램에 **빼기 함수**와 **나누기 함수**를 배치한다. 각 함수는 **함수 > 프로그래밍 > 숫자형** 팔레트에서 찾을 수 있다.

⑥ **함수 > 일반 > 비교** 팔레트에서 보다 큼? 함수를 선택해서 블록 다이어그램에 배치한다. 이 함수는 입력 X가 입력 Y보다 클 때 참을 반환한다. 계산된 섭씨온도가 X입력이고, Y는 상수 30을 와이어 한다.

⑦ 화씨온도를 섭씨온도로 변환하는 공식에 맞게 숫자 컨트롤 터미널과 함수를 와이어 한다.

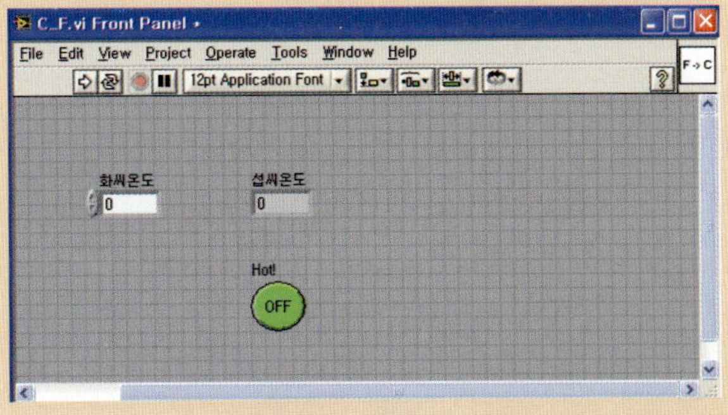

(a) 프런트 패널 C_F.vi

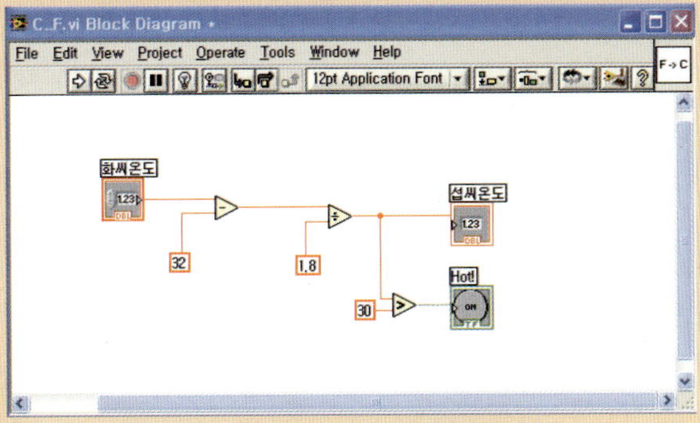

(b) 블록 다이어그램 C_F.vi

그림 3-11. 화씨온도를 섭씨온도로 바꾸기

Note

4장 모듈화(Sub VI)

▸ 요 약 ◂

이 장에서는 LabVIEW의 sub VI를 만드는 방법을 설명한다. Sub VI는 텍스트 기반 프로그래밍 언어의 sub루틴에 해당한다. 이 장에서는 sub VI를 생성하고 사용하는 방법들에 대해 논의할 것이다.

4.1 Sub VI

모듈화는 VI가 이산 성분으로 구성되어 있는 정도로 정의되는데, 이때 하나의 성분에서 변화가 다른 성분에 최소한의 영향을 미친다. 이 성분을 모듈 또는 sub VI라고 한다. 모듈화는 VI를 읽고 다시 사용하는 기능을 향상시킨다.

다른 VI 안의 VI를 subVI라고 부른다. SubVI는 텍스트 기반 프로그래밍 언어의 sub루틴에 해당한다. SubVI를 더블 클릭하면 옵션을 설정할 수 있는 대화상자가 아닌 프런트 패널과 블록 다이어그램이 나타난다. 프런트 패널에는 컨트롤과 인디케이터가 포함되어 있다. 블록 다이어그램에는 와이어, 프런트 패널 아이콘, 함수, subVI, 기타 익숙한 LabVIEW 개체가 포함되어 있다.

프런트 패널과 블록 다이어그램의 오른쪽 위 코너에 VI의 아이콘이 표시 된다. 이 아이콘은 그 VI를 다른 VI의 블록 다이어그램에 놓았을 때 나타나는 아이콘과 같은 모양이다.

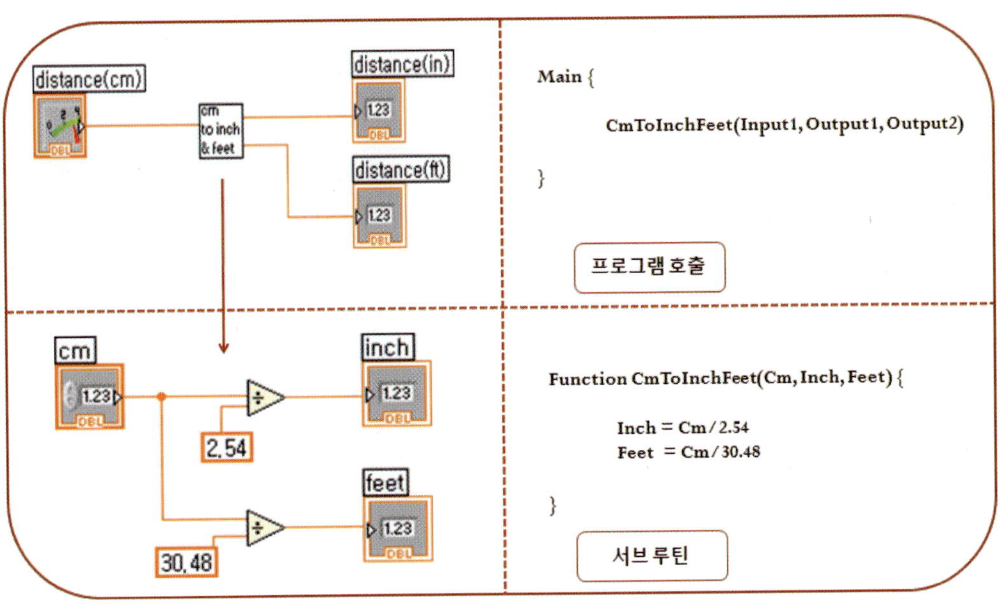

그림 4-1. Sub VI와 sub루틴간의 유사성

호출한 VI에서 사용할 수 있는 sub VI의 개수는 제한이 없다. Sub VI의 사용은 서로 다른 상황에서 같은 코드의 재사용을 허용하는 능률적인 프로그래밍 기술이다. 그래픽 프로그래밍의 계층적인 환경은 sub VI내에서 다시 sub VI를 호출할 수 있다는 사실로부터 기인한다.

그림 4-1에 있는 내용을 통하여 실제로 VI를 구현하여 추후에 sub VI로 만들 때 사용해보기로 하자.

> 센티미터 단위로 입력을 받은 길이를 피트와 인치 단위로 바꾸는 VI를 설계해 보자.
> 입력 데이터는 센티미터를 기본 단위로 했을 때 1인치는 2.54cm이고 1피트는 30.48cm이다.
>
> 1inch = 2.54cm
> 1feet = 30.48cm

① 새 VI를 열고 파일 메뉴에서 저장을 선택하여 이름을 입력한다. 이름은 "cm to inch feet.vi"로 입력하고 저장(S) 버튼을 클릭한다.

② 프런트 패널에 **숫자형 컨트롤**을 배치하고 라벨을 cm로 붙인다. 이것은 cm 단위의 입력 데이터이다.

③ **숫자형 인디케이터**를 배치하고 라벨을 inch로 바꾼 후 나머지 인디케이터는 복사해서 만든다.

④ 복사해서 생성한 인디케이터의 라벨을 feet로 바꾼다.

⑤ 블록 다이어그램으로 이동한 후 컨트롤 터미널은 왼편에, 인디케이터 터미널은 오른편에 보이도록 컨트롤과 인디케이터를 배치한다.

⑥ **함수 > 프로그래밍 > 숫자형** 팔레트에서 **나누기 함수**를 선택해서 블록 다이어그램에 배치한다.

⑦ 블록 다이어그램에서 컨트롤과 안디케이터를 와이어해서 센티미터를 인치와 피트로 바꾸는 공식을 프로그램한다.

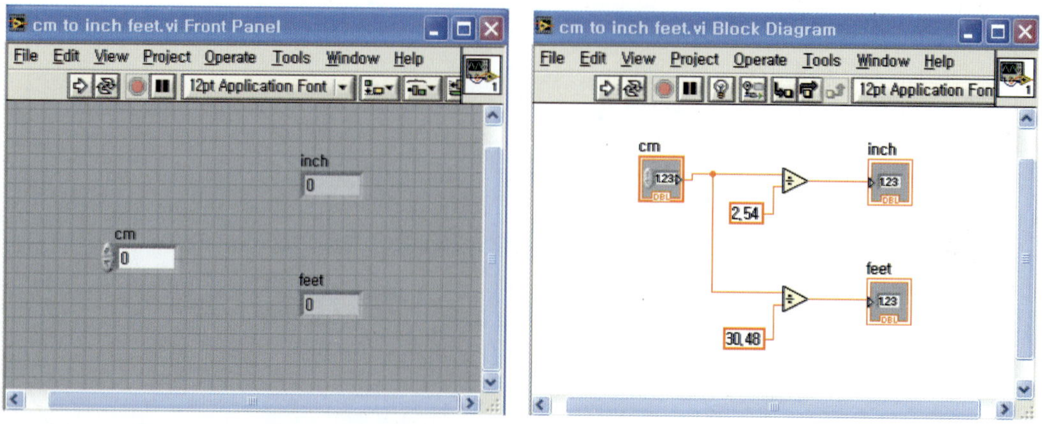

(a)프런트 패널 (b)블록 다이어그램

그림 4-2. 센티미터(cm) 단위의 길이를 인치(inch)와 피트(feet)로 바꾸는 VI

⑧ 블록 다이어그램에서 컨트롤과 인디케이터의 연결이 완성되면 프런트 패널로 이동하여 컨트롤에 값을 입력한다.

⑨ VI를 실행시키고 프로그램 내의 데이터의 흐름을 보기 위해서 **실행 하이라이트** 버튼을 선택한다.

⑩ VI의 실행이 완료되면 프런트 패널로 이동하여 오른쪽 상단의 아이콘에서 단축메뉴를 띄운다. 즉, 오른쪽 마우스를 클릭하고 메뉴에서 **커넥터 보이기**를 선택한 후 나타나는 커넥터를 살펴보자. 이 커넥터는 그림 4-3과 같이 한 개의 입력 터미널 두 개의 출력 터미널이 표시될 것이다.

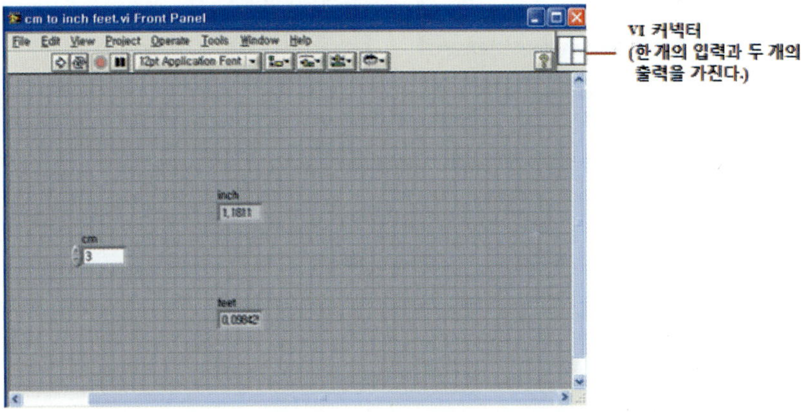

그림 4-3. VI의 커넥터 터미널

⑪ 파일 메뉴에서 **저장**을 선택하여 이 VI를 저장한다.

4.2 아이콘과 커넥터 편집

Sub VI는 호출한 VI의 블록 다이어그램 내에서 아이콘으로 나타난다.

4.2.1 아이콘

모든 VI는 프런트 패널과 블록 다이어그램의 오른쪽 상단 모서리에 배치되어진 디폴트 아이콘을 가진다. 디폴트 아이콘은 LabVIEW 로고 그림으로 되어 있다. VI의 아이콘을 만들기 위해 아이콘 편집기를 사용한다. **아이콘 편집기**를 사용하기 위해서는 마우스로 아이콘을 더블 클릭하거나 아이콘 단축메뉴에서 **아이콘 편집**을 사용하여 **아이콘 편집기**를 나타낸다.

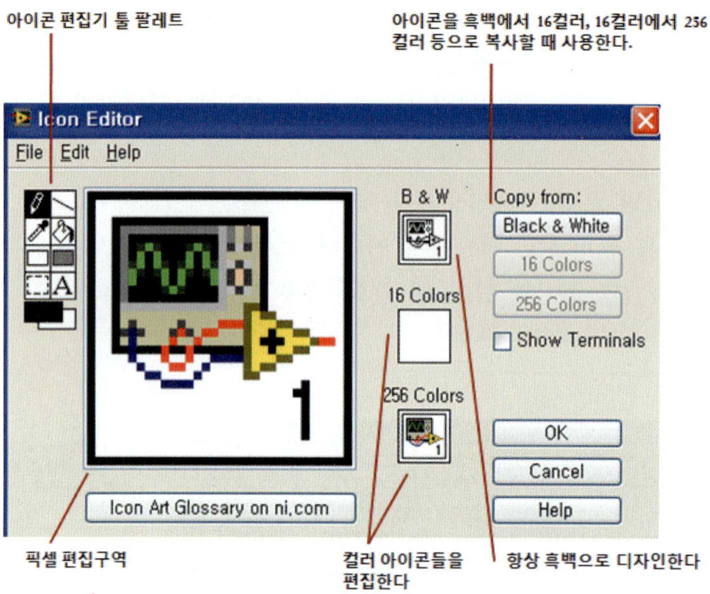

그림 4-4. 아이콘 편집기

편집 왼쪽 영역의 아이콘 편집기 팔레트의 도구들은 많은 기능들을 수행한다. 아래는 각각의 도구들에 대한 것을 설명한 것이다.

- **연필** ⇒ 픽셀 단위로 그리거나 지운다.
- **라인** ⇒ 직선을 그린다. <Shift>키를 사용해서 수평, 수직, 대각선을 그린다.
- **색 복사** ⇒ 아이콘의 요소로부터 전경색을 선택한다.
- **채우기** ⇒ 전경색으로 구획된 영역을 채운다.
- **사각형** ⇒ 전경색으로 테를 두른 직사각형을 그린다. 전경색으로 아이콘의 테두리를 설정하려면 이 도구를 더블 클릭한다.
- **채운 사각형** ⇒ 전경색으로 테를 두르고 원경색으로 채워진 직사각형을 그린다. 아이콘에 전경색으로 테두리를 설정하고 원경색으로 채우려면 이 도구를 더블 클릭한다.
- **선택** ⇒ 이동, 복사, 삭제, 또는 다른 변경을 수행하기 위해 아이콘의 영역을 선택한다. 이 도구를 더블 클릭하고 키보드 상의 <Delete>키를 누르면 아이콘의 전체가 한번에 삭제된다.
- **텍스트** ⇒ 아이콘 내에 문자를 입력한다. 다른 폰트를 선택하려면 이 도구를 더블 클릭한다. 작은 폰트가 아이콘 내에서 공통적으로 사용되어 진다.
- **전경/원경** ⇒ 전경색과 원경색을 나타낸다. 각각을 클릭하면 다른 색상을 선택할 수 있는 팔레트가 나타난다.

아이콘 에디터 대화상자의 오른쪽에 있는 옵션들은 다음의 기능들을 수행한다.

· **터미널 보이기** ⇒ 이 옵션을 클릭하면 아이콘 위에 커넥터의 터미널 모양이 나타난다.
· **확인** ⇒ 이 버튼을 클릭하면 수정한 VI 아이콘을 저장하고 프런트 패널 창으로 돌아간다.
· **취소** ⇒ 이 버튼을 클릭하면 어떠한 변경도 저장되지 않고 프런트 패널 창으로 돌아간다.

실제로 저장된 cm to inch feet.vi 파일을 열어서 아이콘으로 편집하는 연습을 하도록 하자.

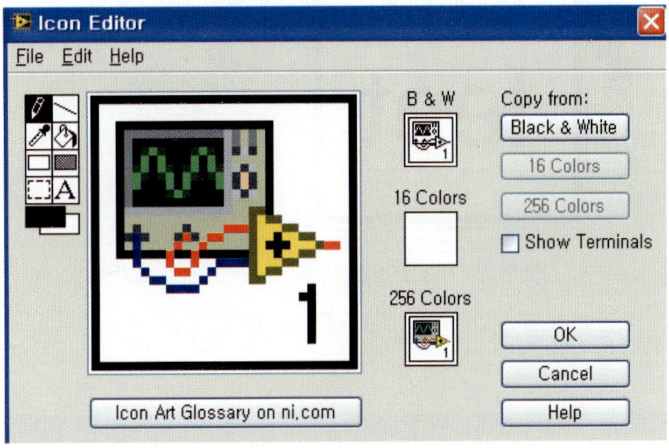

그림 4-5. 아이콘 편집 연습

① 아이콘 편집기 도구 팔레트에서 **선택 도구**(⬚)를 더블 클릭하면 픽셀 편집 구역이 점선으로 선택되고 <Delete>키를 누르면 픽셀 편집 구역이 삭제된다.
② 그림 4-6과 같이 아이콘 편집기 도구 팔레트에서 **사각형 도구**(▭)를 더블 클릭하면 자동적으로 픽셀 편집 구역에 검정색 테두리가 나타난다.

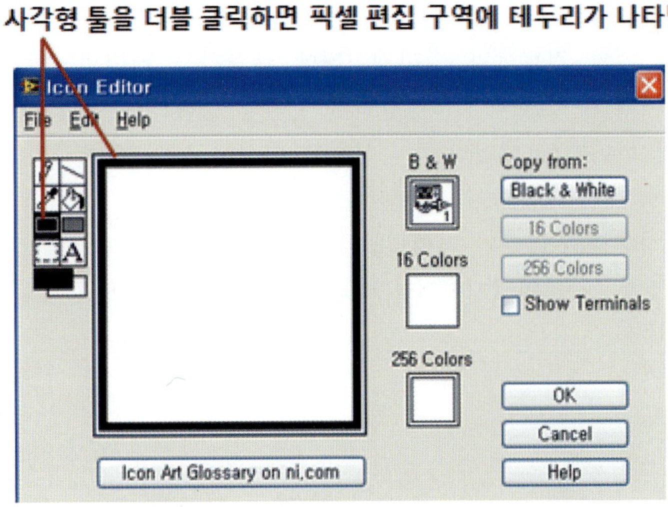

그림 4-6. 픽셀 편집 구역에 테두리 설정

③ 아이콘 편집기 도구 팔레트에서 **텍스트 도구**(A)를 선택하고 픽셀 편집 구간을 클릭한 후 cm feet를 입력한다.

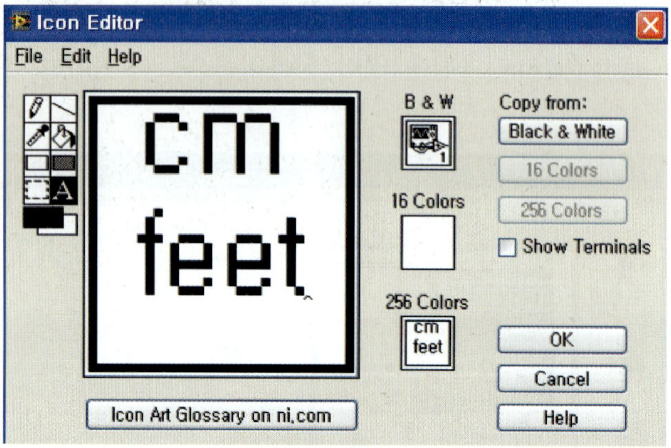

그림 4-7. 픽셀 편집 구역에 텍스트 입력

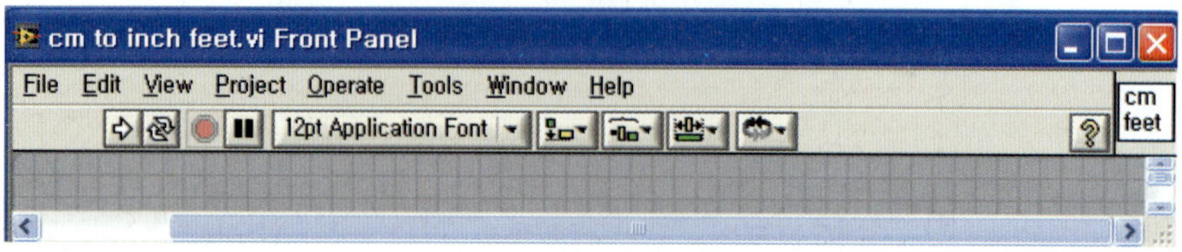

그림 4-8. 편집된 아이콘

이제 새 VI의 아이콘은 그림 4-8과 같이 편집된 아이콘으로 나타난다.

4.2.2 커넥터

커넥터(Connector)는 VI의 컨트롤과 인디케이터에 대응하는 터미널들의 집합이다. 커넥터는 VI가 sub VI로 사용되어질 수 있도록 VI의 입력과 출력을 정하는 것이다. 커넥터는 VI의 실행이 종료될 때 자신의 입력 터미널로 데이터를 수신하고 수신한 데이터를 자신의 출력 터미널로 넘겨준다.

이 장에서는 VI에서 사용하는 다수의 터미널들을 선택해서 어떻게 연결을 정의하는지 논의할 것이고 프런트 패널의 컨트롤 또는 인디케이터를 이러한 각각의 터미널에 할당할 것이다.

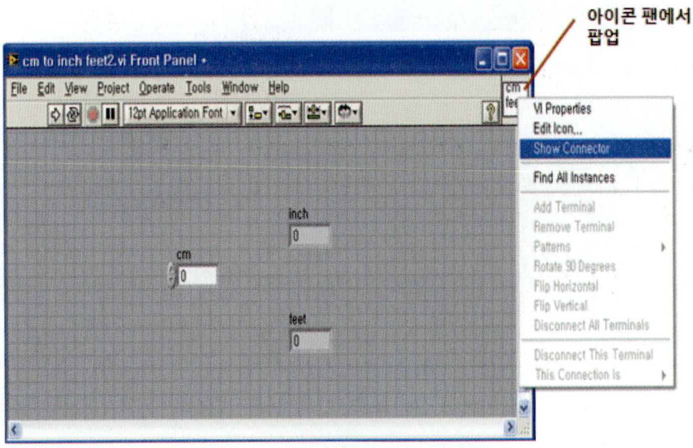

(a) 아이콘 팬에서 팝업

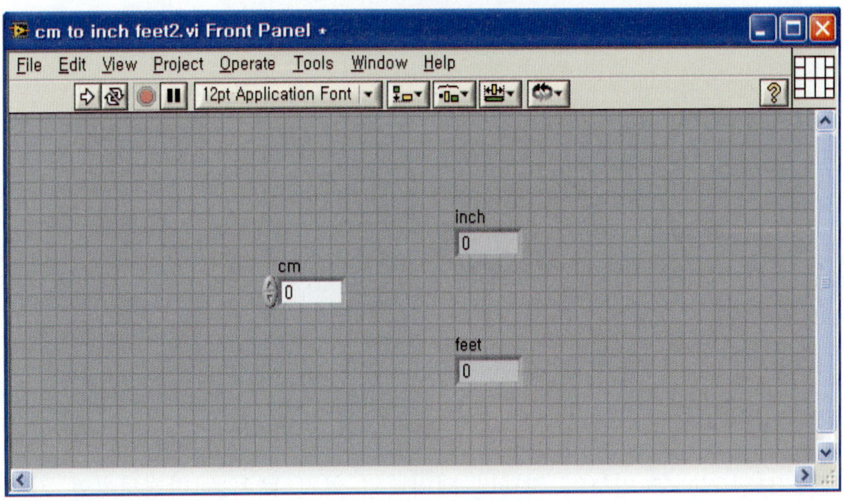

(b) 커넥터 초기화

그림 4-9. 커넥터 정의

4.2.3 터미널 패턴 선택과 수정

VI에서 서로 다른 터미널 패턴을 선택하기 위해서 그림과 같이 커넥터 단축메뉴를 띄우고 메뉴에서 **패턴**을 선택한다. 패턴을 바꾸기 위해서는 팔레트 상에서 원하는 패턴을 클릭하면 된다. 만약 새로운 패턴을 선택했다면 이전의 커넥터 구획(pane)의 모든 컨트롤과 인디케이터의 할당은 없어질 것이다.

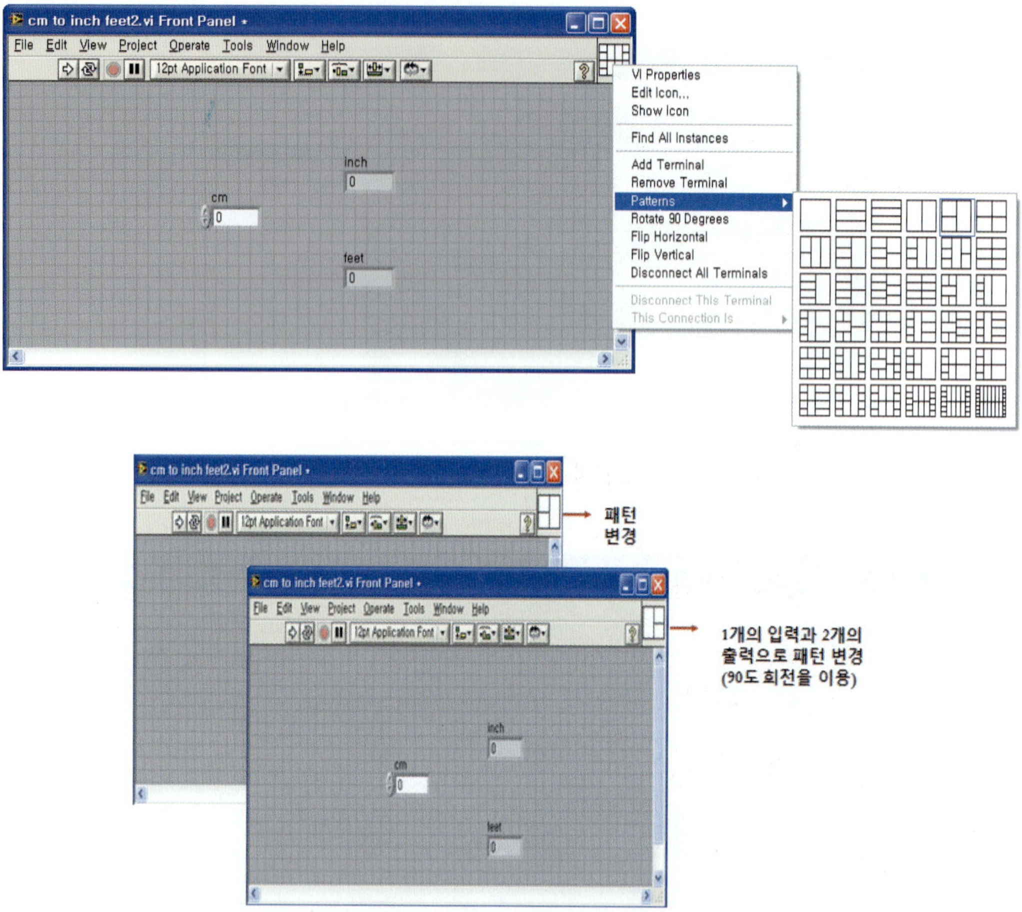

그림 4-10. 터미널 패턴 변경

그림 4-10에서 보면 알 수 있듯이 커넥터 터미널의 공간 배치를 변경하려면 커넥터 구획의 단축메뉴 - **수평으로 뒤집기, 수직으로 뒤집기, 90도 회전** - 명령들 중에 하나를 선택한다. 만약 커넥터 패턴에 터미널을 추가하고 싶다면 추가시킬 터미널에 커서를 위치시키고 커넥터 구획에서 단축메뉴를 띄운 후 **터미널 추가**를 선택한다. 또한 패턴에 있는 터미널을 삭제하고 싶다면 터미널에서 단축메뉴를 띄우고 **터미널 제거**를 선택하면 된다.

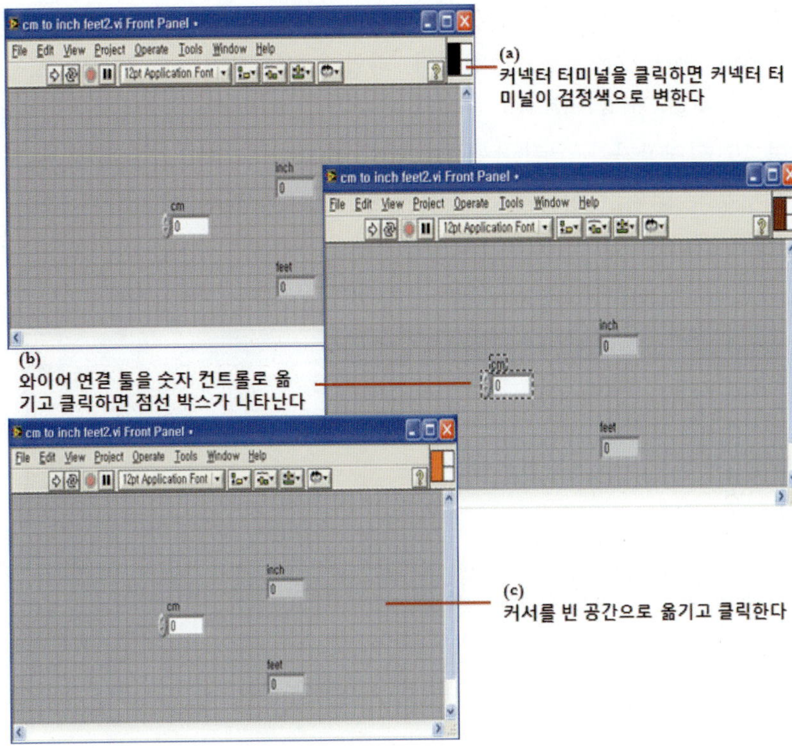

그림 4-11. 커넥터 터미널에 컨트롤과 인디케이터 할당하기

4.3 Sub VI에 설명문 입력하기

와이어 연결 도구를 사용해서 1개의 입력 터미널을 숫자형 컨트롤에 할당한다. 그리고 같은 방법으로 출력 터미널을 숫자 인디케이터에 할당한다. 그림 4-12는 터미널이 완전하게 할당된 VI를 보여주고 있다.

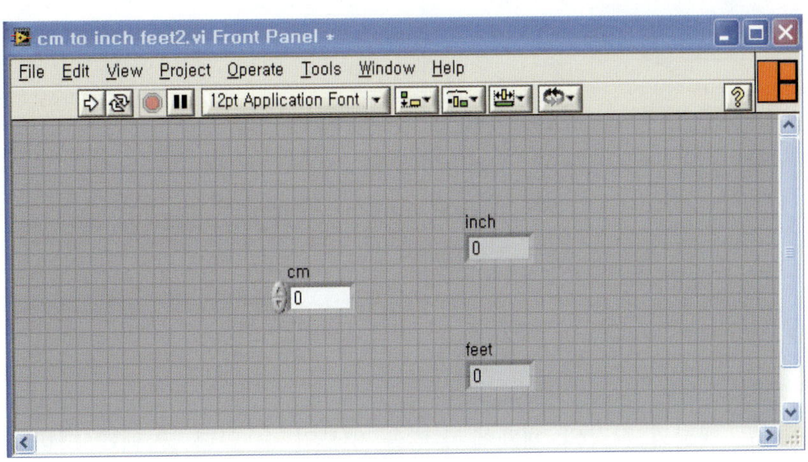

그림 4-12. cm to inch feet. vi의 터미널 할당

코드 문서화를 위해서 2가지 표준이 있다. 코드를 다른 사용자가 이용할 수 있고 이해할 수 있게 만들기 위해 문서화 하는 것은 중요한 일이다. **파일 > VI프로퍼티**를 선택하고 항목 박스에서 문서를 선택해서 VI를 문서화 할 수 있다.

문서를 선택하면 VI 설명상자가 그림 4-13과 같이 나타난다. 이 상자 내에 VI의 설명을 입력하면 기본 도움말 윈도우가 띄워진 상태에서 커서가 VI 아이콘 위에 위치하게 되면 기술 내용이 기본 도움말 윈도우에서 나타날 것이다.

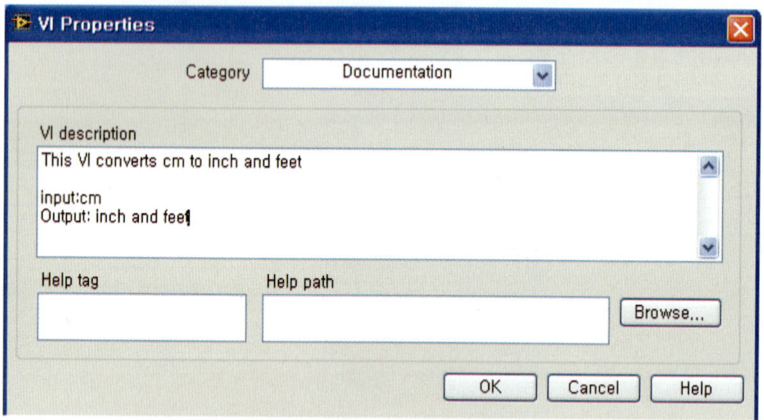

그림 4-13. VI 설명문 입력

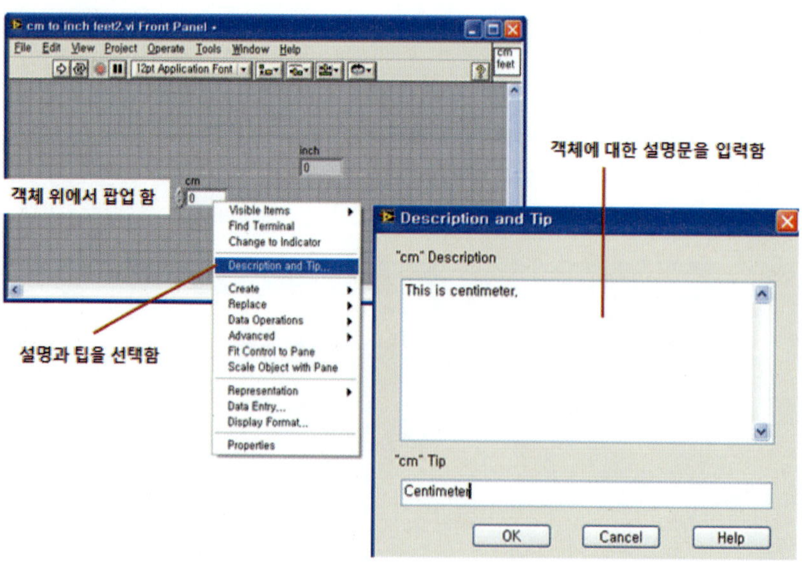

그림 4-14. Sub VI의 개체에 대한 문서 작성

계속적으로, 프런트 패널의 각각의 개체에 설명을 덧붙일 수 있다. 커넥터 터미널에 컨트롤과 인디케이터를 할당하는 것을 마치면 sub VI와 각각의 컨트롤과 인디케이터의 문서를 작성한다.

4.4 VI를 sub VI로 사용

Sub VI를 생성하고 사용하기 위한 방법은 2가지 기본 방법이 있다. 첫 번째는 VI로부터 sub VI를 생성하는 방법이고, 두 번째는 선택 영역으로부터 sub VI를 생성하는 방법이 있다. 본 장에서는 첫 번째 방법에 초점을 맞추어 설명할 것이다. 아이콘과 커넥터를 가지는 어떤 VI도 sub VI로 사용될 수 있다.

블록 다이어그램에서, **함수 > VI 선택**… 팔레트로부터 sub VI로 사용하기 위해 VI를 선택할 수 있다. 이 팔레트를 선택하면 그림 4-15와 같이 시스템 내에서 사용할 수 있는 모든 VI를 선택할 수 있는 **열 VI 선택** 대화상자가 나타난다.

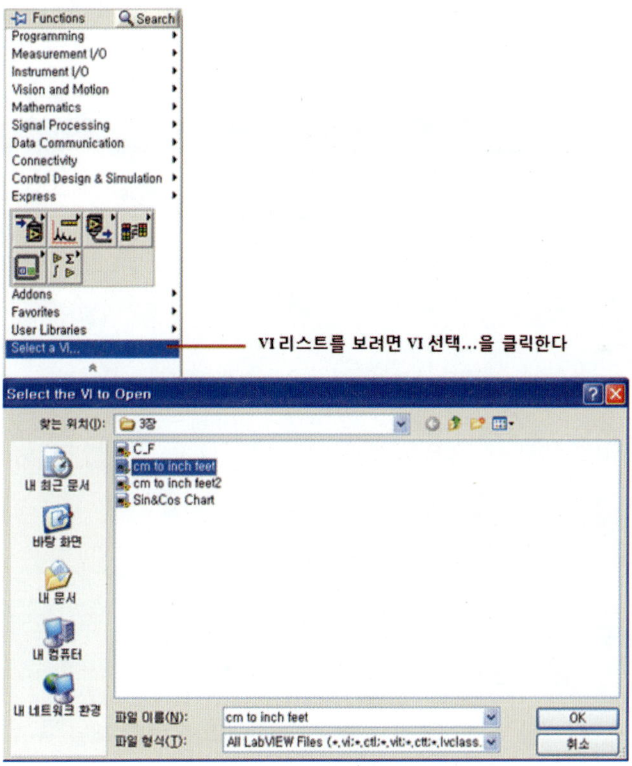

그림 4-15. VI 선택… 팔레트

예제

예제 4-1 VI를 sub VI로 사용하기

이 예제는 기존에 설계해 놓은 inch&feet.vi를 sub VI로 사용하여 거리 및 속도를 측정하는 VI를 설계할 것이다.

① 새로운 VI를 열고 프런트 패널로 이동한다.

② **컨트롤 > 일반 > 숫자형** 팔레트에서 **미터 컨트롤**을 선택하고 라벨을 distance(cm)로 지정한다. 시간(초)을 입력할 컨트롤과 거리(센티미터)를 인치와 피트로 계산한 결과를 나타낼 인디케이터 2개와 거리와 시간으로 계산한 속력을 나타낼 인디케이터를 그림 4-16과 같이 프런트 패널에 위치시킨다.

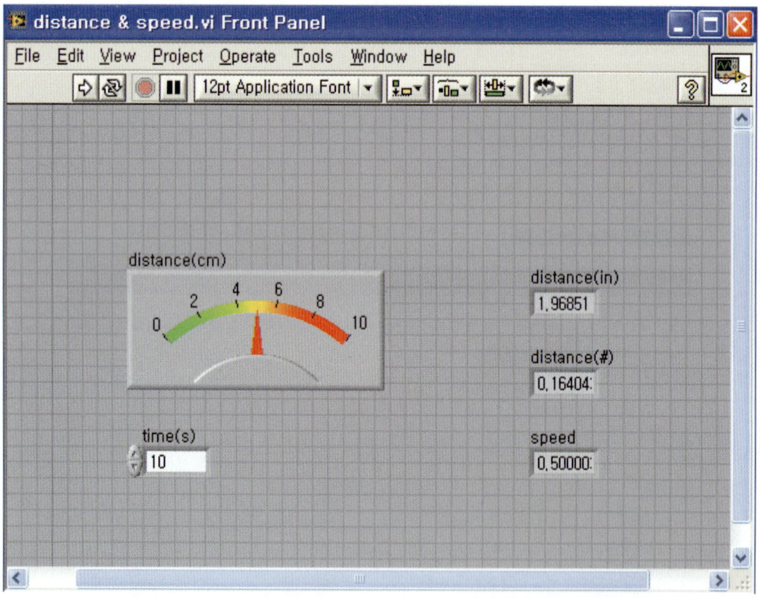

그림 4-16. Distance & Speed의 프런트 패널

③ 윈도우 메뉴에서 **블록 다이어그램 보이기**를 선택하고 블록 다이어그램으로 이동한다. 만약 함수 팔레트가 나타나지 않는다면 마우스 오른쪽 버튼을 클릭하거나 보기 메뉴에서 **함수 팔레트**를 클릭한다.

④ **함수 > VI 선택**…팔레트를 선택한다. **열 VI 선택** 창에서 기존에 만들어 놓은 cm to inch feet.vi를 선택한다. 대화상자의 확인 버튼을 클릭해서 블록 다이어그램에 cm to inch feet.vi를 위치시킨다.

⑤ 블록 다이어그램에 **나누기 함수**를 배치한다. **함수 > 프로그래밍 > 숫자형** 팔레트에서 찾을 수 있다.

⑥ 그림 4-17과 같이 다이어그램의 개체들을 와이어한다.

⑦ 프런트 패널로 옮겨가서 툴바의 실행 버튼을 클릭한다. distance(in) 인디케이터에는 센티미터

길이를 인치로 바꾼 값이 distance(ft)에는 피트로 바꾼 값이 보일 것이다.

⑧ VI의 실행이 완료되었다면 이 VI를 Distance&Speed.vi로 저장한다.

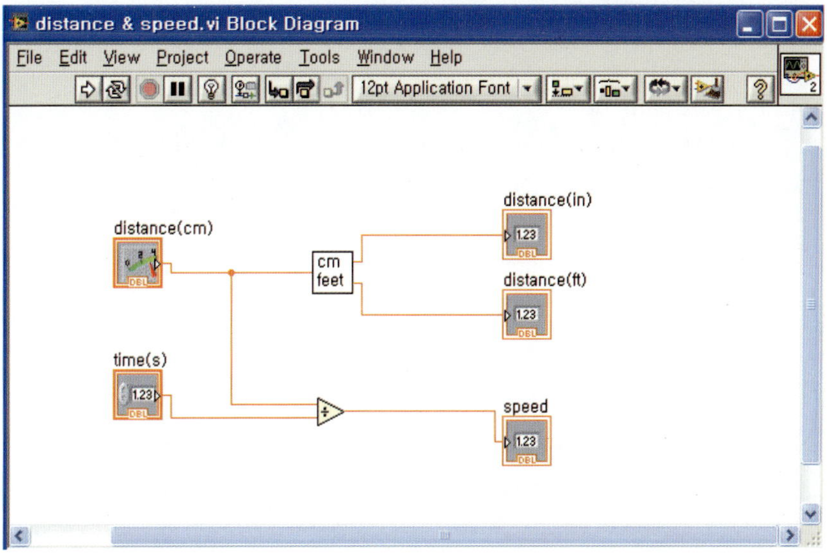

그림 4-17. Distance & Speed의 블록 다이어그램

연습문제

4.1 원의 둘레와 원의 면적을 구하는 공식을 sub VI로 작성한 후 새로운 VI를 열고 작성한 sub VI를 사용해서 원의 둘레와 면적을 구하는 VI를 설계하여라.

[프로젝트: 온도 변환]

이번 실습은 3장에서 만든 C_F.vi 상에서 계속 작업을 할 것이다. 목표는 VI를 sub VI로 사용할 수 있도록 필요한 수정을 할 것이다.

첫 번째 단계는 3장에서 만든 C_F.vi를 아이콘과 커넥터로 만드는 것이다.

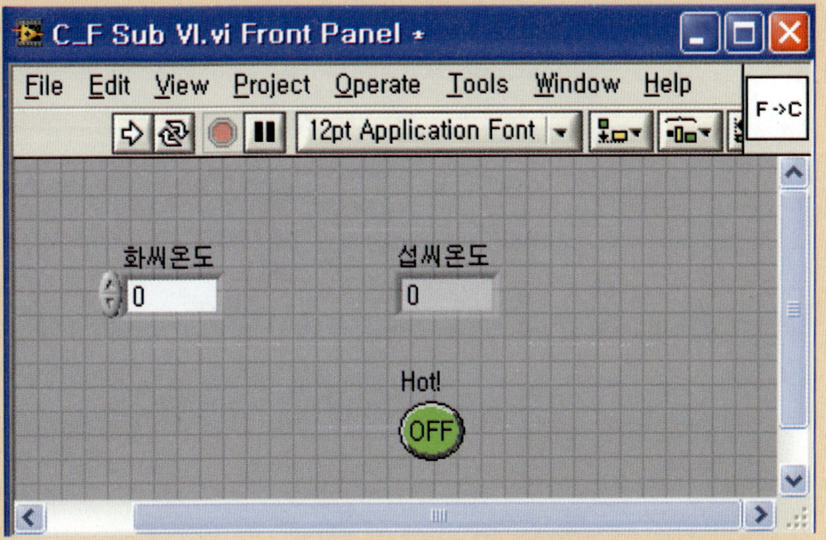

그림 4-18. C_F sub VI 커넥터

Sub VI를 준비하는 일이 끝났다면 이 VI를 C_F Sub VI.vi로 저장한다. C_F sub VI를 사용해서 입력한 화씨온도로부터 계산된 섭씨온도를 온도계에 표시하고 온도가 높으면 라운드 LED에 불이 켜지는 VI를 만들어 보자.

① **컨트롤 > 클래식 > 클래식 숫자 팔레트**에서 **숫자형 컨트롤**과 **온도계 인디케이터**를 선택해서 프런트 패널에 배치한다. 숫자형 컨트롤에 라벨을 **화씨온도**, 온도계 인디케이터의 라벨을 **온도계(Deg C)**로 입력한다.

② 온도계 인디케이터에서 마우스 오른쪽 버튼을 누른 후 나타나는 단축메뉴에서 보이는 **보이는 아이템 > 디지털 디스플레이**를 선택한다.

③ **컨트롤 > 프로그래밍 > 불리언** 팔레트에서 **라운드 LED**를 선택하고 프런트 패널에 배치하고 라벨을 Hot!으로 입력한다. 라운드 LED는 섭씨온도가 30°C를 넘을 경우 불이 들어온다.

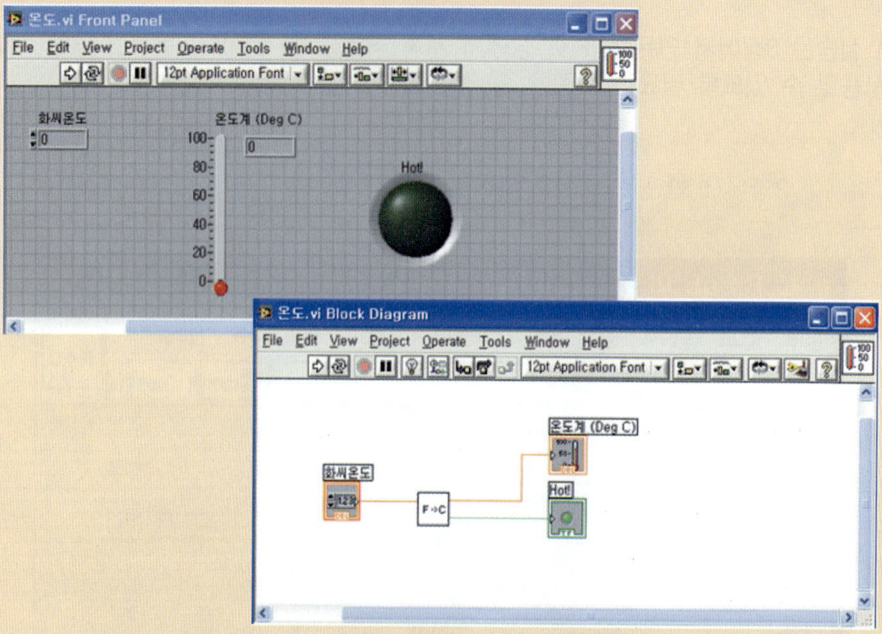

그림 4-19. C_F Sub.vi를 sub VI로 사용한 예

④ 블록 다이어그램으로 이동한다. **함수 > VI 선택**…을 클릭하고 나타난 열 VI 선택 대화상자에서 **C_F Sub VI.vi**를 불러온 후 블록 다이어그램에 배치한다.

⑤ 컨트롤 터미널을 C_F Sub VI의 입력에 와이어하고 출력으로 온도계 인디케이터와 라운드 LED를 와이어 한다.

프로그램의 설계가 완료되면, 그 VI가 정확하게 작동하는지 실행 하이라이트 버튼을 클릭하여 확인하고 온도.vi로 저장한다.

Note

Note

5장 제어연산

▸요 약◂

이 장에서는 LabVIEW의 제어연산을 구현하는 방법을 설명한다. 본 장에서는 While 루프 및 For 루프와 같은 루프 구조 사용하기, 코드에 소프트웨어 타이밍 추가하기, 데이터를 플롯으로 디스플레이하기, 케이스 구조를 사용하여 코드에서 결정하기에 대한 내용을 소개한다.

5. LabVIEW의 제어 연산

5.1 For 루프

For 루프는 사용자가 정해준 숫자만큼 루프를 실행하고 멈추는 구조이고, While 루프는 조건이 참(True)일 동안에 VI를 반복적으로 실행하는 제어문을 말한다. For 루프는 미리 결정된 횟수만큼 실행을 계속하지만 While 루프는 어떤 조건 입력이 거짓(False)이 될 때까지 실행을 계속하는 차이점이 있다. For 루프는 그림 5-1과 같이 **함수 > 프로그래밍 > 구조** 팔레트에서 찾을 수 있다.

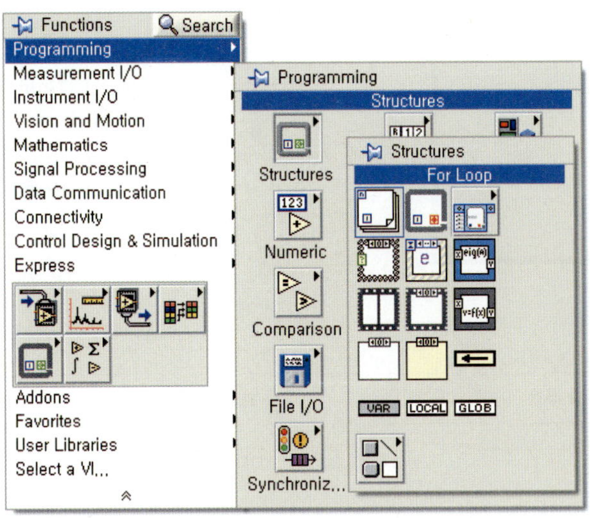

그림 5-1. LabVIEW 제어문의 For루프

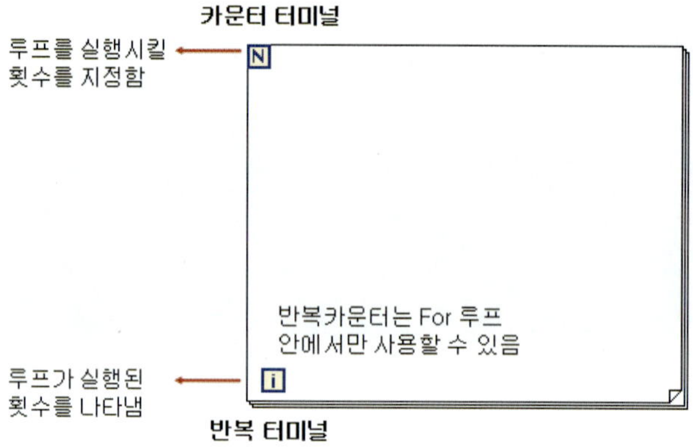

그림 5-2. For 루프

For 루프는 카운터 터미널 (N - 입력 터미널)과 반복 터미널 (i - 출력 터미널)로 구성되어 있다. 루프 바깥으로부터 카운터 터미널로 값을 와이어해서 카운트를 명시적으로 지정하거나 자동으로 카운터를 지정 할 수 있다.

그림 5-3은 LabVIEW에서 For 루프, For 루프 기능과 동일한 흐름도, For 루프 기능의 유사 코드 예제를 보여주고 있다.

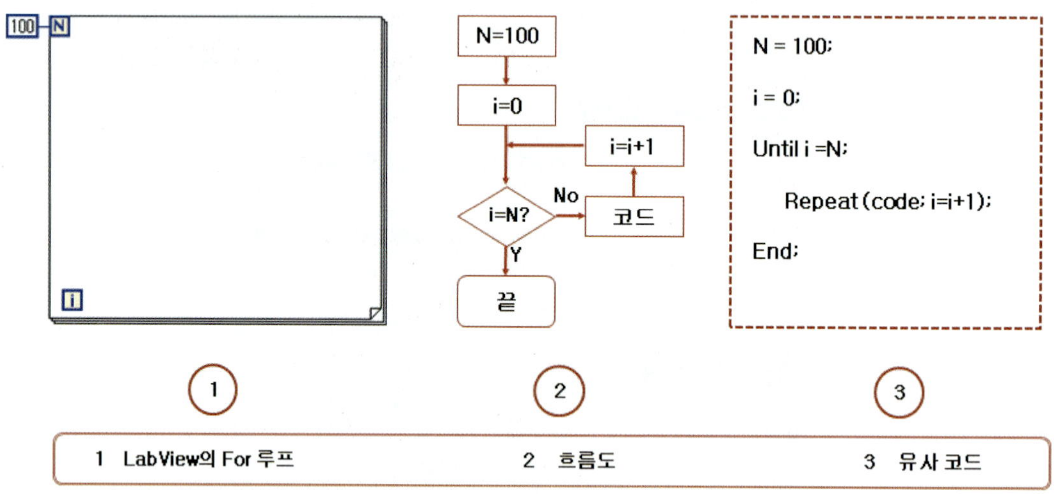

그림 5-3. For 루프

예제를 통하여 알아보도록 하자.

다음 For 루프는 100초간 매 초마다 난수를 생성하고 숫자 인디케이터에 난수를 표시 한다.

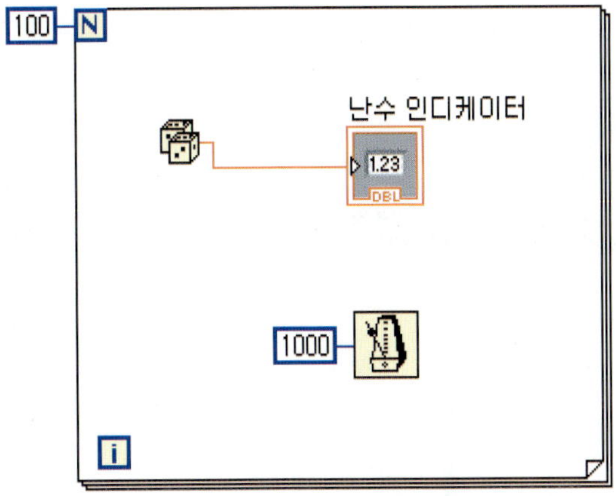

그림 5-4. For 루프 예제

다음 예제는 For 루프를 이용하여 웨이브 폼 차트에서 데이터 값의 변화를 구현한 것이다.

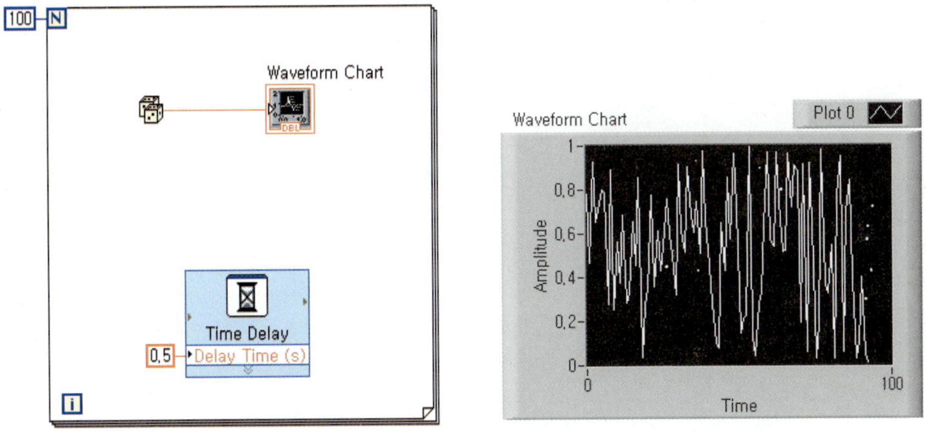

(a) 블록 다이어그램 (b) 프런트 패널

그림 5-5. For 루프 예제2

5.2 데이터 형 변환

지금까지 VI에서 사용했던 대부분의 숫자 컨트롤과 인디케이터는 배정도 부동소수점이었다. 그래픽 프로그래밍에서 숫자들은 정수(바이트[I8], 워드[I16], 또는 롱(long)형[I32]), 또는 부동소수(단정도, 배정도, 확장 정밀도)로 나타낼 수 있다. 만약 서로 다른 데이터 형의 2개의 터미널을 서로 와이어 한다면 LabVIEW는 터미널들 중의 하나를 다른 터미널의 데이터 표현형과 같도록 변환시킨다. 변환이 일어난 터미널 위에 **강제형 변환점(Coercion dot)**이 나타난다.

예를 들어, 그림 5-6의 For 루프의 카운터 터미널(N)을 살펴보자. 이 터미널은 long 정수형이다. 만약 카운터 터미널에 소수점 아래 2자리수의 부동소수점 수를 와이어하면 카운트 터미널에 **강제형 변환점**이 나타나고 부동소수점수에서 롱(long) 정수형으로 변환된다.

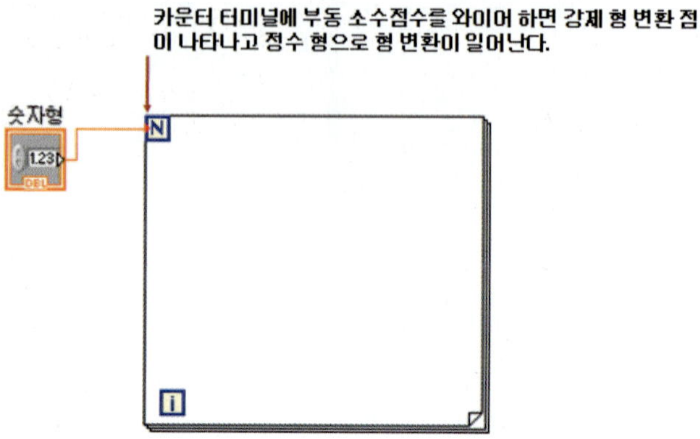

그림 5-6. For 루프에서의 형 변환

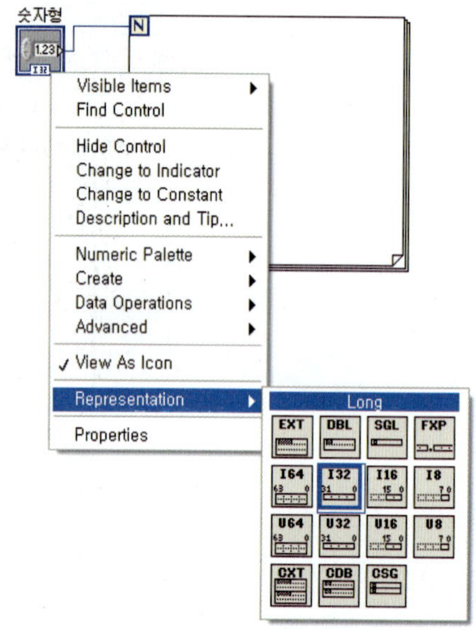

그림 5-7. 숫자형 컨트롤의 표현형 변환

예제 5-1 For 루프 예제

이 예제는 블록 다이어그램에 위치한 For 루프 내에 나수(0-1)함수 와 더하기 함수 를 위치시키고 프런트 패널 상에 컨트롤과 인디케이터를 배치시킬 것이다. 그림 5-8과 같은 VI를 아래의 단계를 따라 설계할 것이다.

① **컨트롤 > 일반 > 숫자형** 팔레트에서 **숫자형 컨트롤**과 **인디케이터**를 선택하여 프런트 패널에 배치하고 각각 레벨을 X와 Y로 입력한다.

② **함수 > 프로그래밍 > 숫자형** 팔레트에서 **난수(0-1) 함수** 와 **더하기 함수** 를 선택해서 블록 다이어그램에 배치한다.

③ 그림 5-8과 같이 난수(0-1) 함수의 출력과 컨트롤 X를 더하기 함수의 입력으로 와이어 한다.

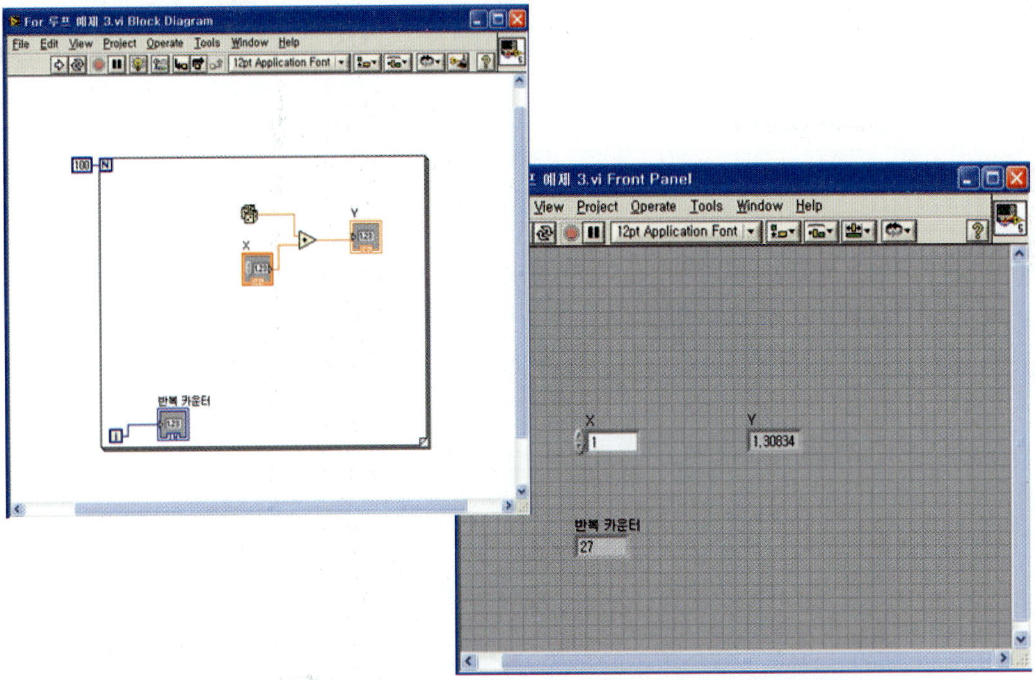

그림 5-8. For 루프를 이용한 VI의 프런트 패널과 블록 다이어그램

④ 카운터 터미널에서 단축메뉴를 띄우고 **상수 생성**을 선택해서 For루프에 상수를 생성한다. 상수의 값(기본적으로 0)은 100으로 한다.

⑤ 반복 터미널에서 단축메뉴를 띄우고 **인디케이터 생성**을 선택해서 인디케이터를 생성하고 반복 카운터로 라벨을 입력한다.

⑥ 디버깅하고 실행한다. 한 가지 제안한다면 **실행 하이라이트** 버튼을 선택하고 프로그램을 실행시킨다. 그렇지 않으면 루프의 실행은 관찰하기 어려울 정도로 빠를 것이다.

5.3 While 루프

While 루프는 어떤 조건이 만족될 때까지 코드를 반복하는 구조이다. 이것은 전통적인 프로그래밍 언어에서 Do Loop 또는 Repeat-Until Loop와 유사하다.

다음 그림은 LabVIEW의 While 루프, While 루프 기능과 동일한 흐름도, While 루프 기능의 유사 코드 예제를 보여준다.

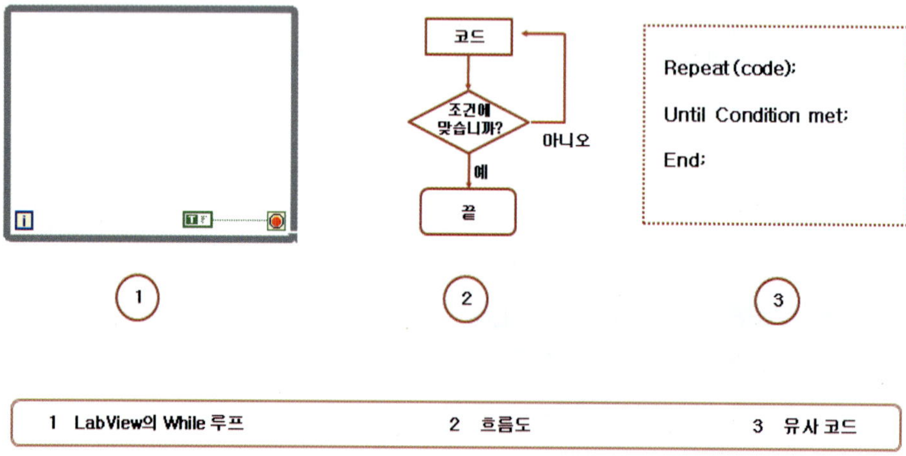

그림 5-9. While 루프

While 루프는 구조 팔레트에 위치한다. 팔레트에서 While 루프를 선택한 후 커서를 사용하여 반복하고자 하는 블록 다이어그램의 섹션주변에 선택한 사각형을 그린다. 마우스 버튼을 놓으면 While 루프에 블록 다이어그램 개체를 추가한다.

는 **반복 터미널(출력 터미널)**이라고 부르며, 0에서부터 시작하여 1씩 증가하는 I32 정수 값을 내준다. 그러므로 While 루프의 반복 횟수는 N+1이 된다.

와 것은 **조건 터미널(입력 터미널)**이라고 부른다. 이것은 참인 경우 정지와 **참이면 계속**의 두 가지 선택 가능한 제어 방법이 있다. 는 참값이 들어오면 While 루프를 멈추라는 것이고, 는 참 값이 들어오면 While 루프를 실행하라는 의미이다. 논리적으로 이해가 쉬운 것이 참인 경우 정지이므로 이것을 주로 사용한다. 이 두 가지는 단축메뉴에서 선택 가능하다.

예제 5-2 While 루프의 속도

While 루프는 CPU의 성능이 가능한 범위에서 최대한 빨리 실행된다. 다음 예제를 통하여 확인해보자.

① 새 VI를 만들고, 반복횟수.vi라는 이름으로 저장한다.
② While 루프를 블록 다이어그램에 위치시킨다.
③ 참인 경우 정지에서 단축메뉴의 **생성 > 컨트롤**을 이용하여 [정지]버튼을 생성시킨다.
④ 의 단축메뉴에서 **생성 > 인디케이터**를 합니다. I32 정수 값의 인디케이터가 생성된다.

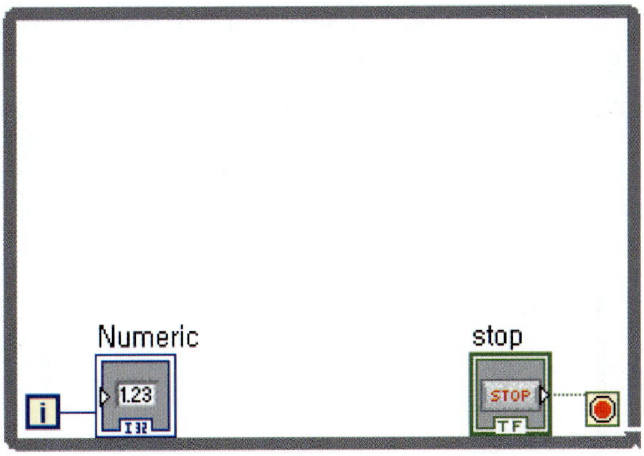

그림 5-10. While 루프의 속도

⑤ **실행 하이라이트**를 이용하여 관찰해본다.
⑥ While 루프 속에 시간 지연을 위치시킨다. 그리고 시간 지연(초)에 0.2를 입력한다.
⑦ VI를 실행시켜 관찰한다.

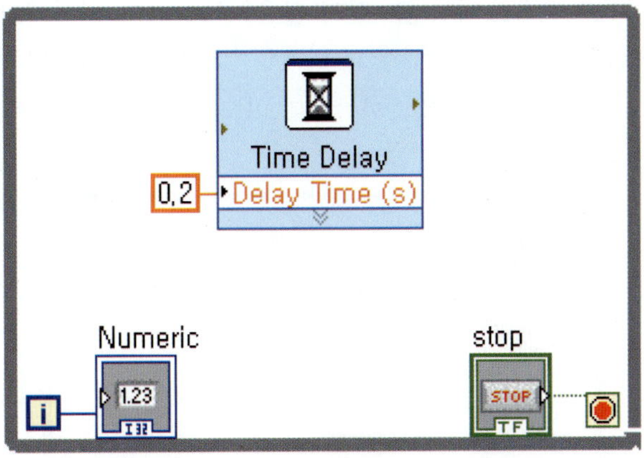

그림 5-11. While 루프의 속도(시간 지연 추가)

예제 5-3 난수 발생 및 일치되는 실수 값 찾기

While 루프와 난수 발생기를 이용하여 입력한 실수 값과 똑같은 난수가 생성될 때까지의 While 루프 반복횟수를 찾는 VI를 만들어보자

① 새 VI를 열고, 난수 자동 일치.vi라는 이름으로 저장한다.

② While 루프를 블록 다이어그램에 위치시킨다.

③ **난수(0-1)**를 위치시킨다. **함수 > 프로그래밍 > 숫자형** 팔레트에서 난수(0-1)을 찾을 수 있다.

④ **곱하기**를 위치시키고, 단축메뉴에서 상수 생성을 이용하여 상수를 만들고 10,000을 붙인다. 난수는 0에서 1사이의 값이므로 10,000을 곱하여 0에서 10,000사이의 값으로 바꿔준다.

⑤ **함수 > 프로그래밍 > 숫자형** 팔레트에서 **반올림**을 찾아서 위치시키고, 출력단의 단축메뉴에서 **생성 > 인디케이터**를 선택하여 DBL 인디케이터를 만들어준다. 라벨을 '**현재값**'으로 바꿔준다.

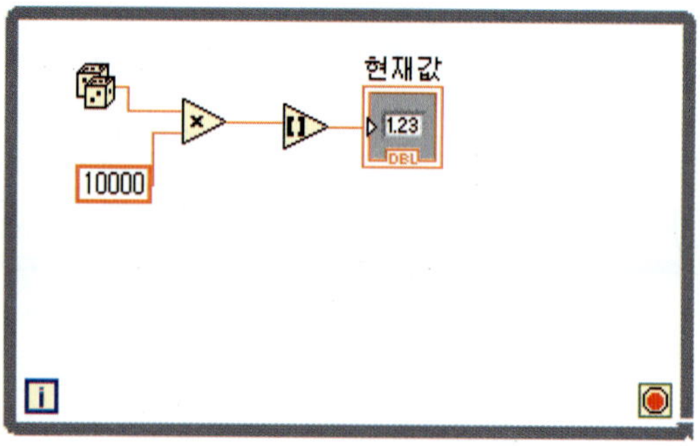

그림 5-12. 난수 자동 일치 1단계

⑥ **함수 > 프로그래밍 > 비교** 팔레트에서 **같지 않음?**을 찾아서 위치시키고, 입력 쪽의 단축메뉴에서 컨트롤 생성으로 DBL 컨트롤을 만들고 라벨을 '입력'으로 바꾼다.

⑦ 의 단축메뉴에서 **참이면 계속**을 선택하여 로 바꾼 다음, 의 출력을 연결한다.

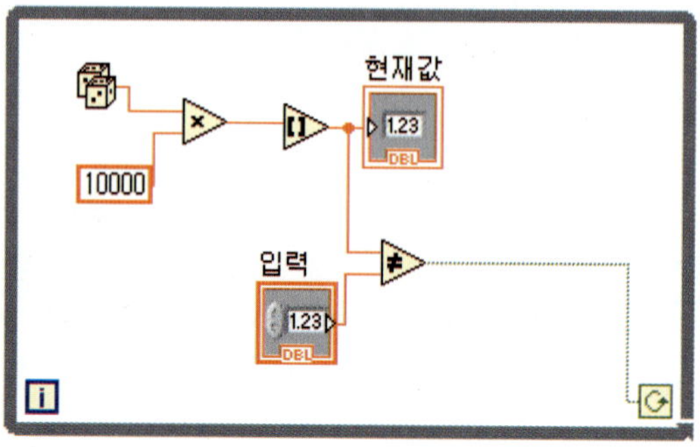

그림 5-13. 난수 자동 일치 2단계

⑧ 을 오른쪽으로 옮기고 **함수 > 프로그래밍 > 숫자형** 팔레트에서 **증가**를 찾아서 위치시킨다. 그리고 출력에 인디케이터 생성을 하고 라벨을 '반복회수'로 바꾼다. 1을 더해주는 것은 가 0에서부터 시작하기 때문이다.

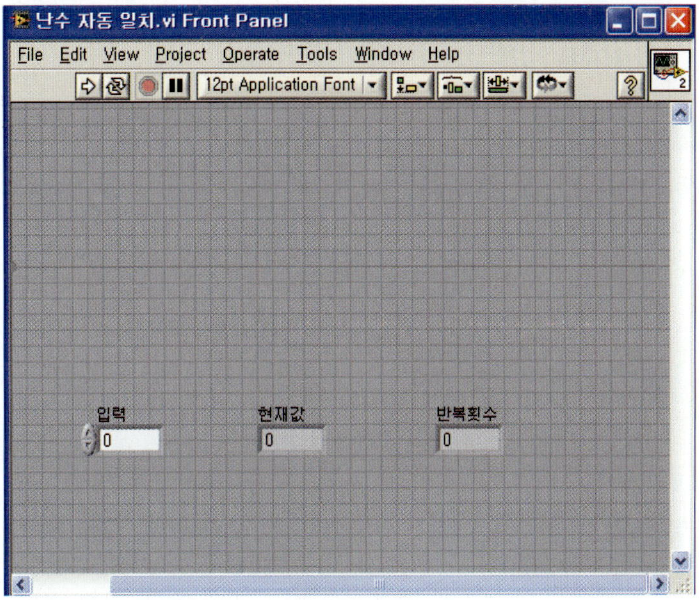

(a) 프런트 패널

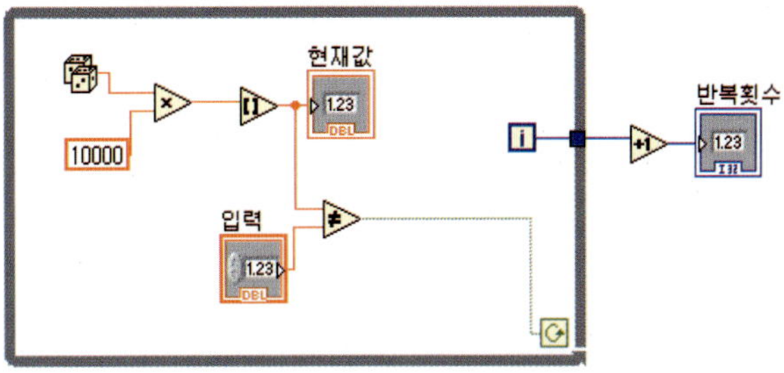

(b) 블록 다이어그램

그림 5-14. 난수 자동 일치 최종단계 구현

⑨ 난수에 10,000을 곱하고 반올림 처리를 했기 때문에, 0에서 10,000사이의 정수만 생성된다. 만약 [입력]에 이외의 값을 입력하면, 일치되는 값을 찾지 못하고 무한 루프가 된다. 그래서 [입력]에 0에서 10,000사이의 정수 값만 입력되도록 범위를 정해준다. 단축메뉴에서 **데이터 입력** 부분을 선택하고 아래와 같이 설정을 바꿔준다.

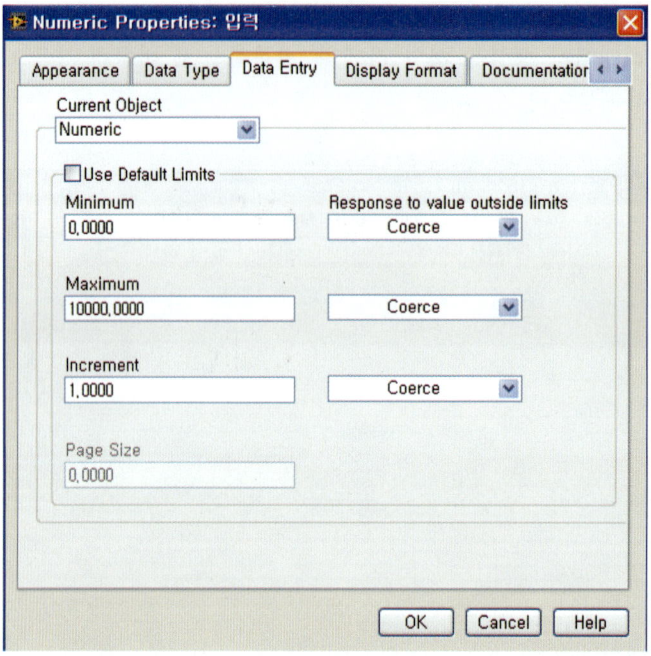

최소값: 0	리미트 밖의 값에 응답: 강제 변환
최대값: 10,000	리미트 밖의 값에 응답: 강제 변환
증가: 1	리미트 밖의 값에 응답: 강제 변환

그림 5-15. 데이터 입력 설정

⑩ 입력에 0에서 10,000사이의 정수 값을 입력하고 실행시킨다.

⑪ 실행 하이라이트를 이용하여 관찰해본다.

예제 5-4 While 루프를 이용한 난수 발생 및 플롯

웨이브 폼 차트를 이용하여 난수(0-1)를 플롯 해보자.

① 새 VI를 만들고 블록 다이어그램에 While 루프를 위치시킨다.
② 프런트 패널에 웨이브 폼 차트를 위치시킨다.

난수(0-1)는 0에서 1사이의 난수를 생성하는 함수이며, **함수 > 프로그래밍 > 숫자형** 팔레트에서 찾을 수 있다.

시간 지연은 **함수 > 프로그래밍 > 타이밍** 팔레트에서 찾을 수 있다. While 루프는 실행속도를 조절한다. 0.5초에 한 번씩 While 루프를 실행하기 위하여 [시간 지연(초)]에 0.5를 입력한다.

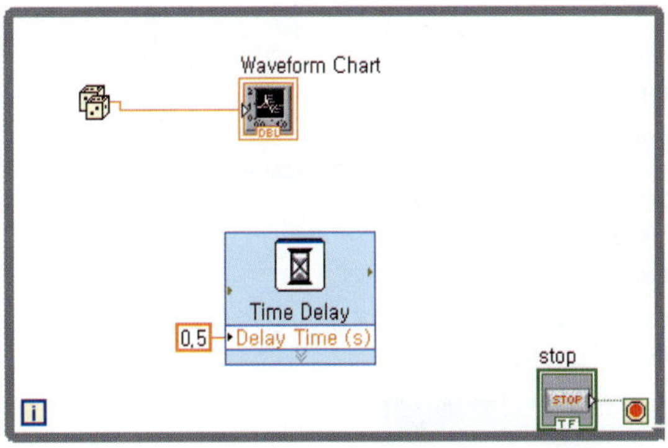

(a) 블록 다이어그램

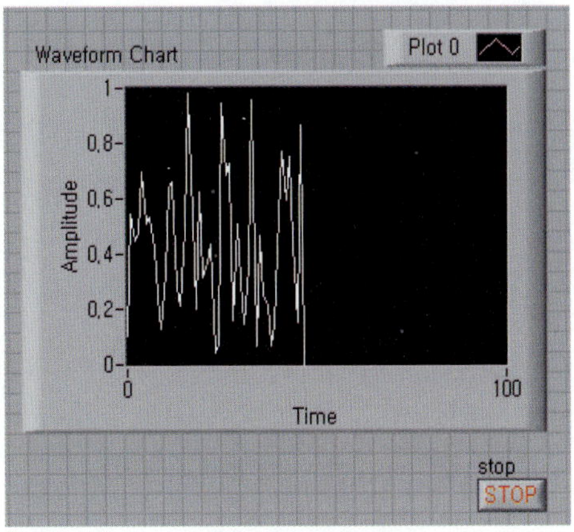

(b) 프런트 패널

그림 5-16. 난수 차트

③ VI를 실행 시켜서 확인해본다.

5.4 시프트 레지스터

시프트 레지스터(Shift Register)는 For **루프** 또는 While **루프**에서만 사용할 수 있고 일종의 지역 변수로써 현재 반복으로부터 다음 반복으로 값을 전달하는 것이다.

시프트 레지스터는 그림 5-17의 For 루프와 같이 루프 테두리의 각각 다른 수직 측면 위에 일직선으로 마주보는 터미널의 쌍으로 구성된다. 루프 테두리의 왼쪽 또는 오른쪽에서 마우스 커서를 위치시키고 오른쪽 버튼을 눌러서 단축메뉴를 띄우고 메뉴로부터 **시프트 레지스터 추가**를 실행하면 그림 5-17과 같이 루프의 왼쪽과 오른쪽 테두리에 시프트 레지스터를 생성할 수 있다.

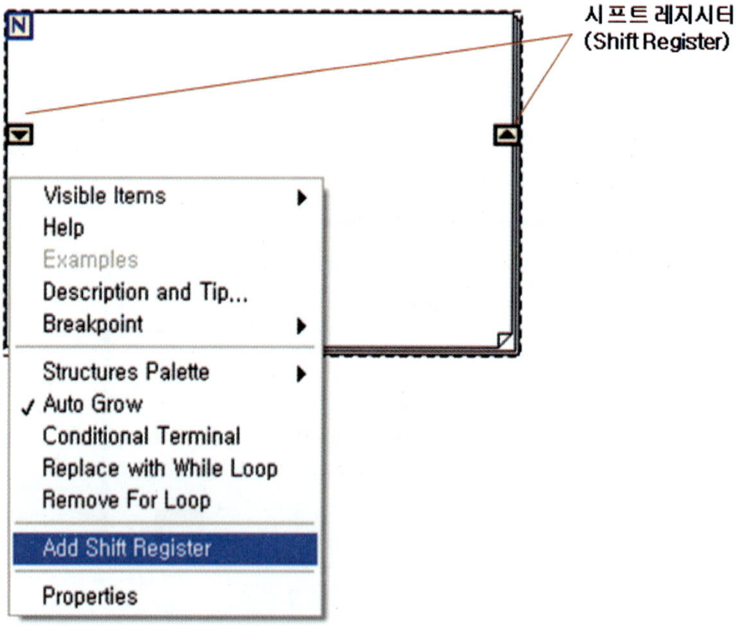

그림 5-17. 시프트 레지스터

시프트 레지스터는 숫자, 불리언, 배열, 문자열 등의 어떠한 데이터 형도 저장할 수 있지만 각각의 레지스터 터미널에 연결된 컨트롤이나 인디케이터는 반드시 같은 데이터 형이어야 한다. 시프트 레지스터는 자신의 터미널들 중의 하나에 연결된 첫 번째 개체의 데이터 형을 따른다.

간단한 예를 살펴보도록 한다. 그림 5-18에 묘사된 2가지 상황을 가정한다. 그러나 (b)코드는 시프트 레지스터를 포함하고 있다. (b)는 For 루프내의 반복 터미널 값을 2로 곱한다. 루프를 통과하는 각각, 새로운 결과 값이 시프트 레지스터에 저장된다.

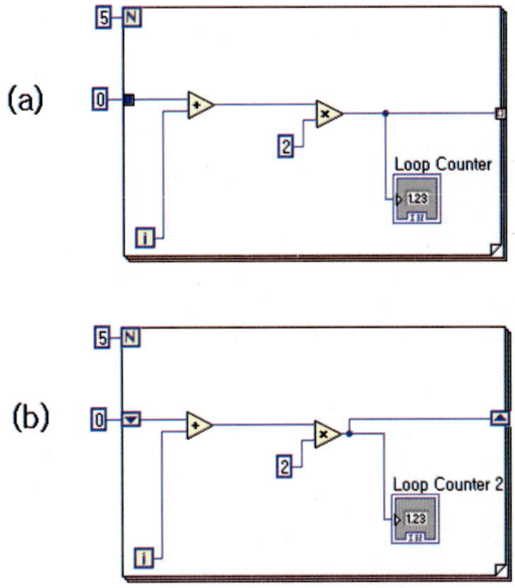

[블록 다이어그램]

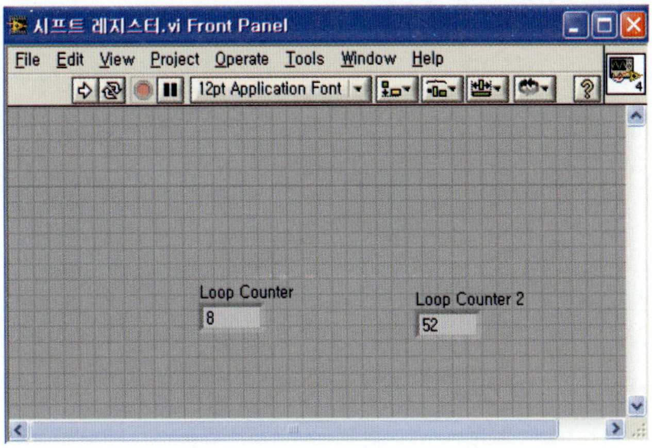

[프런트 패널]

그림 5-18. 시프트 레지스터를 사용한 For 루프와 사용하지 않은 For 루프

블록 다이어그램의 (a) 와 (b)에 대해서 좀 더 자세히 보자.

(a)는 시프트 레지스터가 없는 일반적인 for 루프에 관한 것이다. 여기서의 연산은 다음과 같다.

[For 루프 연산]
(첫 번째 반복) 0 일 때 ⇒ $(0+0)\times2 = 0$
(두 번째 반복) 1 일 때 ⇒ $(0+1)\times2 = 2$
(세 번째 반복) 2 일 때 ⇒ $(0+2)\times2 = 4$
(네 번째 반복) 3 일 때 ⇒ $(0+3)\times2 = 6$
(다섯 번째 반복) 4 일 때 ⇒ $(0+4)\times2 = 8$

For 루프에서 연산을 한 경우 8이라는 값이 최종적으로 남는다. 그림 2-30의 프런 트패널의 Loop Counter를 보면 확인할 수 있다.

(b)는 시프트 레지스터를 사용하여 for 루프에 연산을 한 것이다. 이것에 대한 연산은 다음과 같다.

[시프트 레지스터를 이용한 For 루프 연산]
(첫 번째 반복) 0 일 때 ⇒ (0+0)×2 = 0
(두 번째 반복) 1 일 때 ⇒ (0+1)×2 = 2
(세 번째 반복) 2 일 때 ⇒ (2+2)×2 = 8
(네 번째 반복) 3 일 때 ⇒ (8+3)×2 = 22
(다섯 번째 반복) 4 일 때 ⇒ (22+4)×2 = 52

시프트 레지스터를 이용한 For 루프에서 연산을 한 경우 52 라는 값이 최종적으로 남는다. 그림 5-18의 프런트 패널의 Loop Counter2를 보면 확인할 수 있다.

예제 5-5 난수의 연속적인 합 계산하기

일련의 난수의 연속적인 합을 계산하기 위해 시프트 레지스터를 사용할 것이다.

$$Sum_i = Sum_{i-1} + Sum_i$$

그림 5-19은 몇 개의 난수의 연속적인 합을 계산하는 VI를 보여 준다. 난수의 생성 횟수는 프런트 패널의 노브 컨트롤을 통해 입력된다. 블록 다이어그램을 이용해서 일련의 난수의 연속적인 합을 계산하는 VI를 만들어 보도록 한다. 합은 다음과 같이 구해진다.

$$Sum_i = Sum_{i-1} + Sum_i$$

i는 0에서 N-1까지의 수이고, Sum_i는 i번째 반복에서 계산된 합이며, Sum_{i-1}는 현재 반복 이전까지의 총합이다. 이 예제의 주목적은 시프트 레지스터를 For 루프, While 루프와 함께 사용하는 방법에 대해 이해하는 것이다. 아래의 단계를 따라 VI를 구성해 보도록 한다.

① 프런트 패널에 노브 컨트롤과 탱크 인디케이터를 배치하고 라벨을 각각 **루프 카운트 실행 횟수**와 **합계**로 입력한다. 노브 컨트롤은 For 루프의 실행 횟수를 지정하고, 탱크 인디케이터는 연속적인 합계를 보여 준다. 노브 컨트롤과 탱크 인디케이터는 **컨트롤 > 일반 > 숫자형** 팔레트에 있다.

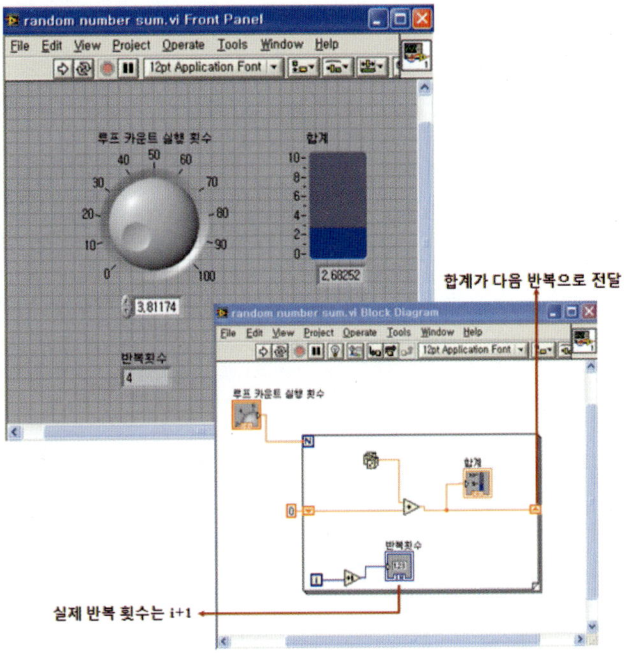

그림 5-19. 난수의 연속적인 합을 계산하는 VI

예제

② **컨트롤 > 일반 > 숫자형** 팔레트에서 숫자 인디케이터를 선택하여 프런트 패널에 배치하고 라벨을 반복 횟수로 입력한다. 이 인디케이터는 For 루프의 **반복 횟수**를 나타낸다. 그리고 노브 컨트롤과 탱크 인디케이터의 각각에 팝업한 후 보이는 **아이템 > 디지털 디스플레이**를 선택하여 데이터를 볼 수 있게 한다.

③ 블록 다이어그램으로 이동한다. 그림 5-19와 같이 For 루프를 위치시키고 노브 컨트롤 터미널을 카운트 터미널에 와이어한다.

④ For 루프의 테두리에서 마우스 오른쪽 버튼을 누르면 나타나는 단축메뉴에서 **시프트 레지스터 추가**를 선택하여 시프트 레지스터를 생성한다. **함수 > 프로그래밍 > 숫자형** 팔레트에서 숫자 상수를 선택하여 왼쪽 시프트 레지스터에 와이어하면 시프트 레지스터는 0으로 초기화된다.

⑤ **함수 > 프로그래밍 > 숫자형** 팔레트에서 난수(0-1) 함수와 더하기 함수, 증가 함수를 For루프 내에 위치시킨다.

⑥ 더하기 함수에 시프트 레지스터와 난수 함수를 와이어하고 더하기 함수의 출력을 탱크 인디케이터 터미널과 오른쪽 시프트 레지스터에 와이어 한다.

⑦ 반복 터미널을 증가함수에 와이어 한다. 카운트가 0에서부터 시작되므로 카운트를 1씩 증가시켜서 프런트 패널에 표시한다.

⑧ 실행 버튼을 눌러서 VI를 실행하고, 그 결과를 살펴보도록 한다.

이 예제에서 시프트 레지스터는 한번 반복해서 다음 반복으로 변수 Sum_{i-1}의 값을 넘겨주기 위해 사용된다.

5.5 케이스 구조

케이스 구조는 조건에 따라서 다른 실행을 수행할 수 있게 하는 구조이다. 한 번에 하나의 sub다이어그램만을 볼 수 있으며, 구조는 한 번에 하나의 케이스만 실행된다. 입력 값은 어느 sub다이어그램을 실행할 것인지 결정한다. 케이스 구조는 텍스트 기반 프로그래밍 언어의 switch 문이나 if...then...else문과 유사하다.

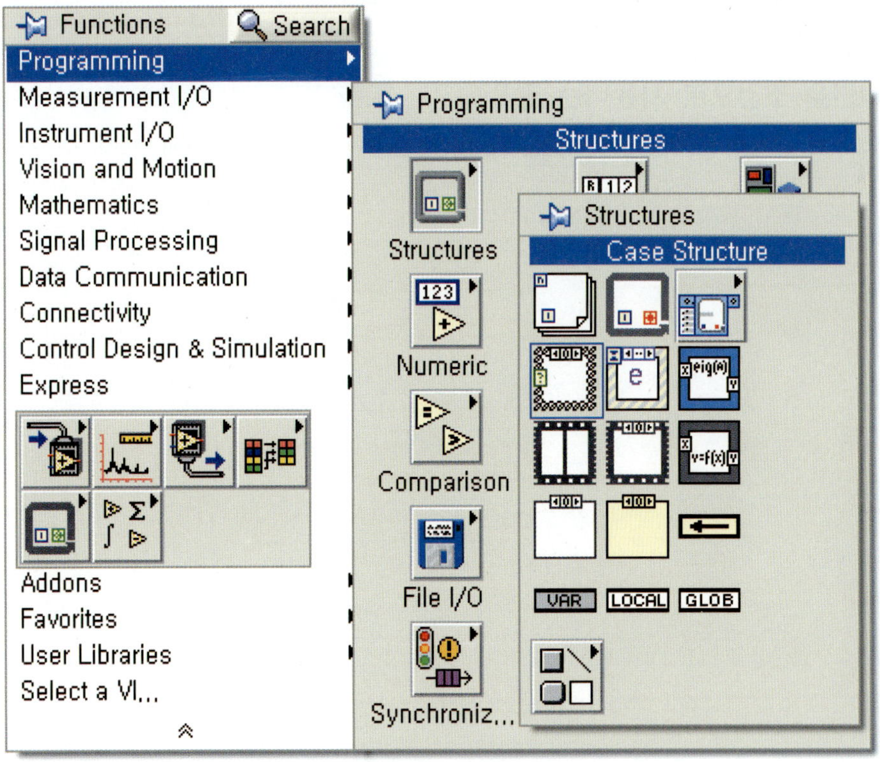

그림 5-20. 팔레트에서 케이스 구조 보기

그림 5-21은 케이스 구조에 대한 구성요소를 보여준다. 케이스 구조 위의 케이스 선택자 라벨 (True) 에는 가운데에 그 케이스에 대응하는 선택자 값의 이름이 있고 양쪽에 증가 감소 화살표가 있다.

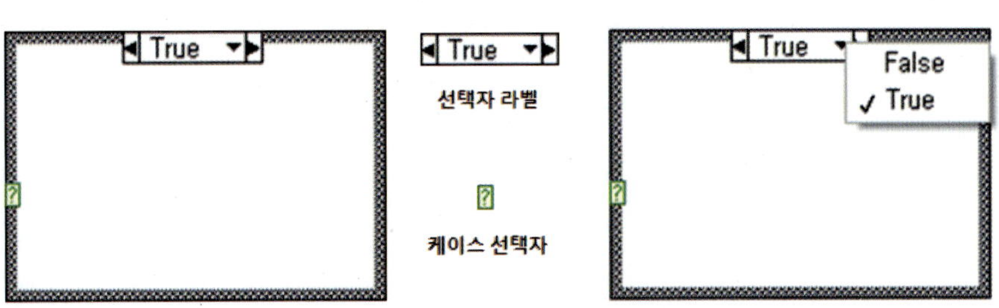

그림 5-21. 케이스 구조의 구성요소

증가 및 감소 화살표를 클릭하여 사용 가능한 케이스를 스크롤할 수 있다. 또한 케이스 이름 옆에 있는 아래 방향의 화살표를 클릭하여 풀다운 메뉴에서 케이스를 선택할 수 있다.

케이스 구조를 사용하기 위해서는 ?(케이스 선택자)를 입력해줘야 한다. 불리언, 숫자형, 문자열 등을 입력할 수 있다. 예를 들어, 케이스 선택자에 불리언을 연결하면 [참]과[거짓]의 두 가지 조건에 대한 케이스가 생길 것이다. 그리고 숫자형 0, 1, 2, 3을 입력하면 [0], [1], [2], [3]의 네 가지 조건에 대한 케이스가 생길 것이다.

지금까지 설명한 내용을 예제를 통하여 알아보도록 하자

5.5.1 불리언을 조건으로 사용하는 경우

케이스 선택자로 불리언을 사용하는 것은 가장 일반적인 경우이며, 참과 거짓 두 가지 조건을 가진다.

예제 5-6 케이스 구조1(불리언 조건 입력)

두 개의 값을 입력받아서 참일 때는 더하고 거짓일 때는 빼는 예제

① 새로운 VI를 만들고, Case.vi로 저장한다.

② 프런트 패널에 숫자형 컨트롤 두 개와 인디케이터 한 개를 위치시키고 라벨을 바꿔준다.

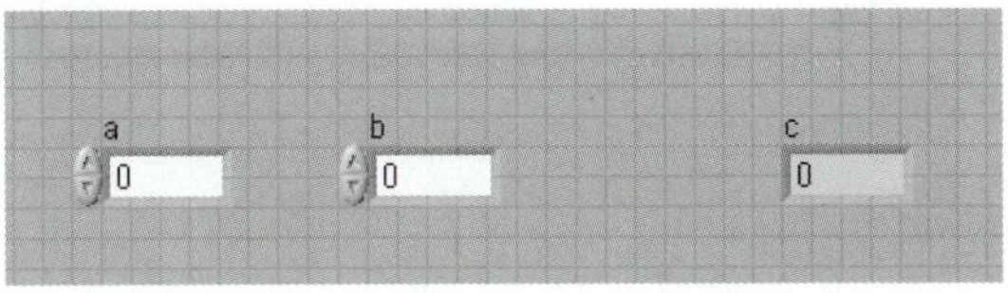

③ 구조 팔레트에서 케이스를 가지고 와서 블록 다이어그램에 적당한 크기로 위치시킨다.

④ ?의 단축메뉴인 **컨트롤 생성**으로 불리언 컨트롤을 만들어준다.

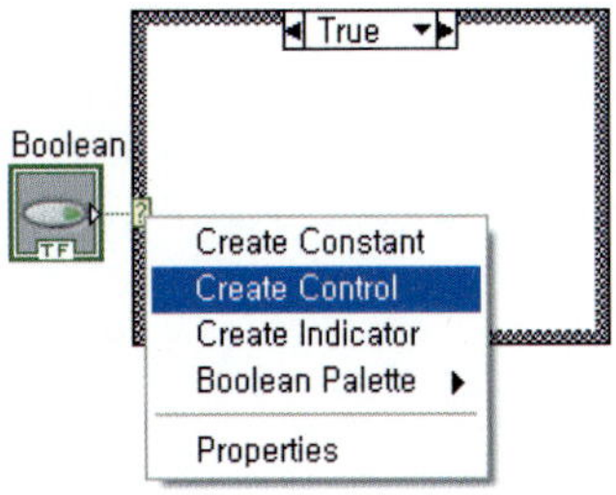

⑤ (참인 경우) 아래와 같이 블록 다이어그램을 구성한다.

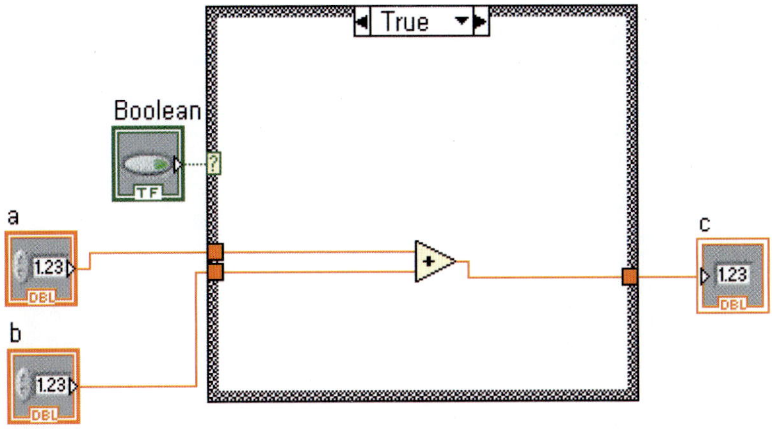

⑥ (거짓인 경우) True 을 마우스로 클릭하여 **거짓**으로 바꾸고, 빼기를 위치시킨다.

예
제

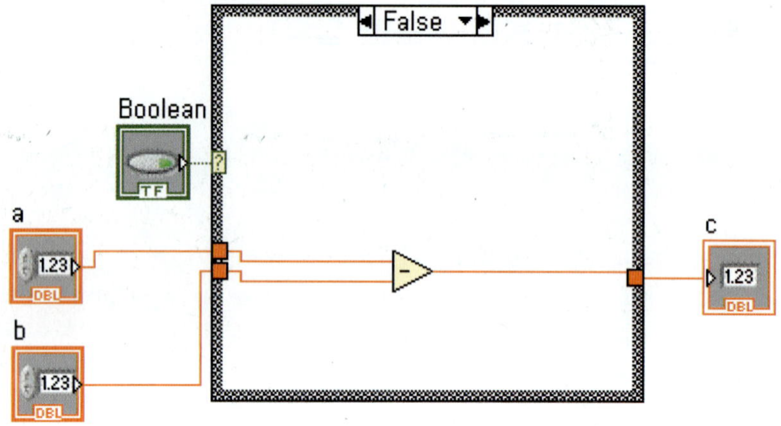

⑦ VI를 실행하고 출력 값을 확인한다.

a와 b의 숫자형 컨트롤에서 두 개의 숫자 값을 입력받아서, 참인 경우에는 서로 더해주고, 거짓인 경우에는 서로 빼주는 예제이다.

예제 5-7 케이스 구조2(불리언 조건 입력)

두 입력 숫자를 곱하고 나누는 불이언 케이스 구조 설계

프런트 패널의 입력 숫자들은 터널(Tunnel)을 통과해서 케이스 구조로 전달되고 선택자 터미널에 연결된 불리언 값에 의해 케이스 구조 내에서 곱하거나 나누어진다. 여기서 나누는 수가 0이면 라운드 LED에 불이 켜지게 된다.

① **컨트롤 > 일반 > 숫자형** 팔레트에서 **숫자형 컨트롤** 2개와 **숫자형 인디케이터** 1개 **클래식 팔레트**에서 **수직 스위치** 1개를 선택해서 프런트 패널에 배치하고 컨트롤의 라벨은 각각 **A, B** 인디케이터의 라벨은 **C Output**으로 입력한다.
② **컨트롤 > 일반 > 불리언** 팔레트에서 **라운드 LED**를 선택해서 프런트 패널에 배치하고 **위치/크기/선택 도구**를 사용해서 크기를 조절한다.
③ **컨트롤 > 클래식 > 클래식 불리언** 팔레트에서 **수직 스위치**를 선택해서 프런트 패널에 배치한다.
④ 블록 다이어그램으로 이동한 후 **함수 > 프로그래밍 > 구조** 팔레트에서 **케이스 구조**를 선택한 후 블록 다이어그램에 배치한다.
⑤ 케이스 구조의 **선택자 터미널**에 수직 스위치 터미널을 와이어 한다.
⑥ **선택자 라벨**이 **참**인 케이스에서는 **곱하기 함수**를, **거짓인 케이스**에는 **나누기 함수**를 배치한다.
⑦ 선택자 라벨이 거짓인 케이스에서 A, B 컨트롤의 터널을 나누기 함수의 입력으로 와이어한 후 나누기 함수의 출력을 C Output 인디케이터의 입력으로 와이어 한다.
⑧ **선택자 라벨**이 **거짓인 케이스**에서 나누는 분모가 0인지 비교해서 0이면 라운드 LED에 불이 켜지도록 **함수 > 프로그래밍 > 비교** 팔레트에 있는 **같음? 함수**를 배치해서 입력으로 B 컨트롤 터미널과 상수 0을 와이어한 후 출력을 **라운드 LED**로 와이어한다.
⑨ **선택자 라벨**이 참인 케이스에서 A와 B 컨트롤 터미널을 케이스 구조 테두리로 와이어해서 클릭하면 터널이 생긴다. 양쪽 터널에서 케이스 구조 내부에 있는 곱하기 함수로 와이어한 후 **곱하기 함수**의 출력을 C Output 인디케이터의 입력으로 와이어한다.
⑩ 프로그램이 완성되면 **Case Structure.vi**로 저장하고 실행하여 확인한다.

예제

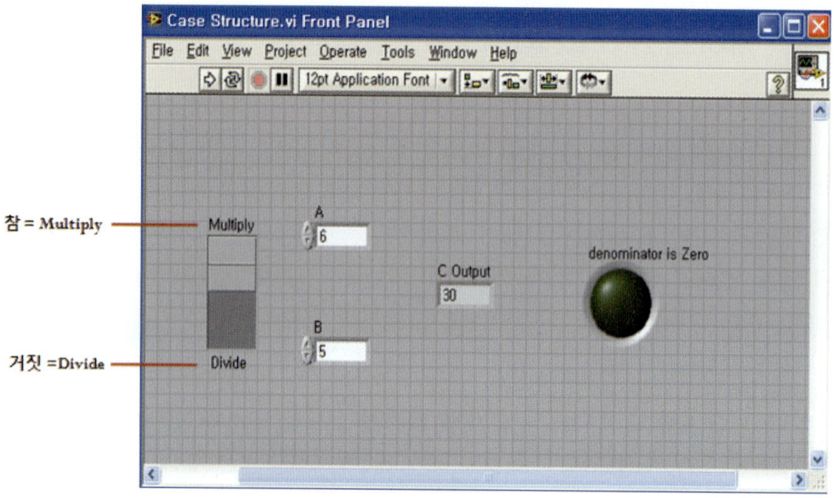

(a) 프런트 패널

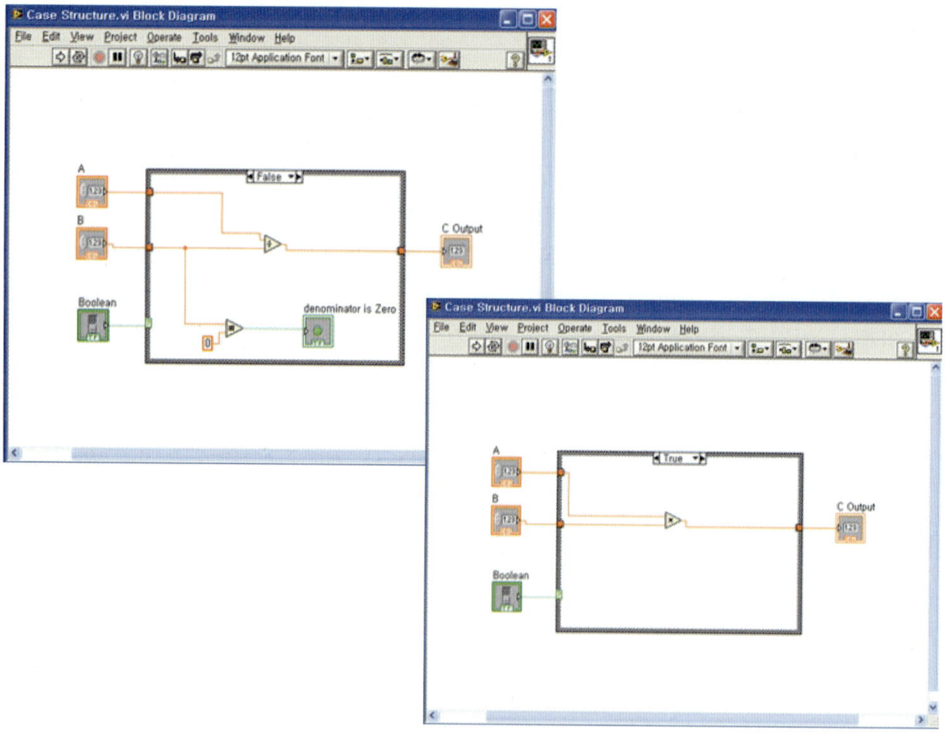

(b) 블록 다이어그램

그림 5-22. 두 입력 숫자를 곱하고 나누는 불리언 케이스 구조 예제

5.5.2 숫자형을 선택자로 사용하는 경우

숫자형 팔레트에서 숫자 상수를 가지고 와서 **케이스 선택자** ?에 연결한다. 케이스 구조가 0과 1의 두 경우로 바뀐다.

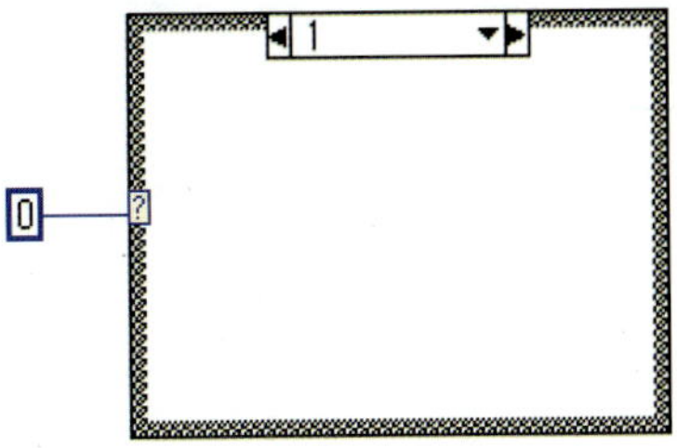

선택자 라벨에서 마우스 오른쪽을 클릭하여 [다음 케이스 추가]를 선택한다. 2가 추가 될 것이다. 같은 방법으로 3과 4도 추가해보자.

불리언에서는 참과 거짓의 두 경우뿐이지만, 숫자형이나 문자열에서는 케이스의 개수를 계속 늘일 수 있다. 이제 숫자 상수를 삭제하고 단축메뉴의 [컨트롤 생성]을 이용하여 숫자형 컨트롤을 만들어 케이스 구조를 제어한다.

다음과 같이 연결된 것을 확인할 수 있고, 선택자 라벨을 클릭하면 0에서 4까지의 케이스를 선택할 수 있을 것이다.

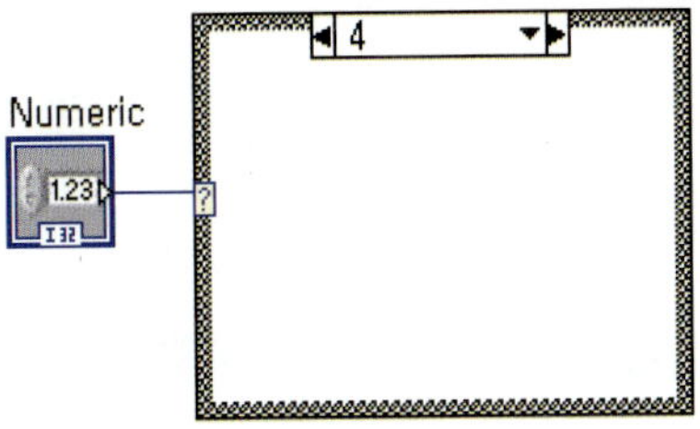

5.5.3 링을 이용한 케이스 선택자

링은 정수타입의 숫자형 컨트롤과 같은 역할이다. 그래서 단순한 숫자형 컨트롤을 사용하는 것보다는 링을 사용하는 것이 훨씬 유용하다.

컨트롤 > 일반 > 링 & 열거형 팔레트에서 **텍스트 링**을 찾을 수 있다.

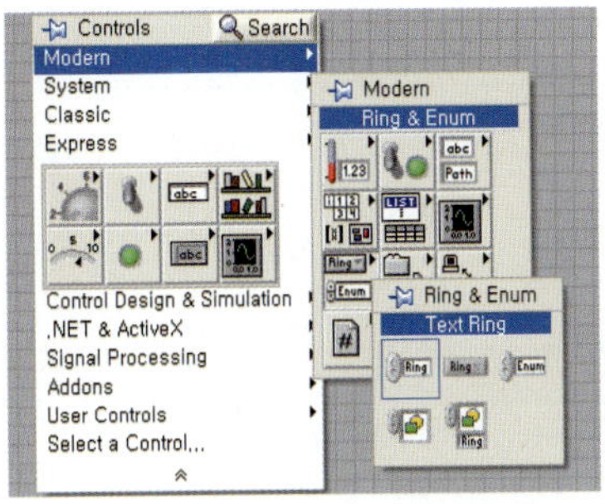

그림 5-23. 텍스트 링 찾기

링의 단축메뉴에서 **아이템 편집…**을 선택하여 아이템을 추가하거나 바꾼다. **[링 프로퍼티: 링]**의 아이템 편집 탭에서 순차적인 값을 체크하고, 아이템 항목에 사용할 아이템을 하나씩 삽입한다.

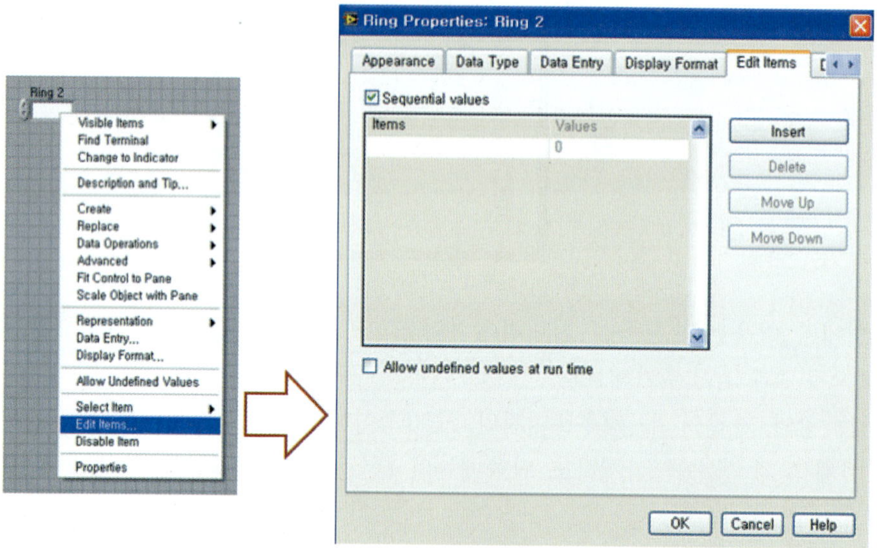

그림 5-24. 링을 이용한 아이템 편집

아이템을 선택한 뒤에 키보드로 문자를 입력하고 <Enter> 키를 클릭하면 값을 입력할 수 있다. 다음과 같이 '없음', '사인파', '코사인파', '난수', '사각파'를 차례로 입력한다. 각 아이템에 대응하는 값이 0, 1, 2, 3, 4로 지정됨을 확인할 수 있다.

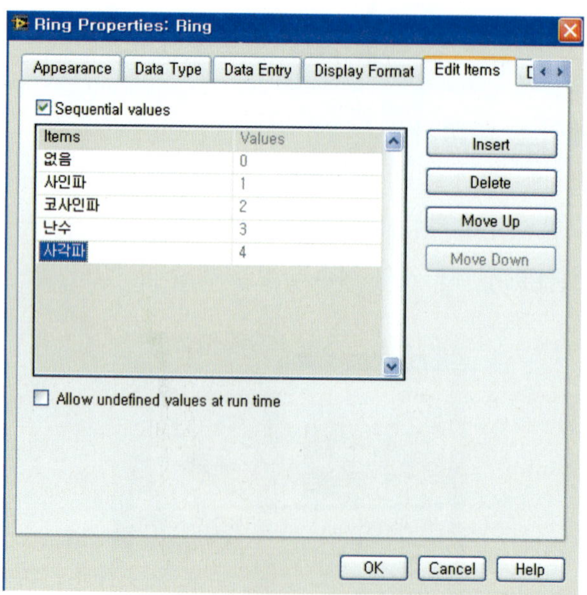

그림 5-25. 변경된 링 프로퍼티

링 컨트롤을 케이스 선택자에 연결한다. 참고로 기본 케이스 구조에는 두 개의 케이스(0과1)만 있기 때문에 2, 3, 4 케이스를 추가해줘야 한다.

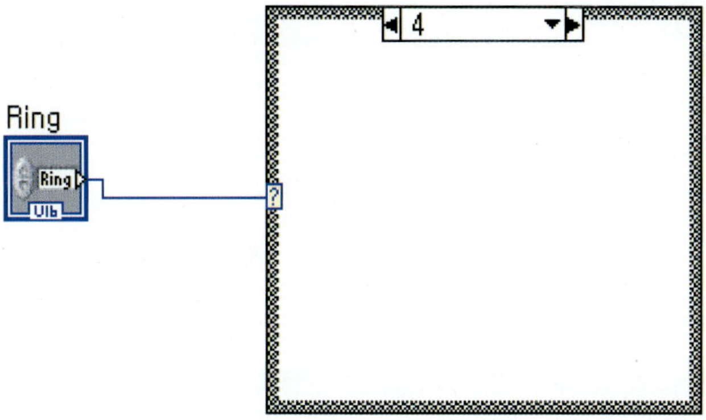

예제를 통하여 링에 대한 공부를 더 해보자. 다음은 링을 이용하여 케이스 구조를 설계한 것이다.

예제 5-8 케이스 구조3(링 조건 입력)

링에서 선택한 형태의 웨이브 폼을 생성하는 VI를 만들어보자

① 새 VI를 만들고, 링.vi로 저장한다.

② 프런트 패널에 **링 컨트롤**을 위치시키고, **아이템 편집…**을 이용하여 'DC', '사인파', '사각파', '톱니파', '삼각파'를 차례로 입력한다. **컨트롤 > 일반 > 링 & 열거형** 팔레트에서 텍스트 링을 찾을 수 있다.

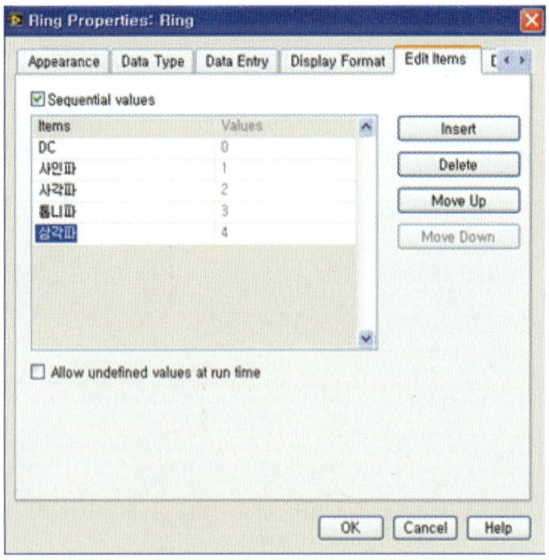

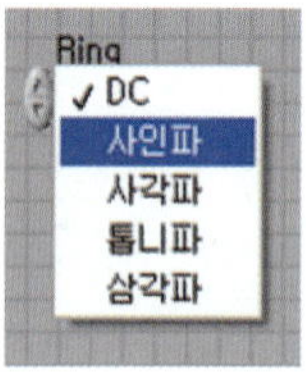

그림 5-26. 링 프로퍼티 및 프런트 패널

③ 블록 다이어그램에 케이스 구조를 위치시키고, 링 컨트롤을 케이스 선택자에 연결한다.

④ 단축메뉴의 **다음 케이스 추가**를 이용하여 2, 3, 4 케이스를 추가해준다.

⑤ 케이스 0을 선택하고 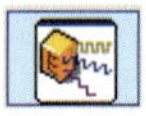 **신호 시뮬레이션**을 위치시킨다. **함수 > 익스프레스 > 입력** 팔레트에서 신호 시뮬레이션을 찾을 수 있다. 신호 시뮬레이션 설정 창에서 신호 타입으로 [DC]를 선택해준다.

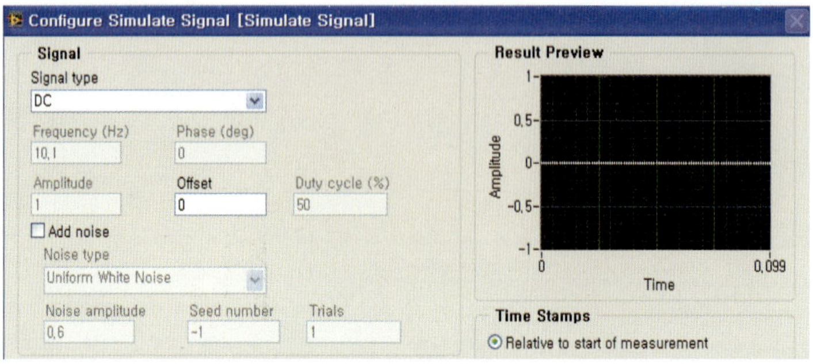

그림 5-27. DC 시뮬레이터

블록 다이어그램은 다음과 같다.

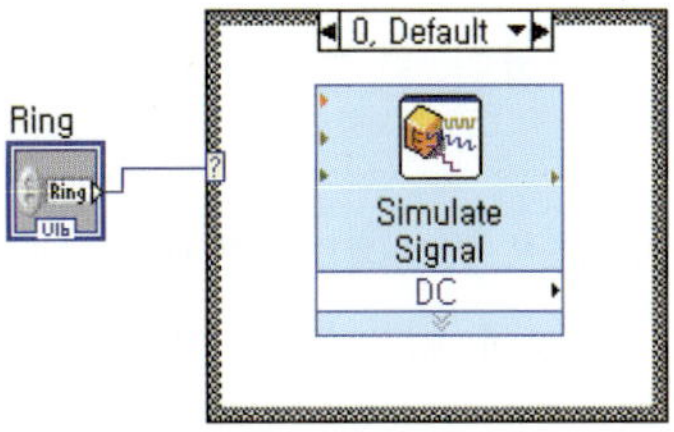

⑥ 같은 방법으로 각 케이스에 신호 시뮬레이션을 하나 씩 위치시키고, 차례로 사인파, 사각파, 톱니파, 그리고 삼각파를 생성시킨다.
⑦ 각 케이스에서 신호 시뮬레이션 출력을 케이스의 오른쪽 테두리로 연결한다. 이때 모든 케이스에서 한 곳으로 출력을 연결해야 한다.
⑧ 출력단을 클릭하고 단축메뉴에서 **생성 > 그래프 인디케이터**를 선택한다.
⑨ While 루프를 위치시키고, 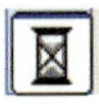 **시간 지연**으로 1초를 설정한다.
⑩ 프런트 패널의 링 컨트롤에서 [사인파]를 선택하고 실행한다.

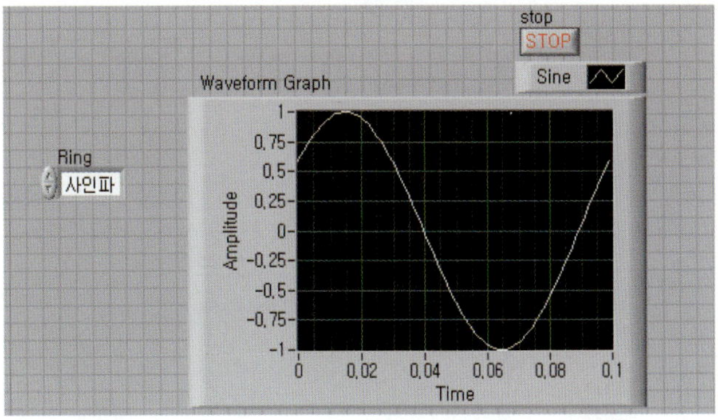

(a) 프런트 패널

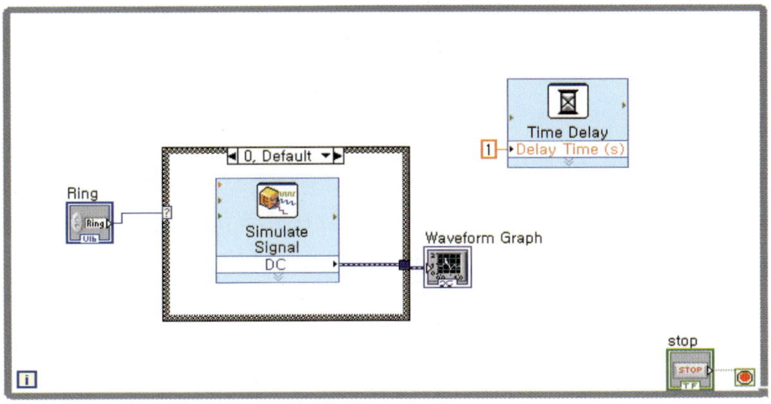

(b) 블록 다이어그램

그림 5-28. 링을 이용한 웨이브 폼 그래프

5.6 수식 노드

LabVIEW에서 복잡한 방정식을 구현하고자 할 때, 블록 다이어그램에서 복잡하게 많은 연산 함수들을 연결할 필요는 없다. 친숙한 수학적인 환경에서 방정식을 개발한 후 어플리케이션에 통합할 수 있다.

수식 노드는 대부분의 텍스트 기반의 프로그래밍 언어와 유사한 문장을 사용해서 하나 또는 그 이상의 수학 공식들을 프로그램 할 수 있게 하는 구조이다. 수식 노드는 방정식이 많은 변수를 갖거나 실행에 있어 복잡한 블록 다이어그램 모델이 필요한 경우에 유용하다. 수식 노드는 크기를 재조절할 수 있고 블록 다이어그램의 일부를 생성하는 대신 코드 내에 바로 공식을 써 넣고 그 공식을 실행한다.

다음의 방정식을 살펴보도록 한다.

$$y = \cos x + \sin x$$

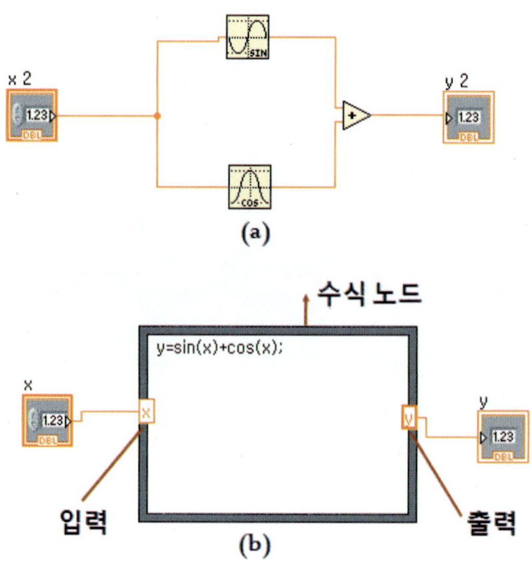

그림 5-29. 수식 노드

위 그림은 일반적으로 사용하는 사인함수와 코사인함수를 이용하여 방정식을 구성한 경우(a)와 수식노드를 사용하여 방정식을 구성한 경우(b)의 예를 보여주고 있다. 블록 다이어그램을 위와 같이 구성하여 실행시키면 같은 결과 값이 나타날 것이다.

5.6.1 수식 노드의 입력과 출력 변수

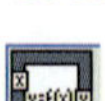 수식노드는 함수 팔레트의 구조 팔레트로부터 선택해서 블록 다이어그램 상에 위치시킬 수 있다. 그림 5-30처럼 수식 노드의 테두리 위에서 단축메뉴를 띄우고 단축메뉴로부터 **입력 추가** 또

는 **출력 추가**를 선택해서 수식 노드의 입력과 출력 터미널을 생성한다. 출력 변수는 입력 변수보다 두꺼운 테두리를 가진다. 단축메뉴로부터 출력으로 변경을 선택해서 입력을 **출력으로 변경**할 수 있고 단축메뉴로부터 **입력으로 변경**을 선택해서 출력을 입력으로 변경할 수 있다.

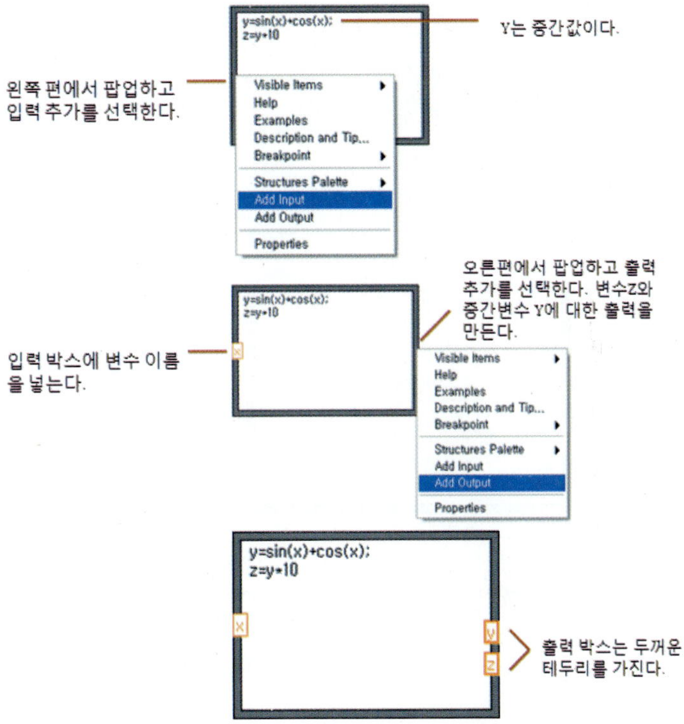

그림 5-30. 수식 노드의 입출력 생성

필요한 입출력 터미널이 수식 노드에 위치되면 텍스트 편집 도구를 사용해서 각각의 박스에 입출력 변수의 이름을 입력한다. 수식 노드에서 사용되는 모든 변수들은 2개의 입력과 2개의 출력이 같은 이름을 가져서는 안 되고 반드시 입력 또는 출력으로 선언되어야 한다. 하지만 출력은 입력과 같은 이름을 가질 수 있다.

예
제

예제 5-9 수식 노드

수식 노드로 데이터를 만들어 그래프에 표현해본다

① 새 VI를 만들고, 수식노드.vi로 저장한다.
② 프런트 패널에 웨이브 폼 그래프를 위치시킨다.
③ 다음과 같이 블록 다이어그램을 구성한다.

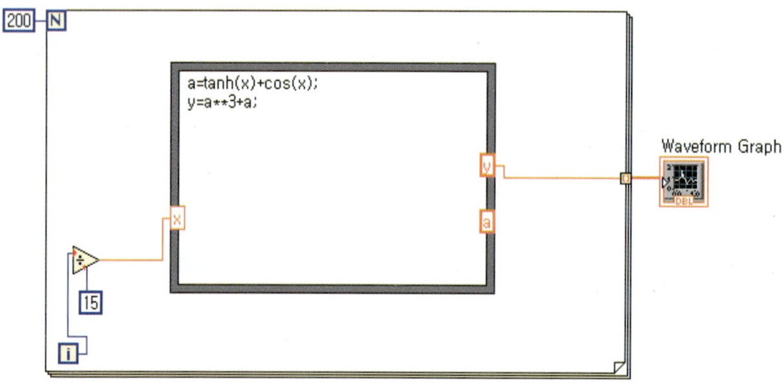

x는 입력 변수로 선언하고, y와 a는 출력 변수로 선언한다.
수식은 다음과 같다.

```
a = tanh(x) +cos(x);
y = a**3+a;
```

각 Line의 끝에는 세미콜론 ;을 꼭 붙여주어야 하며 소문자와 대문자를 구별해서 사용해야 한다.

④ VI를 실행시켜본다.

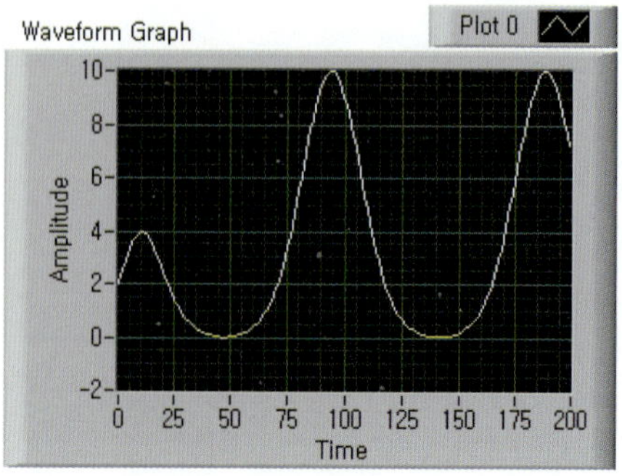

5.7 MathScript 윈도우

LabVIEW MathScript는 텍스트 기반 언어이며 LabVIEW MathScript 윈도우 또는 MathScript 노드에서 사용할 함수와 스크립트를 작성할 수 있다. MathScript 구문은 MATLAB 언어 구문과 유사하여 MATLAB 언어 구문에서 작성된 스크립트를 MathScript 엔진이 실행할 수 있으나 MATLAB 소프트웨어가 지원하는 모든 기능을 지원하지는 않는다.

MathScript는 프런트 패널이나 블록 다이어그램에서 **도구 > MathScript 윈도우…** 메뉴를 선택하면 그림 5-31과 같이 나타난다.

MathScript 윈도우의 화면 구성은 다음과 같다.

- **출력 윈도우**: 명령 윈도우에서 입력한 명령과 그 명령으로부터 MathScript가 생성한 출력을 디스플레이 한다.
- **명령 윈도우**: LabVIEW가 실행하는 MathScript 명령을 지정한다.
  <Shift-Enter> 키를 눌러서 여러 라인 명령을 입력할 수 있다.

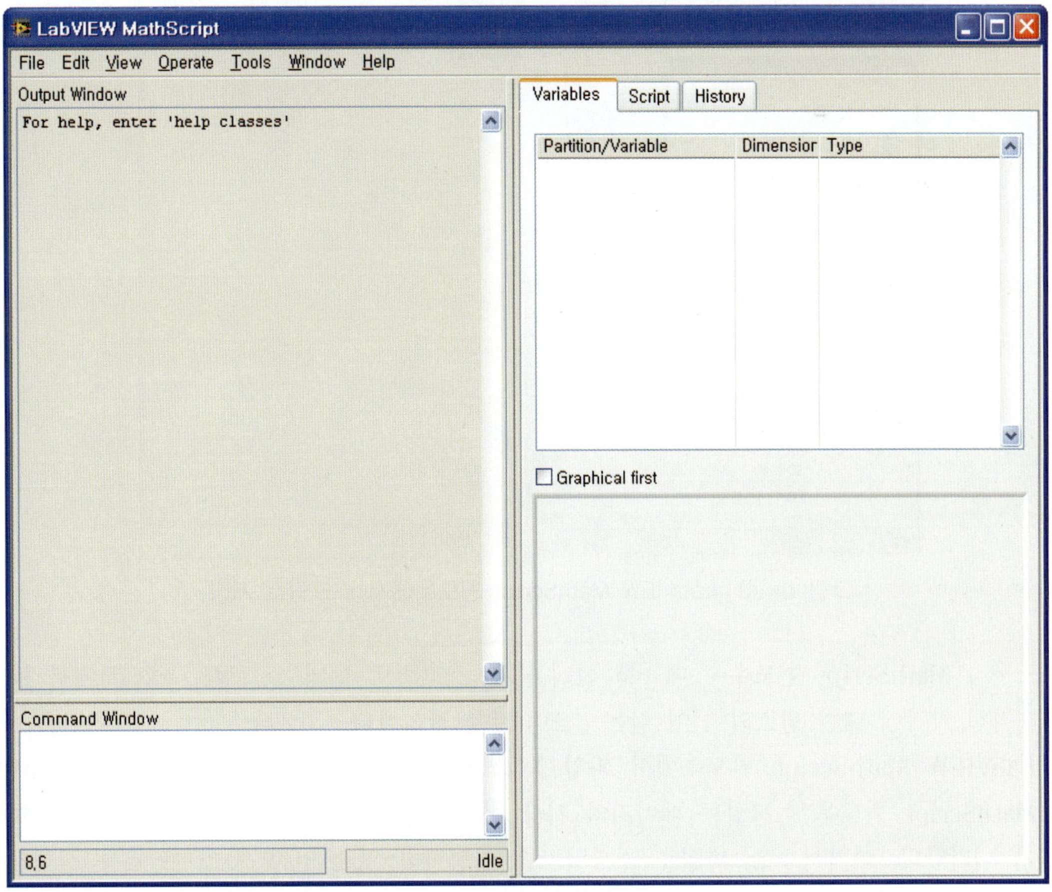

그림 5-31. MathScript 윈도우

- **어플리케이션 인스턴스**: LabVIEW MathScript 윈도우가 어떤 어플리케이션 인스턴스에 속하는지 식별한다. 어플리케이션 인스턴스 이름은 Project1.lvproj/My Computer와 같이 프로젝트 이름 뒤에 타겟 이름이 따라온다.
- **상태**: MathScript가 실행한 스크립트 또는 명령을 처리하는 동안의 편집 상태를 표시한다.
- **변수**: 선택한 변수를 정의하고 미리보기를 위해서 모든 변수 리스트를 표시한다.
- **스크립트**: 생성한 스크립트를 나타낸다.
- **히스토리**: 실행한 명령의 히스토리를 디스플레이 한다.

5.7.1 MathScript 노드의 사용

LabVIEW MathScript 윈도우의 스크립트 편집기에서 생성한 스크립트를 실행하고 저장할 수 있다. 다음 단계에 따라 스크립트를 저장한다.

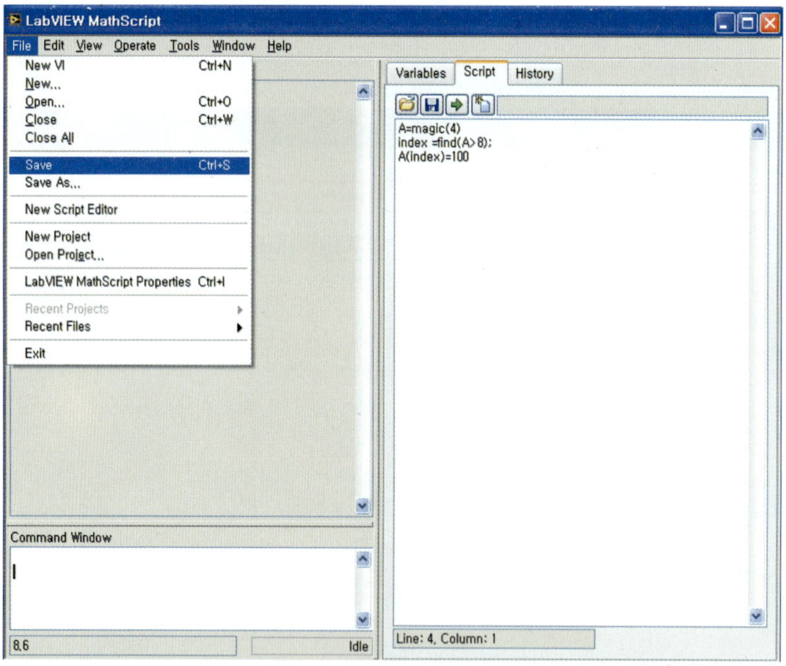

그림 5-32. LabVIEW MathScript 윈도우에서 스크립트 저장

① **도구 > MathScript 윈도우…** 메뉴를 선택한 후 스크립트 탭의 스크립트 편집기에서 행, 열, 대각선 각각에 대한 원소의 합이 같은 스크립트를 작성한다.

② LabVIEW MathScript 윈도우에서 **파일 > 스크립트 저장…** 메뉴를 선택하거나 LabVIEW MathScript 윈도우 스크립트 페이지의 **저장** 버튼을 클릭하면 스크립트 파일 저장 대화상자가 나타난다. 여기서 *.m 파일로 스크립트를 저장한다. LabVIEW가 스크립트를 실행하도록 하려면 이름에 반드시 소문자 .m 확장자가 들어 있어야 한다. 또한 기존에 만들어진 스크립트 파일을 불러들이기 위해서는 **파일 > 스크립트 로드…** 메뉴를 선택한다.

③ 스크립트 편집기 상단에 있는 **실행** 버튼을 클릭하면 실행한 결과가 나타난다.

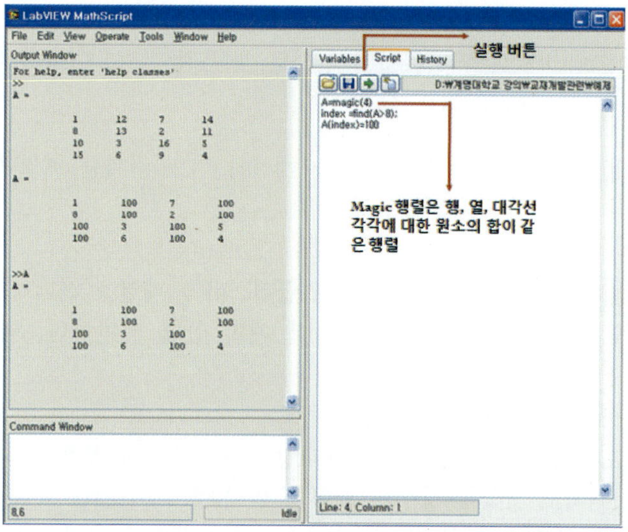

그림 5-33. 스크립트 편집기에서 편집과 실행

④ 실행한 후 생성된 변수 값을 확인하려면 **변수** 탭에서 앞에서 나타나는 변수를 더블 클릭하면 변수 탭 하단에 변수 값들을 나타낸다. 구획 이름에서 표면을 선택하고 3D 스타일을 지정하면 변수 값을 숫자형에서 그래프로 나타낸다.

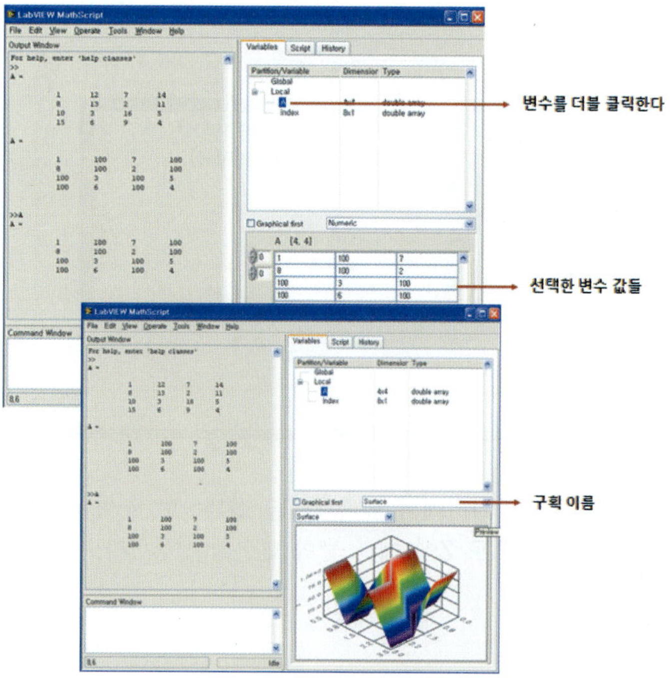

그림 5-34. 윈도우에서 변수 데이터 표현

예제

예제 5-10 MathScript 노드

MathScript 노드를 이용하여 수식을 계산하는 VI를 만들어 보자

이 예제는 MathScript 노드를 이용해서 수식을 계산하고 그 결과를 배열에 출력하는 VI를 만들어보는 예제이다.

① 프런트 패널에서 **컨트롤 > 일반 > 배열, 행렬, 클러스터 > 배열**을 선택하여 배치하고, **컨트롤 > 일반 > 숫자형 > 숫자형 인디케이터**를 선택하여 배열 안에 배치한다. 배열 라벨을 W로 지정한다.

② ①번과 같은 방법으로 Z에 대한 배열을 생성한다.

③ 블록 다이어그램으로 이동하여 **함수 > 프로그래밍 > 구조 > For 루프**를 배치하고 **카운터 터미널**에서 단축메뉴를 선택하고 **생성 > 상수**를 클릭한 후 20을 입력한다.

④ **함수 > 프로그래밍 > 숫자형 > 난수(0-1) 함수, 곱하기 함수**를 선택하여 배치하고 카운터 터미널의 출력과 난수(0-1)함수를 곱하기 함수의 입력 x, y에 와이어 한다.

⑤ **함수 > 수학 > 스크립트 & 수식 > MathScript 노드**를 For루프 내부에 배치한다. MathScript **노드**의 왼쪽 가장자리에서 단축메뉴를 선택하고 **입력 추가**를 클릭한 후 입력 변수로 x를 입력한다.

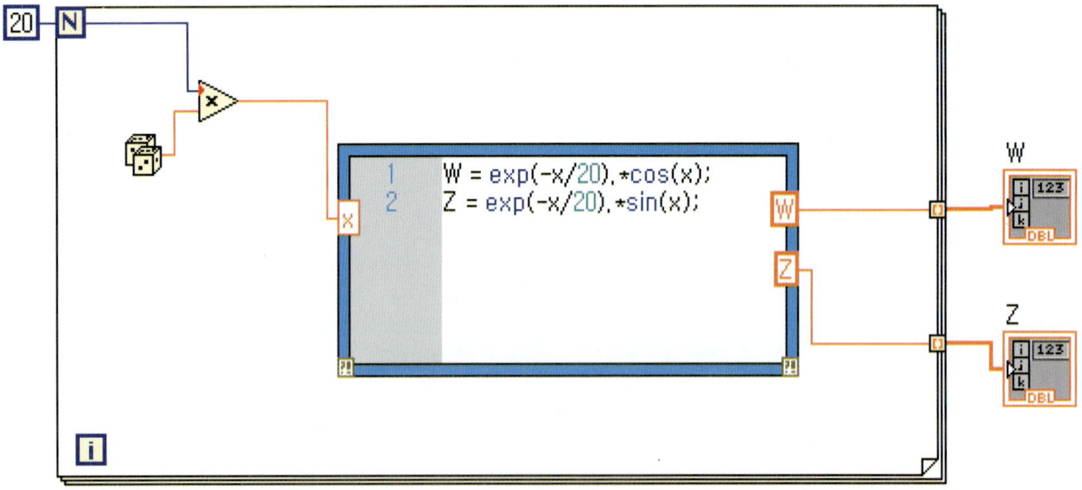

⑥ MathScript **노드**의 오른쪽 가장자리에서 단축메뉴를 선택하고 출력 추가를 클릭한 후 출력 변수로 W를 입력한다. 같은 방법으로 Z에 대한 출력 변수를 생성한다.

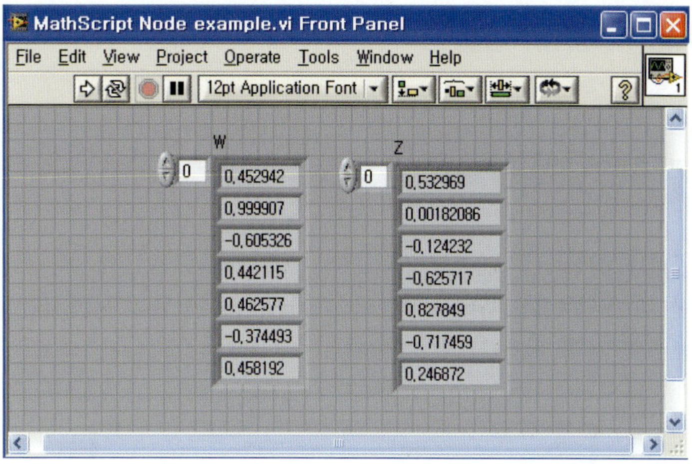

⑦ VI를 실행시켜서 확인한다.

예제

예제 5-11 MathScript 노드2

MathScript 노드를 이용하여 주파수를 분석하는 VI를 만들어 보자

① 새 VI를 만들고, FFT 연산.vi로 저장한다.
② 다음과 같이 블록 다이어그램에 While 루프와 MathScript 노드를 위치시킨다. While 루프 조건에서 불리언 컨트롤인 정지 버튼을 생성해준다.

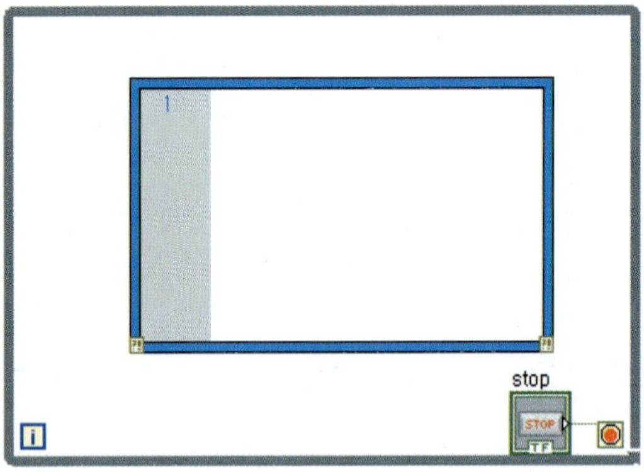

③ 프런트 패널에 웨이브 폼 그래프 두 개를 위치시킨다. **컨트롤 > 일반 > 그래프** 팔레트에서 웨이브 폼 그래프를 찾을 수 있다.
④ 웨이브 폼 그래프의 라벨을 'Original Signal'과 'FFT Signal'로 바꿔준다.
⑤ 블록 다이어그램에서 웨이브 폼 그래프의 터미널들을 다음과 같이 While 루프 속에 위치시킨다.

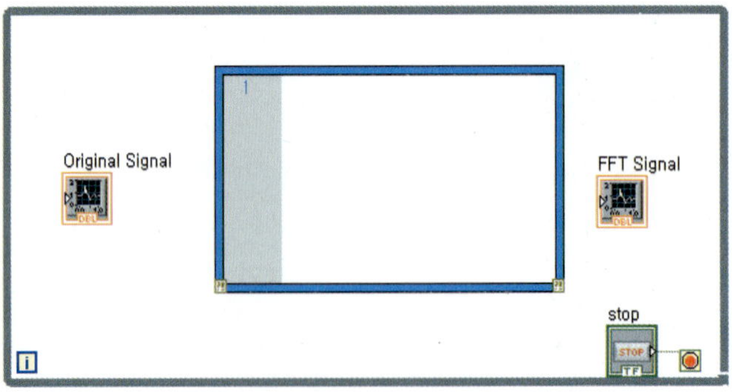

⑥ 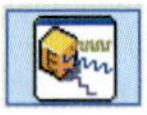 **신호 시뮬레이션**을 While 루프 속에 위치시킨다. **함수 > 익스프레스 > 입력** 팔레트에서 찾을 수 있다.
⑦ 신호 시뮬레이션 익스프레스 VI를 블록 다이어그램에 위치시키면 다음과 같이 **신호 시뮬레이션 설정** 창이 팝업 된다.

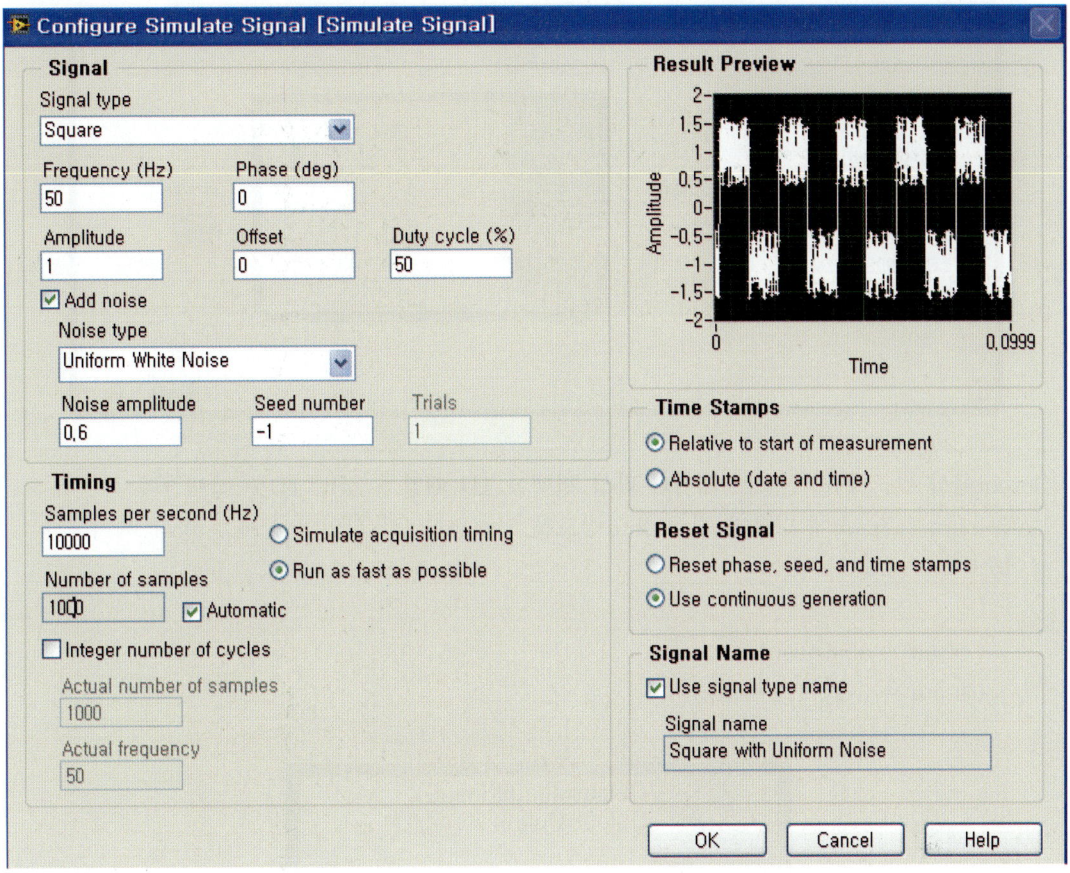

예제

다음과 같이 신호 시뮬레이션 설정을 변경하고 저장한다.

- 신호 타입: 사각파
- 진폭: 1
- 노이즈 추가: 선택함
- 노이즈 타입: 균일한 화이트 노이즈
- 노이즈 진폭: 0.6
- 타이밍의 초당 샘플(Hz) = 10000
- 샘플 개수: 자동으로 선택함

⑧ MathScript 노드의 왼쪽 경계에서 단축메뉴를 열고, **입력 추가**를 선택한다. "Input"을 입력한다.

⑨ 같은 방법으로 오른쪽 경계에서 단축메뉴를 열고, **출력 추가**를 선택한다. "Output"을 입력한다. 블록 다이어그램은 다음과 같다.

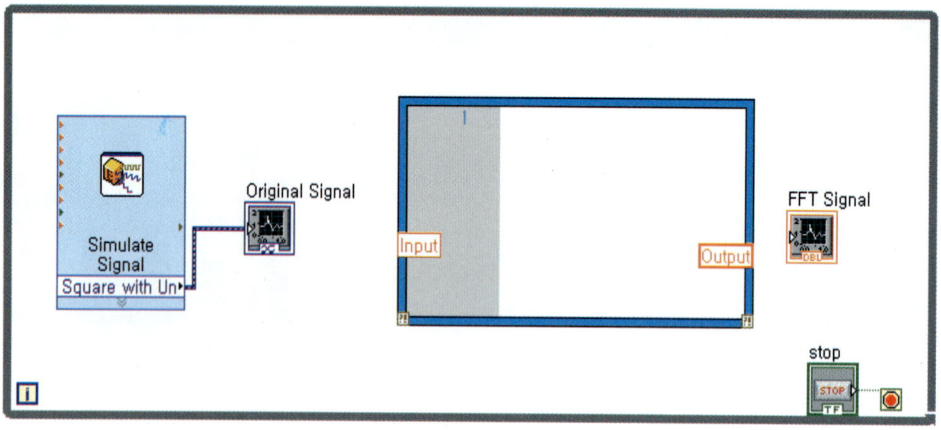

⑩ Output에서 단축메뉴를 열고, **데이터 타입 선택 > 1D 배열 >** DBL 1D를 선택한다.
⑪ MathScript 노드 속에 다음과 같은 스크립트를 입력한다. 각 라인의 끝에는 항상 세미콜론 ; 을 넣어준다.

```
Output = abs(fft(Input));
Output = Output(1:end/2);
```

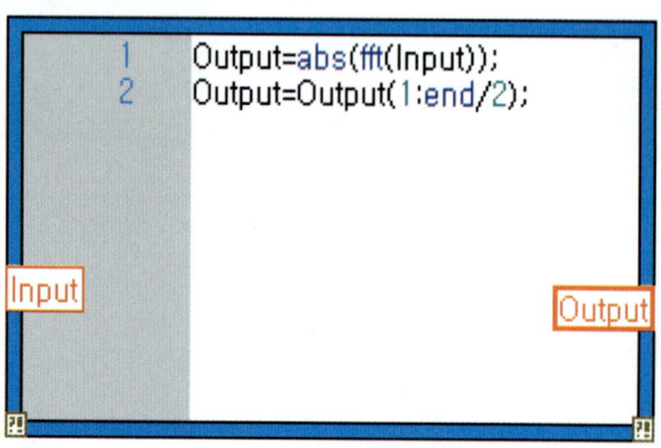

⑫ While 루프 속에 **다이나믹 데이터로부터 변환**을 위치시킨다. **함수 > 익스프레스 > 신호 조작 팔레트**에서 찾을 수 있다.
⑬ **다이나믹 데이터로부터 변환** 팝업창에서 결과로 나오는 데이터 타입으로 **[스칼라의 1D배열 - 자동]**을 선택한다.
⑭ **신호 시뮬레이션**의 출력을 **다이나믹 데이터로부터 변환**에 연결하고, 다이나믹 데이터로부터 변환의 출력을 Input에 입력한다. 또한 Output을 [FFT Signal]에 연결한다.
⑮ 단축키 Ctrl + U를 이용하여 다음과 같이 블록 다이어그램을 최적으로 정리한다.
⑯ VI를 실행시키면 다음과 같이 그래프가 디스플레이 된다.

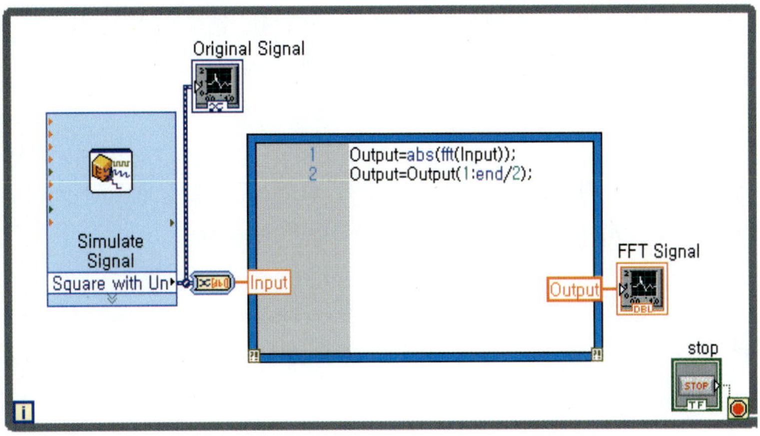
Original Signal
Simulate Signal
Square with Un
Input
1 Output=abs(fft(Input));
2 Output=Output(1:end/2);
Output
FFT Signal
stop

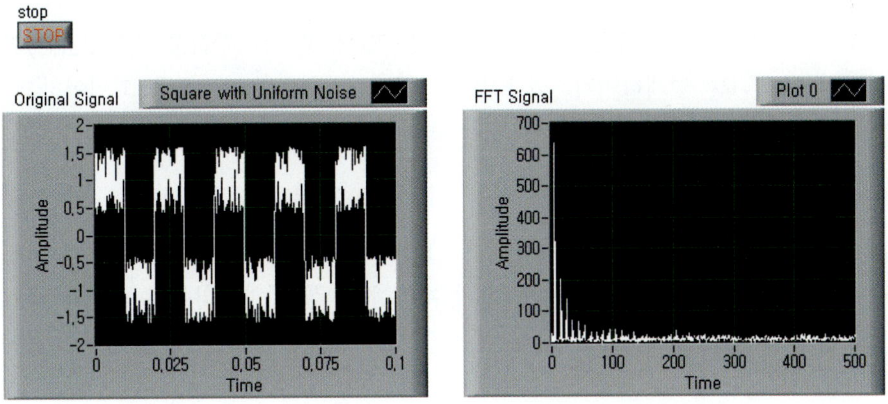
stop
STOP
Original Signal
Square with Uniform Noise
Amplitude
Time
FFT Signal
Plot 0
Amplitude
Time

예제

연습문제

5.1 For 루프를 사용해서 매 반복 시 난수를 생성하는 VI를 설계하여라. 시프트 레지스터를 사용해서 생성된 난수의 총합을 계산해서 프런트 패널에 표시한다.

5.2 예제 5.1에서 만든 VI에 타이밍을 제어해 보도록 한다. 5장에서 배웠던 기다림(ms) 함수 또는 틱 카운터 함수(ms)를 사용해서 For 루프의 타이밍을 조절한다.

5.3 While 루프를 사용해서 사용자가 정지 버튼을 누르기 전까지 반복 터미널 값을 프런트 패널에 표시하는 VI를 설계하여라.

5.4 케이스 구조를 사용해서 참(True)인 경우에는 두 입력 숫자를 곱하고 거짓(False)인 경우에는 두 수를 나누는 VI를 설계하여라. 선택자 터미널에는 불리언 컨트롤을 와이어하고 각각의 케이스에 필요한 코딩을 해야 할 것이다.

5.5 While 루프와 난수 (0-1) 함수를 사용해서 입력한 실수 값과 일치하는 난수가 생성될 때까지 While 루프의 반복 횟수를 표시하는 VI를 설계하여라. 실행 하이라이트 버튼을 클릭해서 생성되는 난수를 보도록 한다.

5.6 함수 $y = x^2 + 2x + 1 + \sin(x) + \cos(x)$를 계산하는 두 개의 VI를 설계하여라. 첫 번째 VI는 숫자형 팔레트에서 필요한 함수들을 사용해서 코딩하고, 두 번째 VI는 수식 노드를 사용한다. 두 VI의 설계를 마친 후 프로그램의 간결성을 비교해 보도록 한다.

[프로젝트: 온도 변환]

> 이번 실습은 4장에서 만든 온도.vi를 이용하여 계속적으로 실습을 할 것이다. 여기서는 For 루프를 사용해서 루프의 타이밍을 제어할 수 있도록 필요한 변경 작업을 할 것이다.

이 작업을 하기 위해 아래의 몇 가지 수정을 하도록 한다. 4장에서 온도.vi를 더블 클릭해서 프런트 패널을 열고 윈도우 메뉴에서 **블록 다이어그램 보이기**를 선택해서 블록 다이어그램으로 이동한다.

① **함수 〉 프로그래밍 〉 구조** 팔레트에서 For **루프**를 선택한 후 블록 다이어그램의 모든 개체를 포함하도록 드래그한다.

② 카운트 터미널에서 팝업한 후 **컨트롤 생성**을 선택해서 루프를 몇 번 실행할지 실행 횟수를 입력할 컨트롤을 생성한다. 루프 반복 횟수로 라벨을 붙인다.

③ **함수 〉 프로그래밍 〉 숫자형** 팔레트에서 **곱하기 함수**를 블록 다이어그램에 두고 화씨온도 터미널과 반복 터미널을 입력으로 연결하고 이 함수의 출력을 C_F Sub VI에 와이어한다.

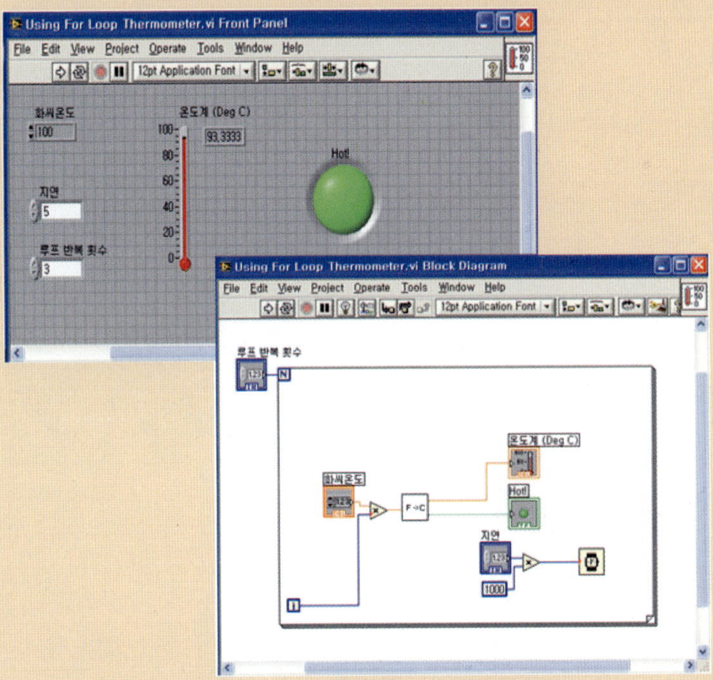

그림 5-35. For 루프를 추가한 VI

④ **함수 〉 프로그래밍 〉 타이밍** 팔레트에서 기다림(ms) 함수를 선택해서 For 루프 내로 가져온다. 지연 컨트롤 터미널과 상수 1000을 곱하기 함수에 와이어하고 출력을 기다림(ms) 함수에 와이어한다.

VI의 편집과 디버깅이 완료되면 이 VI를 Using For Loop Thermometer.vi로 저장한다. 지연 숫자형 컨트롤의 값을 다양하게 해서 VI를 실행시킨다. 즉, 5초로 맞춘 후 실제로 지연이 5초가 되는지 확인하기 위해 간격을 계산한다.

Note

6장 배열과 클러스터

▸ 요 약 ◂

이 장에서는 배열(Array)과 클러스터(Cluster)에 대하여 공부 할 것이다. 배열은 같은 데이터 타입을 하나의 데이터 구조로 결합하며 클러스터는 여러 데이터 타입의 데이터를 하나의 데이터 구조로 통합한다. 본 장에서는 배열, 클러스터, 타입 정의와 이를 사용한 어플리케이션에 대해 설명할 것이다.

데이터의 개수가 많을 때 각 원소들은 하나씩 따로 처리하는 것은 효율적이지 못하다. 차원은 배열의 길이, 높이, 또는 폭이다. 배열은 하나 또는 그 이상의 차원을 가질 수 있으며 메모리가 허용하는 한 차원마다 ($2^{31}-1$)개의 원소를 가진다.

숫자, 불리언, 경로, 문자열, 웨이브 폼, 클러스터 데이터 타입의 배열을 만들 수 있다. 비슷한 데이터의 모음으로 작업을 하거나 반복된 연산을 수행할 때는 배열을 사용하는 것을 고려한다. 배열은 웨이브 폼에서 수집한 데이터나 루프에서 생성된 데이터를 저장하는데 이상적이다. 이 때 루프의 각 반복은 배열의 한 원소를 생성한다.

배열은 **컨트롤 > 일반 > 배열, 행렬, 클러스터** 팔레트에서 찾을 수 있다.

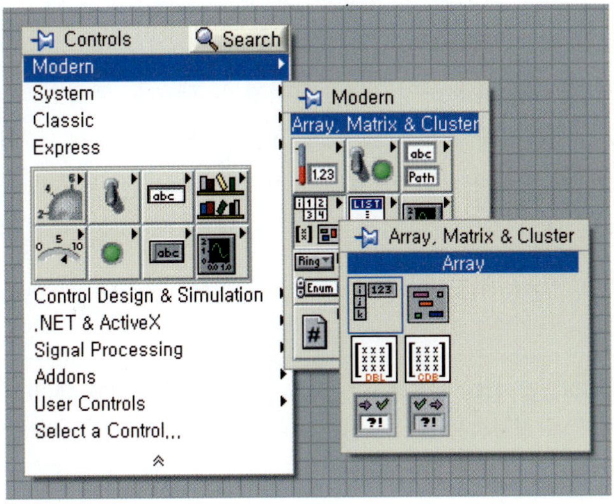

그림 6-1. 배열

배열은 차원을 가진다. 주로 1차원 배열과 2차원 배열을 많이 사용한다. 참고로 행렬은 2차원 숫자형 배열이다.

6.1 배열 컨트롤과 인디케이터 생성

배열 컨트롤과 인디케이터를 생성하기 위해서는 2단계를 거쳐야 한다. 이 단계는 그림 6-2와 같이 **컨트롤 > 일반 > 배열, 행렬, 클러스터 팔레트**로부터 배열 쉘과 숫자형, 불리언, 또는 클러스터와 같은 유효한 요소와의 결합을 포함한다.

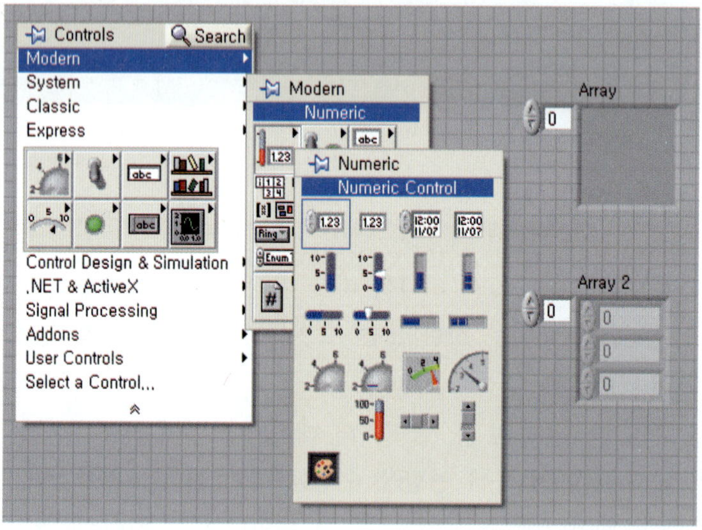

그림 6-2. 배열 쉘에 데이터 개체를 삽입하여 배열 타입 설정

그림 6-2와 같이 유효한 데이터 개체(숫자, 불리언, 문자열)를 배열 쉘로 드래그 한다. 배열 쉘은 새 데이터 형에 맞추기 위해 크기가 재조절 된다. 또는 배열 쉘의 단축메뉴를 이용해서 배열 쉘 내에 바로 유효한 데이터 개체를 위치시킬 수 있다.

그림 6-3과 같이 배열 구조를 표시하기 위해 터미널은 괄호를 포함한다. 배열 쉘로 유효한 데이터 개체를 삽입시키면 블록 다이어그램 상의 배열 터미널은 검정색에서 데이터 형을 반영하는 색으로 바뀐다. 그림 6-3의 배열 블록 다이어그램 터미널의 색상은 분홍색이다. 이것은 배열이 문자열을 포함하고 있음을 나타낸다. 블록 다이어그램을 연결할 때 연결선이 단일 값을 전달하는 연결선보다 더 두꺼운 것을 볼 수 있다.

> 반드시 블록 다이어그램 상의 배열을 사용하기 전에 빈 배열 쉘에 데이터 개체를 할당해야 한다. 만약 데이터 형을 할당하지 않으면, 배열 터미널은 검정색의 빈 괄호로 표시될 것이다.

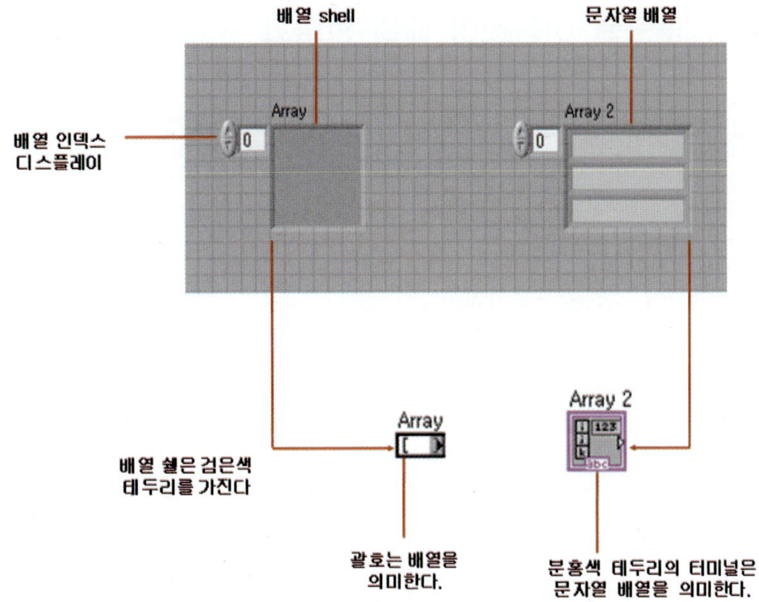

그림 6-3. 배열 쉘 터미널에 데이터 개체 할당

예제

예제 6-1 For 루프를 이용하여 배열 만들기

For 루프를 이용하여 100개 원소를 가진 배열을 만들어보자.

① 새 VI를 만들고, Array.vi라는 이름으로 저장한다.
② 아래와 같이 블록 다이어그램을 구성한다.

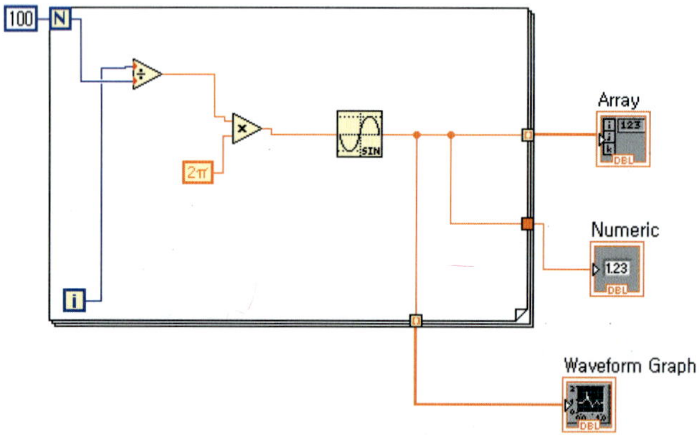

그림 6-4. Array.vi의 블록 다이어그램

For 루프의 기본 출력은 배열이다. 즉, **자동 인덱싱**이 되도록 설정되어있다. For 루프가 실행되는 동안 이 부분에서 데이터들의 Index가 자동으로 할당되면서 배열이 만들어지고, For 루프가 끝나면 N개의 원소를 가진 배열을 출력한다.

출력단에서 단축메뉴의 **생성 > 인디케이터**를 선택하면 숫자형 DBL 배열이 생성된다.

단축메뉴에서 인덱싱 비활성화를 선택하면 배열이 생성되지 않는다. 이 경우에는 배열을 만들지 않고 For 루프가 끝날 때의 마지막 100번째 데이터를 출력한다. 즉, 숫자형 변수 한 개가 출력된다. 단축메뉴의 **생성 > 인디케이터**를 선택하면 숫자형 DBL 인디케이터가 생성된다.

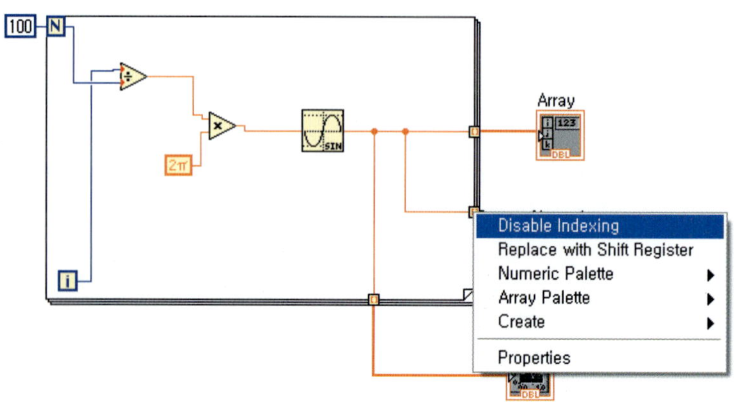

그림 6-5. For루프에서 인덱싱 비활성화

③ 그림 6-4에서와 같이 배열 출력단과 숫자형 출력단이 다름을 확인할 수 있다. 배열 출력은 ▣와 같이 속에 []이 있고, 숫자형 출력은 ■와 같이 속이 메워져 있다.

사인[Sine]은 **함수 〉 수학 〉 기본 & 특수 함수 〉 삼각함수** 팔레트에서 찾을 수 있다.

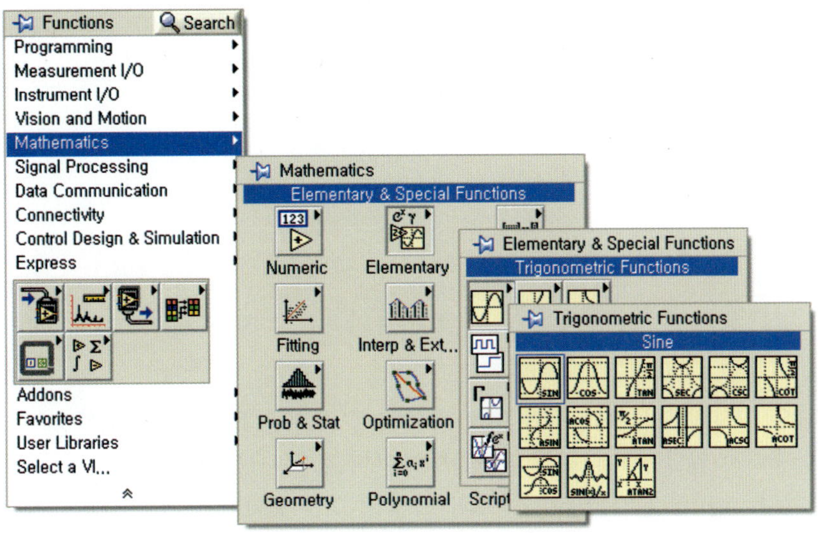

④ 프런트 패널을 정리하고 실행한다.

⑤ 100개의 원소들 모두 배열에서 나타낼 수 없다. 그래프를 위치시키고 배열을 그래프에 연결한다. **컨트롤 〉 일반 〉 그래프** 팔레트에서 웨이브 폼 그래프를 찾을 수 있다.

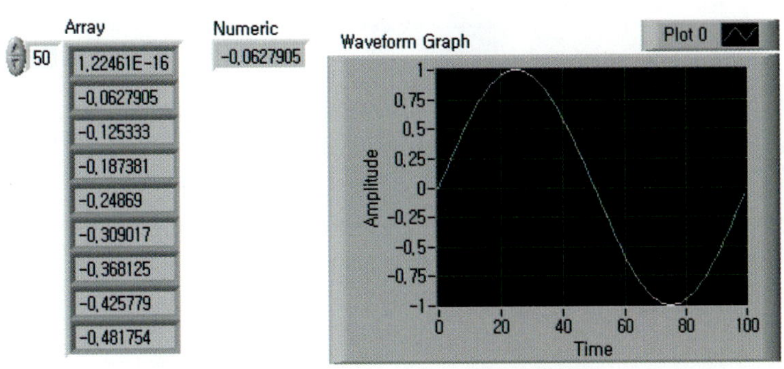

그림 6-6. Array.vi의 프런트 패널

> 웨이브 폼 그래프는 배열 형태의 데이터를 표현하기 위해 사용되는 그래프 인디케이터의 한 종류이다. 컨트롤〉일반〉그래프 팔레트에는 웨이브 폼 차트와 웨이브 폼 그래프 등이 있다. 웨이브 폼 그래프는 이전 데이터를 지우고 새로 플롯한다. 반면 웨이브 폼 차트는 이전 데이터를 그대로 두고 새로운 데이터를 이어서 플롯한다. 또한 차트는 숫자형 데이터도 플롯할 수 있다. 그러나 그래프는 항상 배열 형태의 데이터를 플롯해야 한다.

⑥ Index에 50을 입력하고 50번째부터 54번째까지의 데이터 값을 확인해본다. Index의 역할은 화면 전체에 100개의 원소를 모두 보여줄 수 없기 때문에 보고 싶은 부분을 선택할 수 있게 도와주는 것이다.

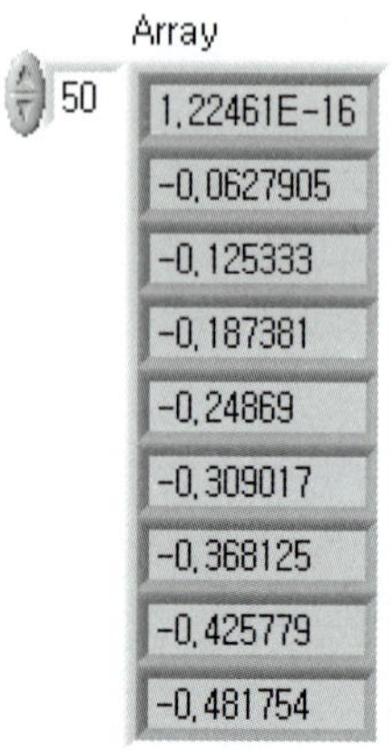

⑦ Index에 98을 입력해본다. 98번째와 99번째 원소를 보여준다. Index 100이상은 회색으로 아직 메모리가 할당되지 않았음을 나타낸다. 또한 99번째 값은 -0.0627906이다. 이것은 숫자형 출력과 같은 값이다. 숫자형 출력은 For 루프의 마지막 값을 출력하기 때문이다.

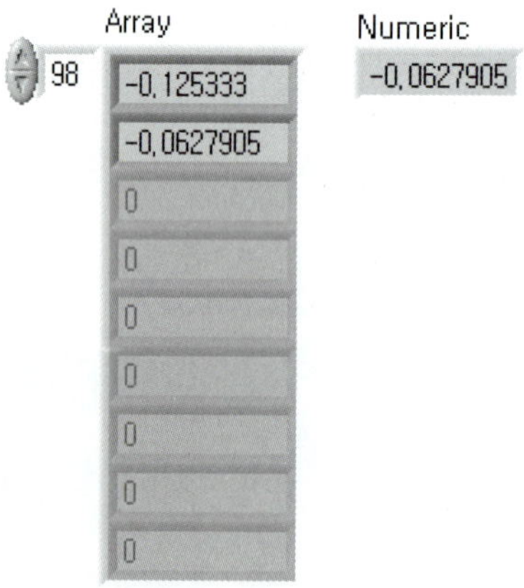

6.2 2차원 배열 생성

이전 예제는 1차원 배열을 사용한다. 2차원 배열은 원소를 눈금으로 저장한다. 원소를 찾으려면 행 인덱스와 열 인덱스가 필요하며, 이 인덱스들은 0을 기준으로 시작한다. 다음 그림은 8 × 8 = 64 원소를 가진 2차원 배열의 8행과 8열을 보여준다.

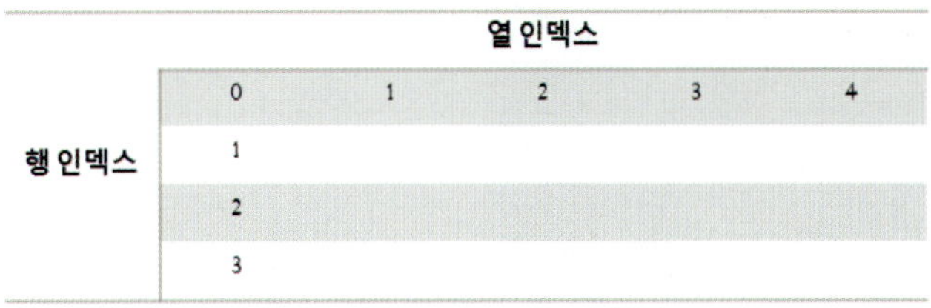

프런트 패널에서 여러 차원 배열을 생성하기 위해서, 인덱스 디스플레이를 마우스 오른쪽 버튼으로 클릭한 후 바로 가기 메뉴에서 차원 추가를 선택한다. 또한, 인덱스 디스플레이를 크기 조정하여 원하는 여러 차원을 만들 수 있다.

6.2.1 배열 초기화하기

배열을 초기화하거나 초기화하지 않고 놓아둘 수 있다. 배열이 초기화되면 각 차원의 원소 개수와 각 배열의 내용을 정의하게 된다. 초기화된 배열에는 차원은 있으나 원소가 없다. 그림 6-7은 초기화되지 않은 2차원 배열 컨트롤을 보여주고 있다. 원소가 모두 비활성화 되어 있다. 이것은 배열이 초기화되지 않았음을 나타낸다.

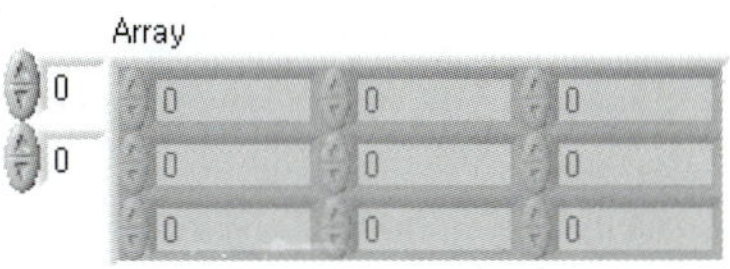

그림 6-7. 2차원 비 초기화 배열

그림 6-8에서 6개의 원소가 초기화되어있다. 2차원 배열에서 일단 행의 하나의 원소가 초기화되면 초기화된 열에 있는 해당 행의 모든 원소도 자동으로 초기화되며 데이터 타입의 기본값으로 지정된다.

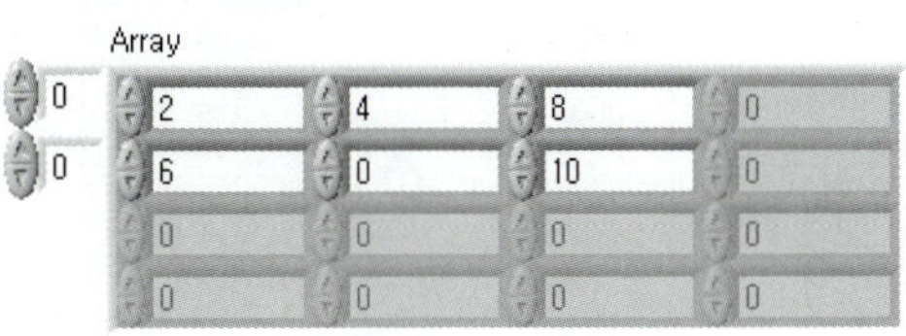

그림 6-8. 6개의 원소를 가진 초기화된 2차원 배열

여기서 간단한 예제를 통하여 2차원 배열을 구성해보자.

내포된 For 루프(루프 안의 루프)를 사용해서 2차원 배열을 생성할 수 있다. 외부의 For 루프는 2차원 배열의 행 요소를 생성하고 내부의 For 루프는 열 요소를 생성한다. 그림 6-9는 오토 인덱싱을 이용한 2차원 랜덤 수 배열을 생성하는 2개의 For 루프를 나타낸다.

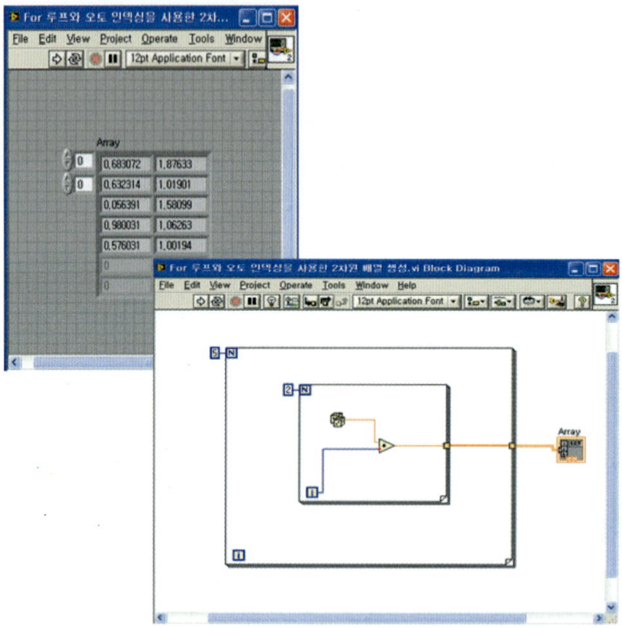

그림 6-9. For루프와 오토 인덱싱을 사용한 2차원 배열 생성

6.3 배열 함수

배열을 처리하기 위해 많은 함수들을 사용할 수 있다. 대부분의 공통적인 배열 함수들은 그림 6-10과 같이 **함수 > 프로그래밍 > 배열** 팔레트에서 찾을 수 있다. 자주 사용되는 함수들을 그림 6-10에서 나타내었다.

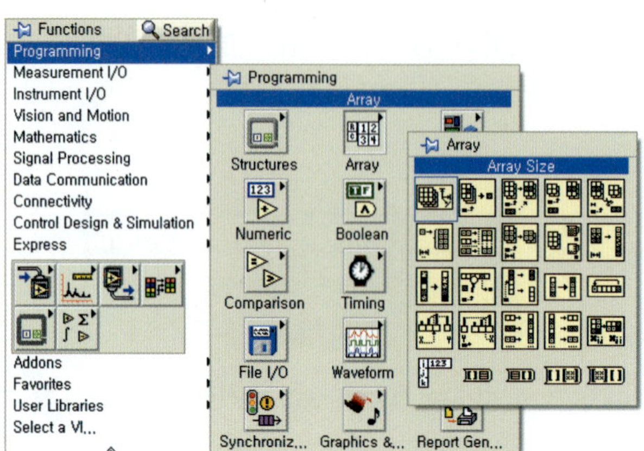

그림 6-10. 배열 팔레트의 여러 배열 관련 함수들

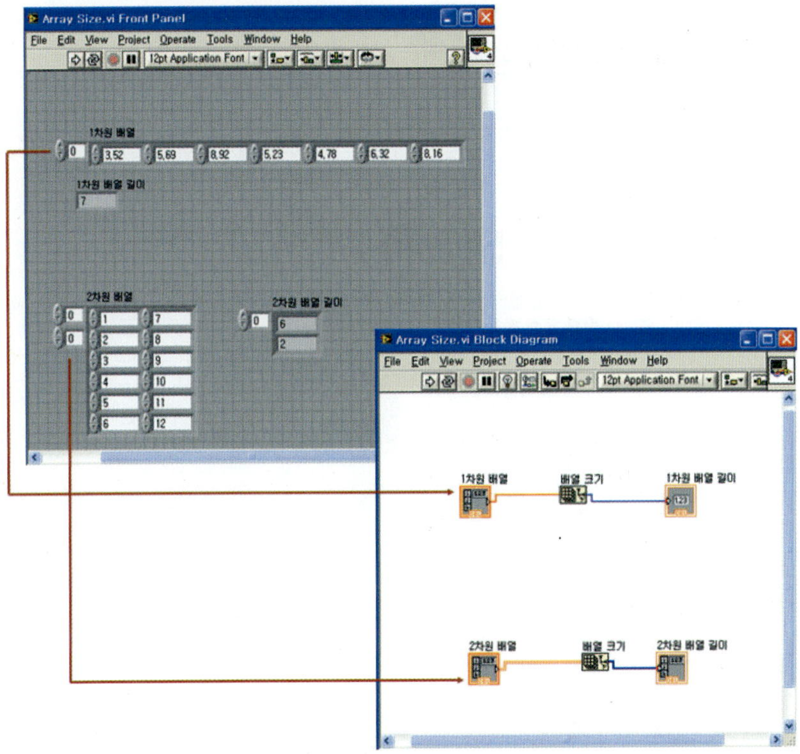

그림 6-11. 배열 크기 함수를 사용한 VI

6.4 배열 초기화 함수

배열 초기화(Initialize Array) **함수**( )는 지정한 값들을 포함하는 요소들을 가지는 n차원 배열을 생성한다. 배열의 모든 요소들은 같은 값으로 초기화된다. 1차원 이상의 배열을 생성하고 초기화하기 위해서는 배열 초기화 함수의 왼쪽 아래 부분에서 단축메뉴를 띄우고 **차원 추가**를 선택하거나 함수를 크게 하기 위해서는 위치/크기/선택 도구를 사용해서 크기 조정 핸들을 잡은 후 노드의 크기를 조절하면 된다. 함수의 단축메뉴로부터 **차원 제거**를 선택하거나 크기 조정 커서로 차원을 제거할 수 있다. 배열 초기화 함수는 배열을 위한 메모리 할당에 유용하다.

입력은 데이터 형과 초기화된 각각의 배열 요소의 값을 결정한다. 차원 크기 입력은 배열의 길이를 결정한다(그림 6-12(a) 참조). 예를 들어, 만약 입력 값 원소(element)가 배정도의 부동소수점수 3.70이고 차원 크기(dimension size)가 100의 값을 가지면, 그 결과는 그림 6-12(b)와 같이 모두 3.70으로 초기화된 배정도 부동소수점수 100개를 가지는 1차원 배열이 된다. 프런트 패널 컨트롤 터미널이나 블록 다이어그램의 상수 또는 블록 다이어그램의 다른 부분의 계산 결과 값으로부터 배열 초기화 함수( )로 입력을 연결할 수 있다. 출력 배열을 얻을 수 있는 한 방법으로서 배열 초기화 함수에서 단축메뉴를 띄우고 **생성 > 인디케이터**를 선택한다. 또한 요소들과 차원 크기를 위한 입력을 생성하기 위해 단축메뉴에서 **생성 > 컨트롤과 생성 > 상수**를 선택할 수 있다. 그림 6-12(c)는 0으로 초기화된 3행 2열의 2차원 배열을 나타낸다.

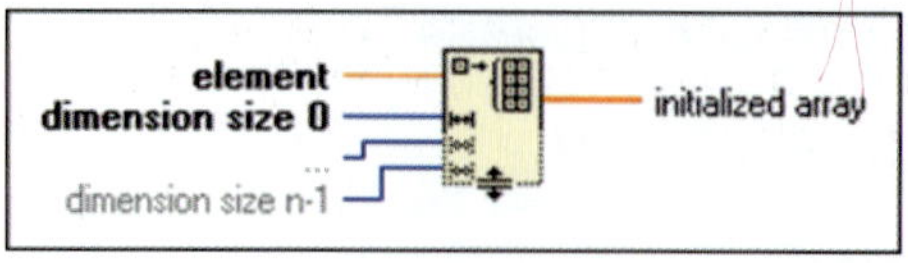

(a)

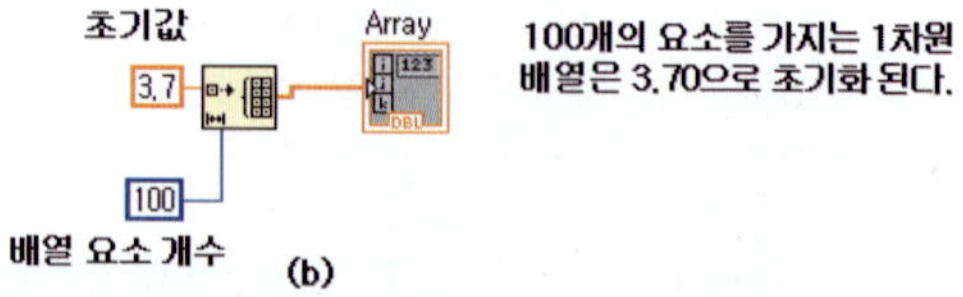

(b)

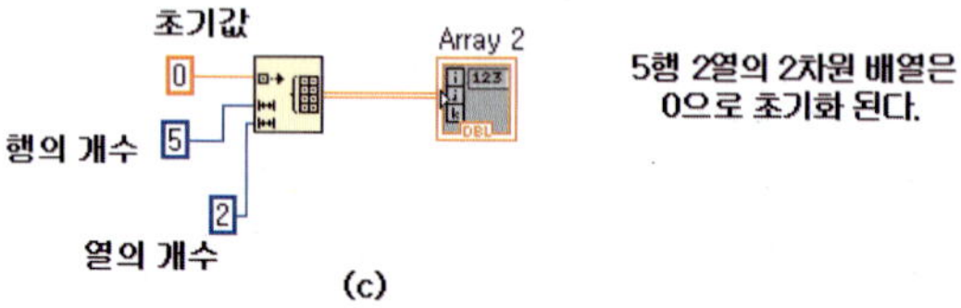

(c)

그림 6-12. 배열 초기화 함수

6.5 배열 만들기 함수

배열 만들기(Build Array) **함수**(▦)는 여러 배열을 연결시키거나 배열에 여분의 요소들을 더한다. 이 함수는 2가지 형의 입력 - 스칼라와 배열을 가진다. 따라서 배열과 단일값 요소양쪽을 수용할 수 있다. 배열 만들기 함수(▦)는 처음 블록 다이어그램에 배치할 때 한 개의 스칼라 입력을 받는 형태로 표시된다.

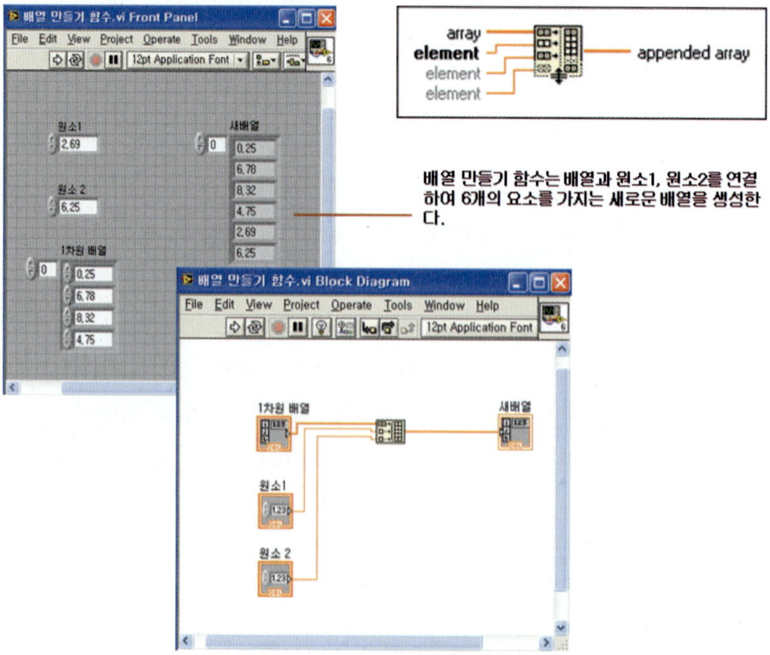

그림 6-13. 배열 만들기 함수

그림 6-13의 블록 다이어그램에서 1차원 배열과 원소1, 원소2를 배열 만들기 함수에 와이어하기 위해 즉, 함수에 입력을 추가하기 위해 함수 왼쪽 편에서 단축메뉴를 띄우고 **입력 추가**를 선택한다. 또한 위치/크기/선택 도구를 함수의 모서리에 위치시킨 후에 크기 조정 핸들을 드래그해서 배열 만들기 함수 노드의 크기를 크게 할 수 있다. 크기 조정 핸들로 노드의 크기를 축소하거나 단축메뉴로부터 **입력 제거**를 선택해서 입력을 제거할 수 있다.

입력 형(요소 또는 배열)은 배열 만들기 함수( )에 연결되면 자동적으로 설정되어진다. 그림 6-13에서 나타낸 배열 만들기 함수는 한 개의 배열과 두 개의 스칼라 요소를 새로운 배열로 생성한다.

배열 만들기 함수( )는 함수에 나타난 순서대로 위에서 아래로 요소 또는 배열을 연결시킨다. 만약 입력이 같은 차원이라면 함수에서 오른쪽 버튼을 누르고 나타나는 단축메뉴에서 입력을 같은 차원의 더긴 배열로 연결시키기 위해서 입력 연결을 선택한다. 만약 입력 연결 옵션을 선택하지 않았다면 차원을 배열에 더하게 될 것이다.

6.6 배열 부분 함수

배열 부분(Array Subset) **함수**( )는 함수의 **인덱스** 입력에 와이어한 인덱스에서 시작해 함수의 길이 입력에 연결한 값만큼의 요소를 포함하는 부분 배열을 포함한다. 그림 6-14에서 나타낸 예제에서 배열 인덱스가 4에서 시작하는 것을 볼 수 있다.

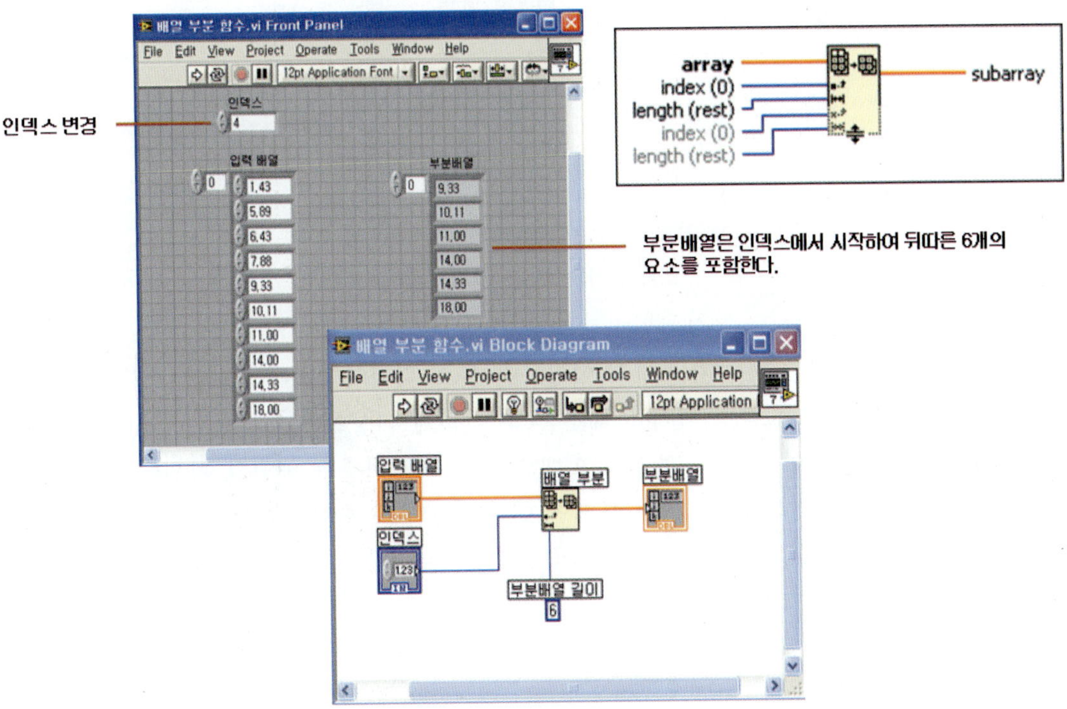

그림 6-14. 배열 부분 함수

6.7 배열 인덱스 함수

배열 인덱스(Index Array) **함수**()는 배열의 한 요소에 접근하게 한다. 그림 6-15에서 나타낸 예제는 접근하려는 배열의 요소를 지정하기위해 숫자형 컨트롤을 사용한다. **첫 번째 배열 요소의 인덱스는 0이라는 것을 기억해야 한다.**

배열 인덱스 함수()는 연결된 입력 함수의 차원에 맞도록 자동적으로 크기가 재조절 된다. 예를 들어, 1차원 배열을 함수에 연결했다면 단일 인덱스 입력이 보일 것이다. 유사하게 2차원 배열을 배열 인덱스 함수에 연결했다면 2개의 인덱스 입력인 행과 열이 나타날 것이다.

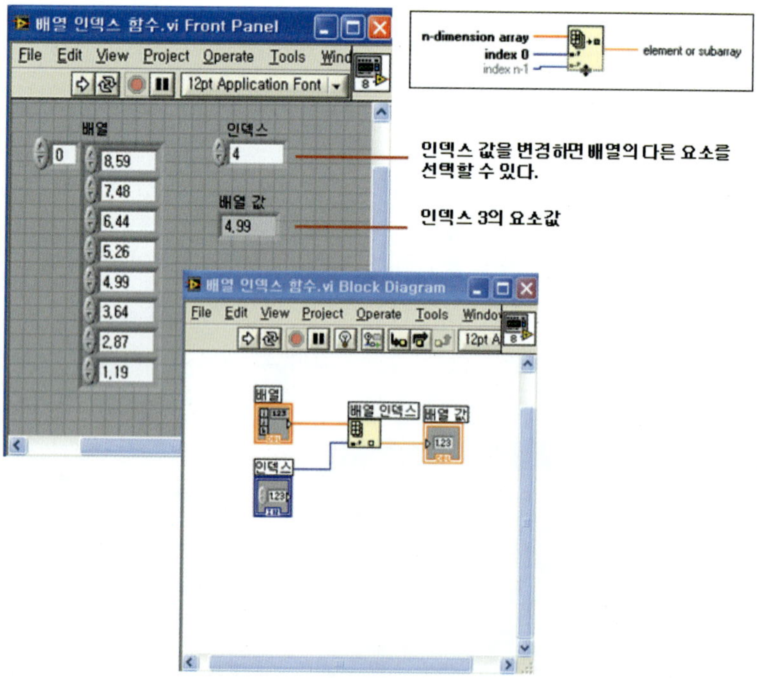

그림 6-15. 배열 인덱스 함수

입력 배열을 배열 인덱스 함수()에 와이어하면 블록 다이어그램에 위치된 함수를 위치/크기/선택 도구를 사용해서 수동적으로 크기를 제조절해서 한 개 이상의 요소나 또는 sub 배열(행 또는 열)에 접근할 수 있다. 배열 인덱스 함수를 확대하면 함수에 연결된 배열의 차원에 의해 결정되는 증가량만큼 확대될 것이다. 그림 6-15에서 배열 인덱스 함수는 3개의 sub 배열 - 열, 행, 단일 요소 - 이 추출될 수 있도록 확대된다. 연결한 인덱스 입력은 접근하거나 수정하기 원하는 sub 배열의 형태를 결정한다.

예제

예제 6-2 2차원 배열 만들기

For 루프 두 개를 이용하여 2차원 배열을 만들어보자

① 새 VI를 만들고, 2차원 배열.vi라는 이름으로 저장한다.
② 배열, 행렬, 클러스터 팔레트에서 배열을 찾아서 프런트 패널에 위치시킨다.
③ 숫자형 팔레트에서 숫자형 인디케이터를 배열 속에 넣어서 1차원 숫자형 인디케이터 배열을 만든다.
④ Index를 늘여서 2차원 배열로 바꾸어준다.
⑤ For 루프를 두 개 위치시키고 아래와 같이 블록 다이어그램을 구성한다. For 루프의 출력을 배열 터미널에 연결한다.

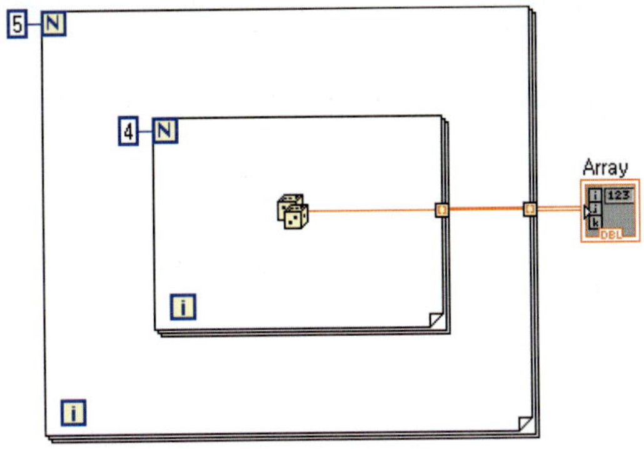

그림 6-16. 2차원 배열 블록 다이어그램

⑥ 프런트 패널을 다음과 같이 구성하고 실행한다.

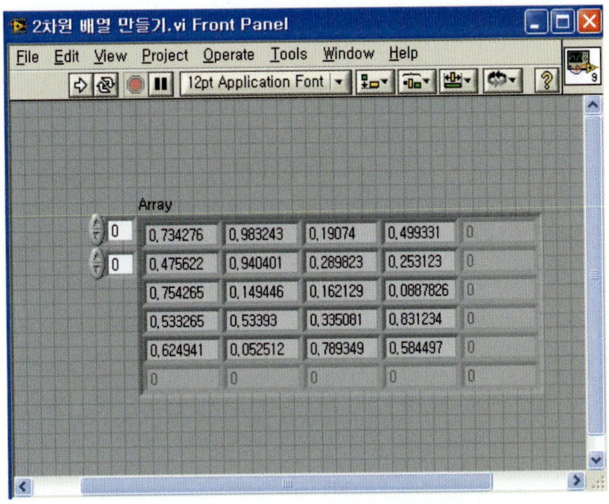

그림 6-17. 2차원 배열 프런트 패널

⑦ Index에 2와 3을 입력하여 Index(2,3) 원소를 찾아본다.

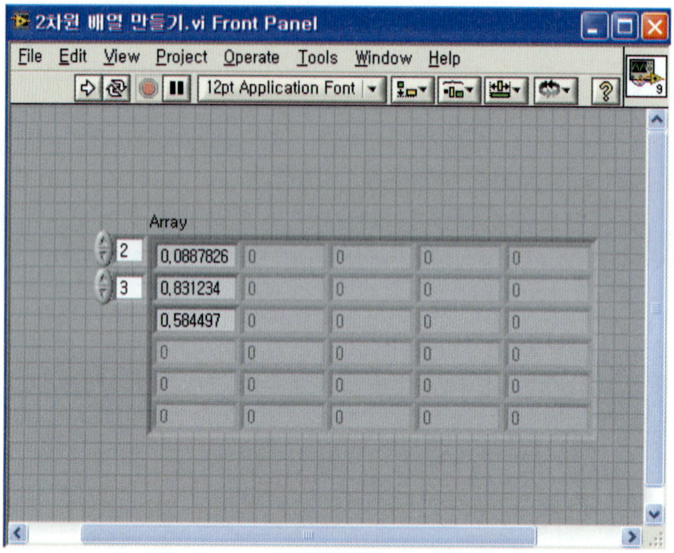

그림 6-18. 2차원 배열 프런트 패널[Index(2,3)]

예제 6-3 배열 연습

배열 함수를 사용하여 2개의 1차원 배열을 실행해 볼 것이다. 프런트 패널은 4개의 배열과 한 개의 숫자 컨트롤을 포함한다. VI는 배열의 모든 요소가 2로 초기화된 1차원의 새 배열(B)을 생성한다. VI의 최종적인 계산에서 2개의 새로운 배열(A와B)의 합을 계산하고 그 결과를 프런트 패널에 나타내게 된다. 같은 요소의 개수를 가지는 2개의 배열의 합을 계산할 때 덧셈 연산은 배열의 한 요소씩 덧셈을 한다.

① 새 VI를 열고 프런트 패널로 이동한다. **컨트롤 > 일반 > 숫자형** 팔레트에서 **숫자형 컨트롤**을 선택해 프런트 패널에 배치하고 라벨을 입력 수로 입력한다.

② **컨트롤 > 일반 > 배열, 행렬, 클러스터** 팔레트에서 **배열** 4개를 선택하고 프런트 패널에 배치 한 후 각각 라벨을 **배열, A, B,** A+B로 입력한다.

③ 배열에는 숫자형 컨트롤을 넣고 A, B, A+B에는 숫자형 인디케이터를 넣는다. 그리고 위치/크기/선택도구를 이용해 배열 셸의 모서리 상에서 크기 조정 핸들을 잡고 표시하려는 배열 요소의 개수를 포함하도록 크기를 크게 만든다.

④ 블록 다이어그램으로 이동한다. 만약 함수 팔레트가 보이지 않는다면 블록 다이어그램에서 마우스 오른쪽 버튼을 클릭하거나 보기 메뉴에서 함수 팔레트를 클릭하면 **함수 팔레트**가 나타날 것이다.

⑤ **함수 > 프로그래밍 > 배열** 팔레트에서 **배열 만들기 함수**( ), **배열 크기 함수**( ), **배열 초기화 함수**( )를 선택하여 배치하고 **함수 > 프로그래밍 > 숫자형** 팔레트에서 **더하기 함수**( )를 선택하여 배치한다.

⑥ 배열 초기화 함수의 원소에서 팝업 하여 나타난 단축메뉴에서 **생성 > 상수**를 선택한다. 생성된 상수에 2를 입력하여 배열 B가 2로 초기화될 수 있도록 한다.

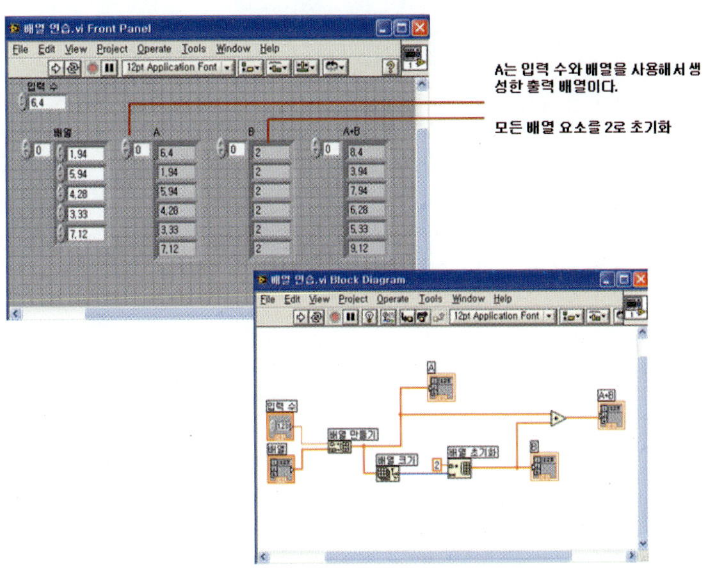

그림 6-19. 배열 연습 프런트 패널과 블록 다이어그램

6.8 클러스터

클러스터는 혼합된 타입의 데이터 원소를 그룹화 한다. 클러스터의 예는 불리언 값, 숫자값, 문자열이 결합된 LabVIEW 에러 클러스터를 들 수 있다. 클러스터는 텍스트 기반의 프로그래밍 언어의 구조체와 유사하다.

여러 데이터 원소를 클러스터로 묶으면, 블록 다이어그램에서 와이어의 복잡한 연결을 피할 수 있으며, subVI에 필요한 커넥터 팬 터미널의 개수를 감소시킬 수 있다. 커넥터 펜은 최대 28개의 터미널을 가질 수 있다. 프런트 패널에 다른 VI로 전달하려는 컨트롤과 인디케이터가 28개 이상 있는 경우, 이중 일부를 하나의 클러스터로 그룹화하고, 이 클러스터를 커넥터 팬의 한 터미널에 할당한다.

블록 다이어그램에서 대부분의 클러스터는 핑크색의 와이어 패턴과 데이터 타입 터미널을 가진다. 숫자값의 클러스터가 때때로 데이터 포인트를 나타내는 경우, 갈색의 와이어 패턴과 데이터 타입 터미널을 가진다.

클러스터는 고정된 크기를 가진다는 점에서 배열과 다르다. 배열과 마찬가지로 클러스터는 컨트롤이나 인디케이터이다. 클러스터는 컨트롤과 인디케이터를 함께 가질 수는 없다.

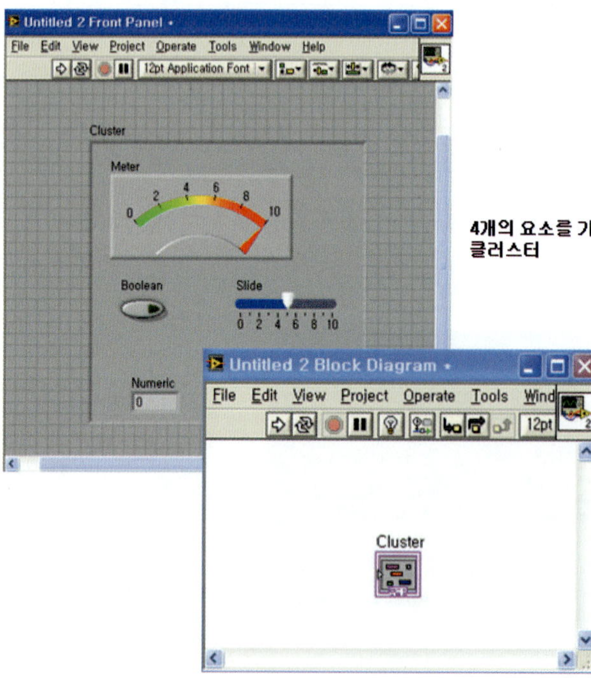

4개의 요소를 가지는 클러스터

그림 6-20. 클러스터의 예

6.9 클러스터 컨트롤과 인디케이터 생성

클러스터 컨트롤과 인디케이터는 그림 6-21처럼 프런트 패널 상에 클러스터 쉘을 위치시킴으로써 생성된다. 클러스터 쉘은 크기를 재조절할 수 있는 테두리와 라벨을 가진다.

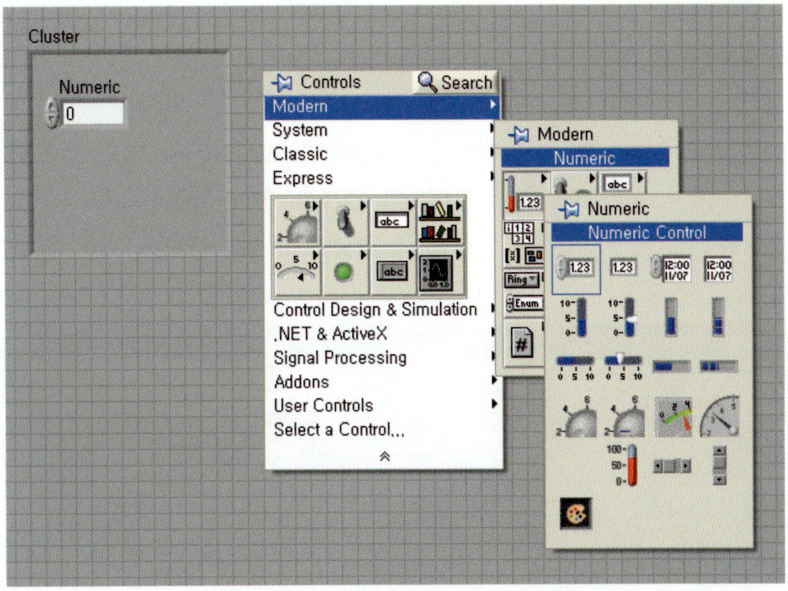

(a) 컨트롤

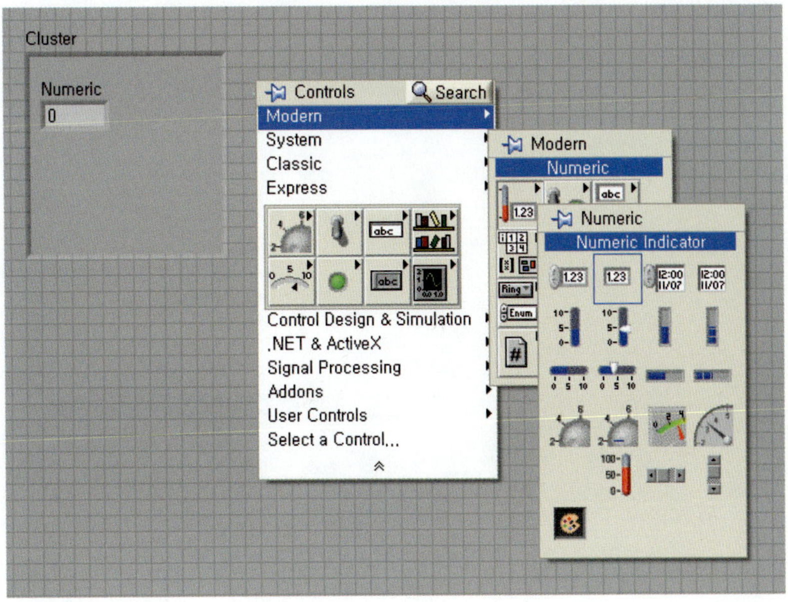

(b) 인디케이터

그림 6-21. 클러스터의 컨트롤 및 인디케이터 예제

6.10 클러스터 순서

클러스터 원소는 셀에서의 그 위치에 관계없이 논리적인 순서를 가지고 있다. 클러스터에 놓는 첫 번째 개체는 원소 0이고 두 번째는 원소 1이 되며, 이와 같은 형태로 진행된다. 원소를 삭제하면 순서가 자동으로 조절된다. 클러스터 순서는 블록 다이어그램의 **[묶기] 및 [풀기]** 함수에서 원소가 터미널로 나타나는 순서를 결정한다. 클러스터 경계에서 마우스 오른쪽 버튼을 클릭한 후 바로 가기 메뉴에서 클러스터 내의 컨트롤 순서 재설정을 선택하여 클러스터 순서를 보고 수정할 수 있다.

그림 6-22와 같이 클러스터 내에 4개의 요소를 배치하고 프런트 패널의 클러스터 테두리에서 단축메뉴를 띄운다. 단축메뉴로부터 **클러스터 내의 컨트롤 순서 재설정…**을 선택하면 그림 6-22와 같이 클러스터 내부의 요소들에 대한 순서가 우측 하단에 표시되므로 확인하고 변경할 수 있다.

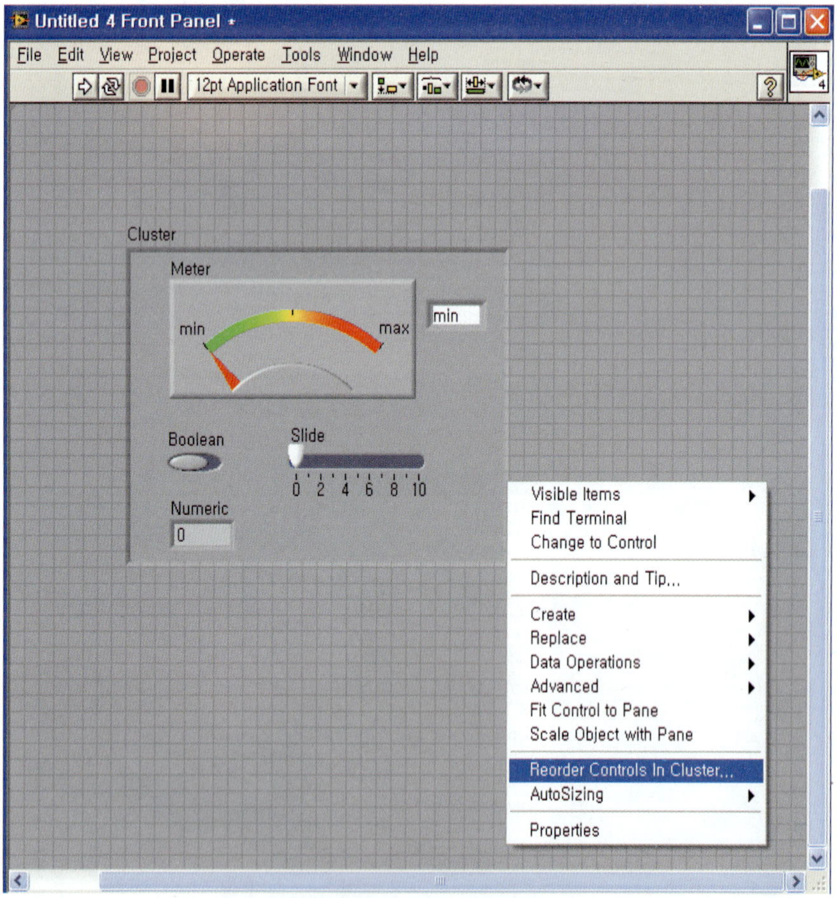

그림 6-22. 클러스터 내의 컨트롤 순서 재설정

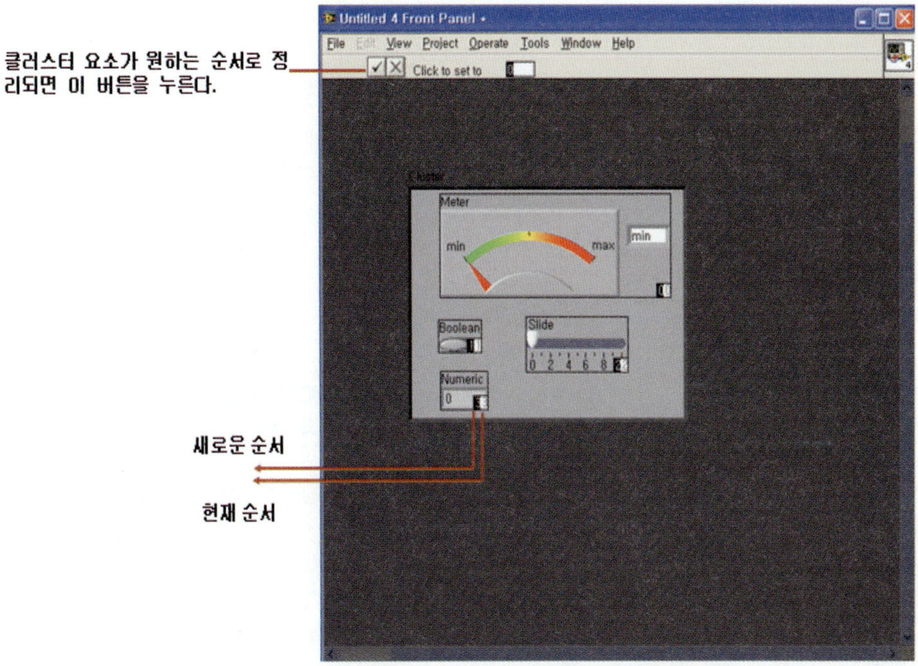

그림 6-23. 클러스터 요소들의 순서 변경

클러스터 내의 각각의 요소의 오른쪽 하단의 모서리마다 나란히 2개의 박스가 나타난다. 하얀 박스는 클러스터 순서 내에서 이 요소의 현재 위치를 나타낸다. 검정색 박스는 순서를 변경하는 경우 순서상의 새로운 위치를 나타낸다. 흰색과 검정색 박스의 개수는 순서를 변경할 때 까지 동일하다.

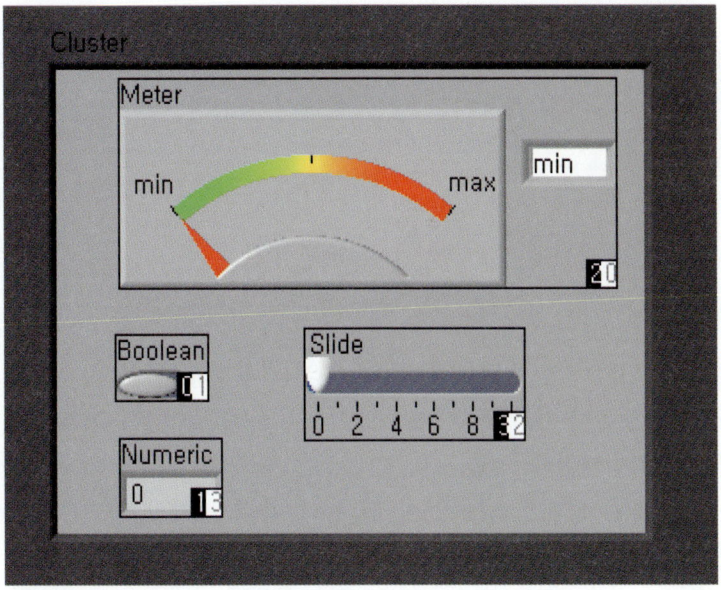

그림 6-24. 클러스터 요소들의 순서 변경 결과

6.11 클러스터 함수

클러스터 함수들 중에서 비교적 중요한 2가지 함수는 **묶기**()와 **풀기 함수**()이다. 이 함수들은 그림 6-25와 같이 **함수 > 프로그래밍 > 클러스터 & 배리언트** 팔레트에서 찾을 수 있다.

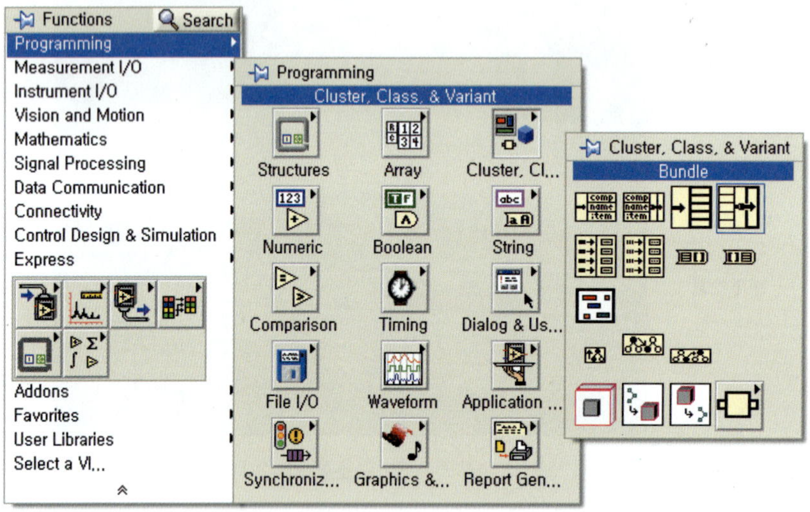

그림 6-25. 클러스터 & 배리언트 팔레트와 클러스터 관련 함수들

6.11.1 풀어주는 함수

풀어주는 함수에는 **풀기**와 **이름으로 풀기**가 있다.

1. 풀기

풀기는 클러스터의 데이터 전체를 순서에 따라 모두 풀어준다. 앞에서 순서를 다시 정해준 클러스터를 풀어주면 다음과 같다. 사용자는 이들 중에서 필요한 데이터만 사용하면 될 것이다.

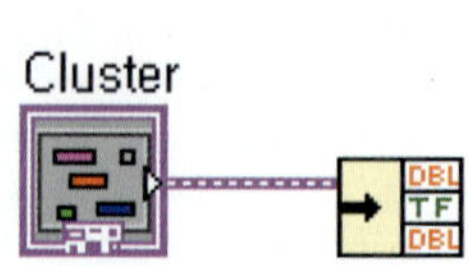

출력 터미널의 개수는 입력 클러스터를 풀기 함수의 입력에 와이어 할 때 그 속에 포함된 요소의 개수만큼 자동으로 조절된다. 클러스터 순서에서 원소 0은 최상위 출력 터미널로 넘겨지고 원소 1은 두 번째 터미널로 넘겨진다. 클러스터 연결선은 출력 터미널의 정확한 개수를 생성하고 연결점이 채워지기까지는 깨진 상태로 남아있게 된다. 정확한 크기의 풀기 함수에 입력 클러스터를 연결하면 이전의 빈 출력 터미널에는 클러스터내의 데이터 형이 기호로 표시될 것이다. 그림 6-26의 예제는 클러스터의 요소들을 분리하는데 사용되어지는 풀기 함수()를 보여 준다. 클러스터는

4개의 요소를 가지고 각각의 요소는 클러스터로부터 분리되고 프런트 패널에서 보여 지도록 각각의 개별적인 인디케이터로 연결된다.

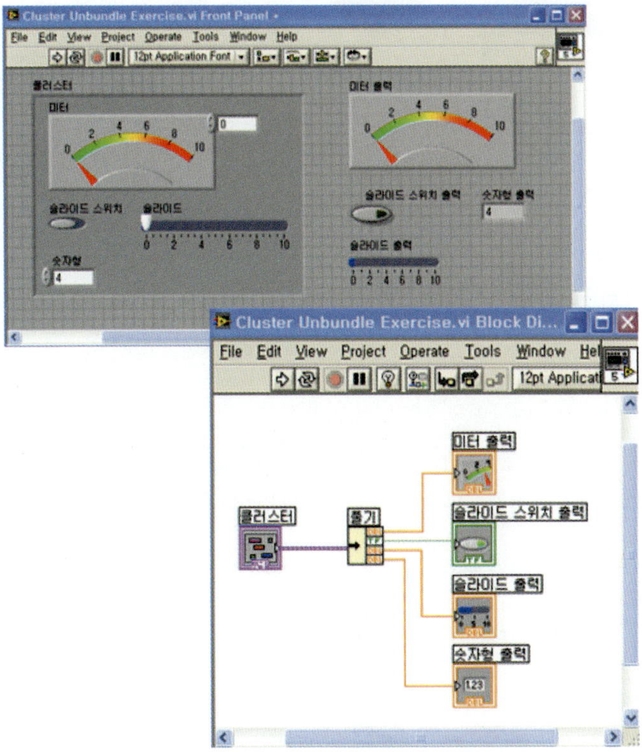

그림 6-26. 풀기 함수를 사용한 예제

2. 이름으로 풀기

이름으로 풀기는 원소 별로 골라서 풀어주는 함수이다. 이때 원소의 이름을 이용한다. 클러스터를 **이름으로 풀기**에 연결하고 마우스로 클릭하여 원하는 원소를 선택해준다. 동시에 두 개 이상의 아이템을 선택하고 싶은 경우에는 **이름으로 풀기**의 크기를 늘려준다.

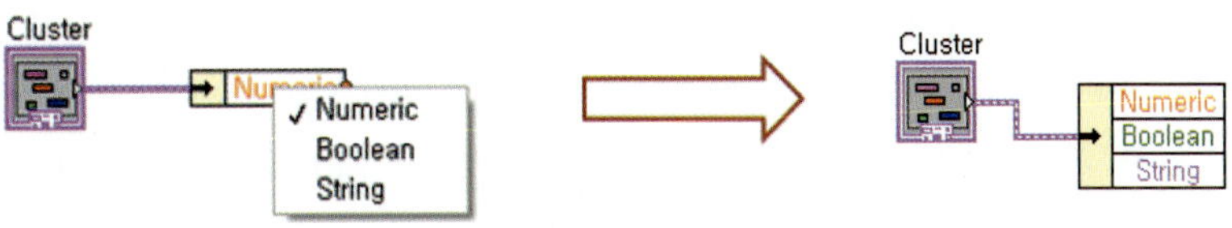

클러스터의 대표적인 예는 **에러 입력**이다. **에러 입력**에서 상태(Status)만 풀어내기 위하여 **이름으로 풀기**를 사용할 수 있다. 에러 입력에서 **상태**는 불리언 타입이고, **코드**는 숫자형 타입이며, **소스**는 문자열 타입이다. **컨트롤 > 일반 > 배열, 행렬, 클러스터** 팔레트에서 **에러 입력**을 찾을 수 있다.

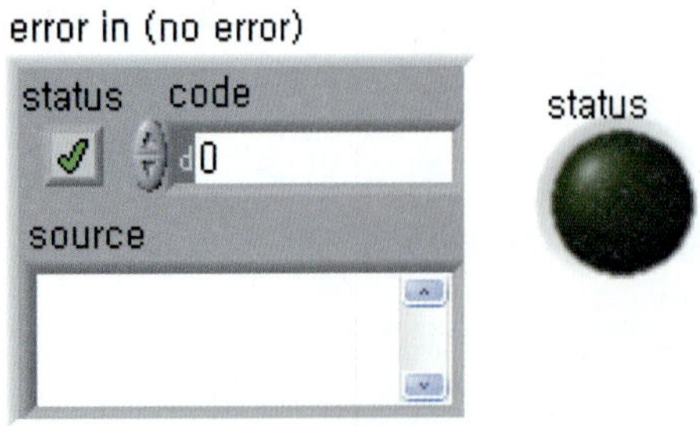

(a)프런트 패널

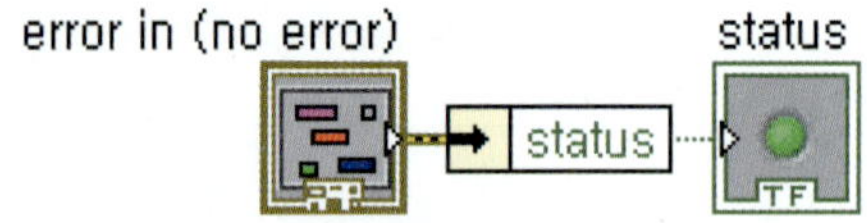

(b)블록 다이어그램

6.11.2 묶어주는 함수

클러스터를 만들기 위하여 묶어주는 함수에는 **묶기와 이름으로 묶기**가 있다.

1. 묶기

묶기는 여러 개의 데이터들을 위에서부터 순서대로 묶어주는 함수이다. 예를 들어, 숫자형 배열, 불리언, 그리고 문자열 배열을 클러스터로 묶어주면 아래와 같다.

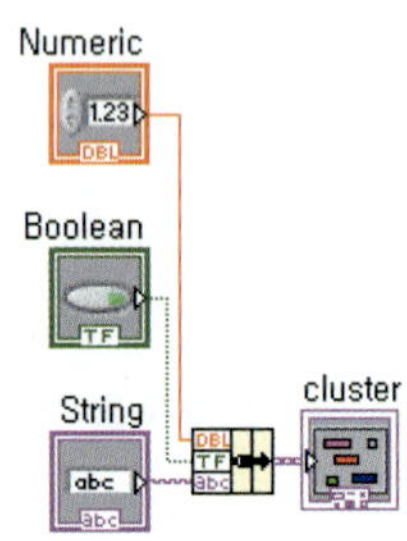

묶기 함수를 블록 다이어그램에 위치시키면 묶기 함수는 왼편에 2개의 요소 입력 터미널을 가지고 나타난다. 필요한 만큼 많은 터미널을 생성하기 위해 함수 아이콘을 수직으로 늘이면 입력 터미널 개수를 증가시킬 수 있다. 왼쪽 편의 요소들에 터미널을 입력하는 것 외에 묶기 함수는 그림 6-27과 같이 중간에 클러스터를 위한 입력 터미널을 가진다. 때때로 다른 요소들에 아무런 영향을 끼치지 않으면서 클러스터의 하나 또는 두 개의 요소 값을 대체하거나 변경하고 싶을 것이다. 그림 6-27의 예제는 클러스터의 두 요소 값을 변경하는 간단한 방법을 보여준다. 묶기 함수의 클러스터 입력 터미널에 기존의 클러스터 컨트롤이라는 이름의 클러스터가 연결되어 있으므로 반드시 연결되어 있는 요소 입력 터미널들은 변경하려고 하는 클러스터 요소들에 관련된 개체들이다. 그림 6-27을 보면 첫 번째와 두 번째 요소가 변경된다. 묶기 함수를 사용해서 클러스터 내의 요소들을 변경하려면, 먼저 블록 다이어그램에 묶기 함수를 위치시키고 수정하려고 하는 클러스터 요소들과 입력 터미널이 같은 개수가 되도록 함수의 크기를 조절한다.

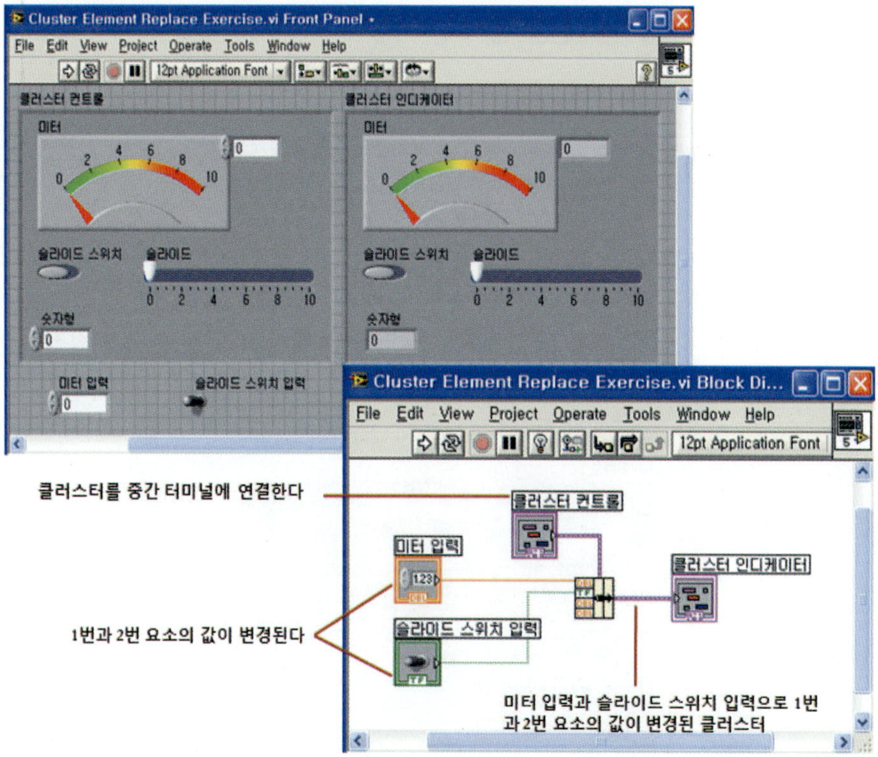

그림 6-27. 묶기 함수를 사용해서 클러스터의 요소 값을 변경하는 예제

그림 6-27의 VI는 **미터 컨트롤**과 **슬라이드 스위치 컨트롤**의 값을 변경하는데 사용되는 **묶기 함수**를 보여준다. 이 VI를 열고 연속 실행 모드로 실행시켜 보도록 한다. 클러스터 컨트롤에 있는 **수평 포인트 슬라이드**의 포인터를 값 수행 도구를 사용해서 이동시키면 클러스터 인디케이터에 있는 수평 포인터 슬라이드의 포인터가 이동하는 것을 볼 수 있을 것이다. 그리고 클러스터 컨트롤에 있는 미터 값을 5로 변경시켜 보면 클러스터 인디케이터의 미터의 값이 변하지 않음을 알 수 있다. 이것은 미터가 클러스터의 첫 번째 요소이고 그 값은 숫자 컨트롤인 미터 입력에 설정되는 값으로 대체되어지기 때문이다. 클러스터 인디케이터의 미터의 값을 변경하려면 미터 입력 컨트롤의 값을 변경해야 한다.

2. 이름으로 묶기

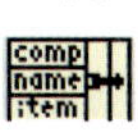 **이름으로 묶기**는 미리 어떤 클러스터를 만들 것인가에 대한 정보를 알고 있을 때, 이 정보에 따라서 클러스터를 구성하는 함수이다. 클러스터의 함수 중에서 가장 까다로운 함수이다.

예

제

예제 6-4 클러스터를 만들고 다루는 법

클러스터를 만들고, 클러스터 함수를 이용하여 클러스터를 수정해 본다.

① 새 VI를 만들고, 클러스터.vi라는 이름으로 저장한다.

② 프런트 패널에 클러스터를 만든다. 숫자형, 숫자형 배열, 불리언, 불리언2, 슬라이드를 클러스터에 순서대로 넣어준다. 순서를 틀렸을 경우에는 **클러스터 내의 컨트롤 순서 재설정…**을 이용하여 순서를 바꿔준다.

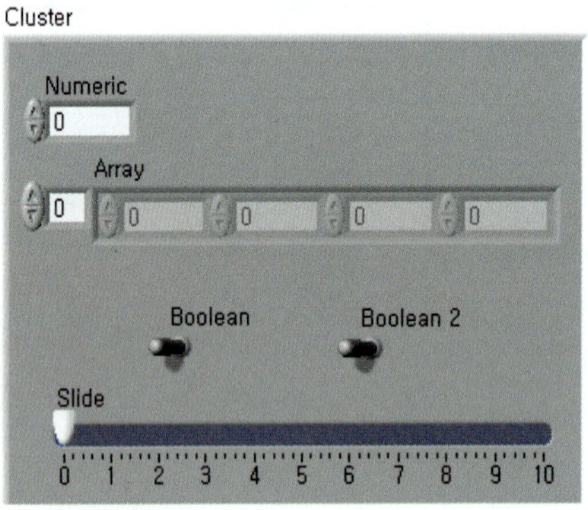

③ **풀기**와 **이름으로 풀기**를 이용하여 이 클러스터를 풀어준다. 그리고 **묶기**와 **이름으로 묶기**를 이용하여 다시 묶어준다.

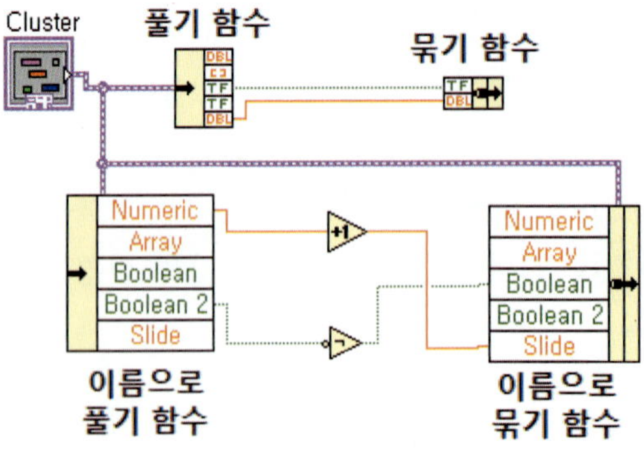

- **증가**는 숫자형 값에 +1을 해주는 함수이다. **함수 > 프로그래밍 > 숫자형** 팔레트에서 찾을 수 있다.
- NOT은 불리언 값에 NOT 연산을 하는 함수이다. **함수 > 프로그래밍 > 불리언** 팔레트에서 찾을 수 있다.

④ **단축메뉴의 생성 > 인디케이터**를 이용하여 다음을 완성한다. 그리고 While 루프로 전체를 둘러준다. While 루프 조건에서 단축메뉴의 **생성 > 컨트롤**을 이용하여 [정지] 버튼을 생성해준다.

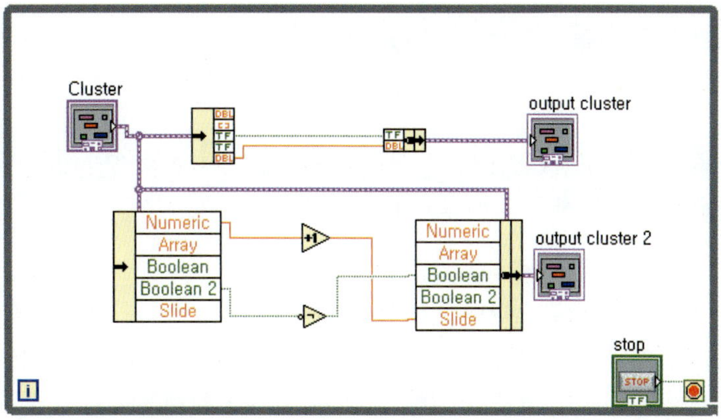

[출력 클러스터]는 두 개의 원소를 가진 새로운 클러스터이고, **[출력 클러스터 2]**는 **[클러스터]**에서 슬라이드와 불리언의 값만 바뀐 것이다.

⑤ While 루프는 컴퓨터 시스템이 가능한 범위까지 최대한 빨리 실행된다. While 루프의 실행 속도를 조절하기 위해서 **시간 지연** 함수를 사용한다.

⑥ 프런트 패널을 정리하고 실행한다. While 루프에 의하여 반복 실행함을 알 수 있다. 정지 버튼을 클릭하여 VI의 실행을 멈춘다.

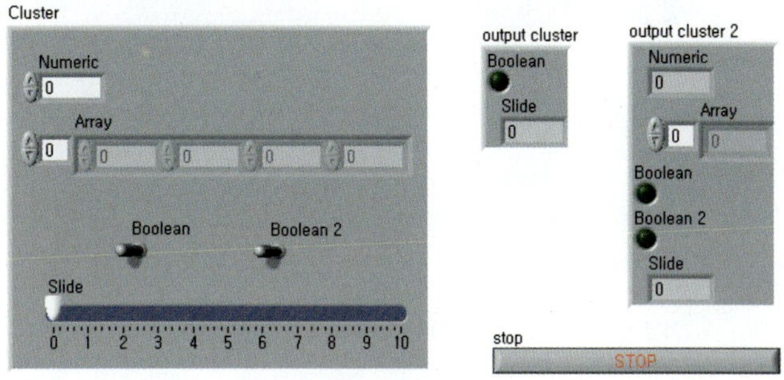

[프런트 패널]

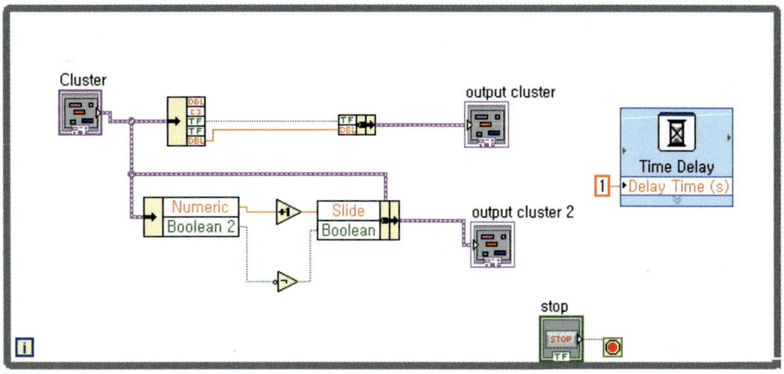

[블록 다이어그램]

그림 6-28. 클러스터 함수를 이용하여 클러스터를 설계한 예

예

제

예제 6-5 클러스터를 이용한 산술 연산

숫자형이나 열거형 데이터 타입으로 만들어진 클러스터는 산술 연산이 가능하다. 클러스터와 숫자형의 산술 연산을 수행해본다.

① 새 VI를 만들고, 클러스터 산술 연산.vi로 저장한다.
② 다음과 같이 프런트 패널에 클러스터를 두고, 숫자형 컨트롤, 열거형, 텍스트 링을 차례로 위치시킨다. 열거형과 텍스트 링은 **함수 > 일반 > 링 & 열거형 팔레트**에서 찾을 수 있다.
③ 클러스터를 복사하여 클러스터 2를 만들고, 단축메뉴에서 [인디케이터로 변경]을 선택해서 인디케이터로 바꿔준다.
④ VI를 실행하고, 숫자형의 값을 변경해본다. 클러스터의 모든 입력에 10이 곱해져서 클러스터 인디케이로 출력됨을 확인할 수 있다.

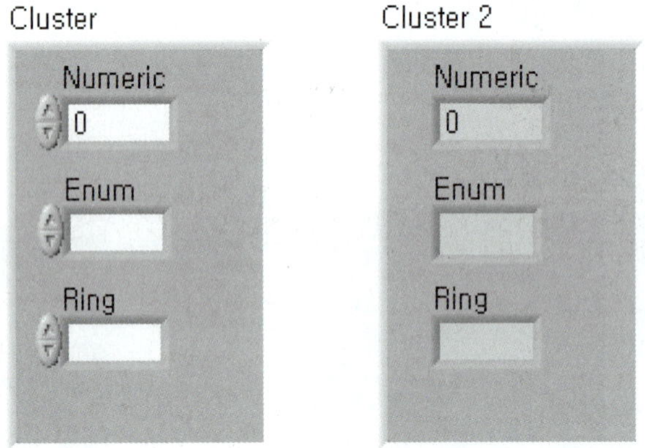

[프런트 패널]

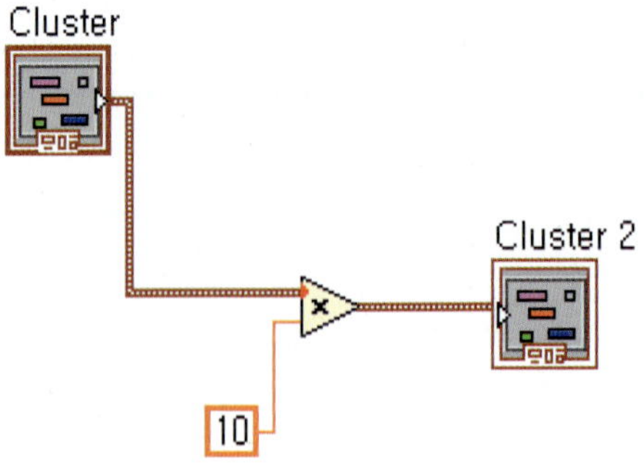

[블록 다이어그램]

그림 6-29. 클러스터를 이용한 산술 연산

연습문제

6.1 100개의 랜덤 수를 생성한 후 배열에 저장하는 VI를 구성하고 웨이브 폼 그래프에 생성한 랜덤 수를 표시하도록 설계하여라.

6.2 배열 인덱스 함수를 사용해서 문제 6.1에서 생성한 배열에서 개별적으로 요소를 표시하는 VI를 설계하여라. 프런트 패널에 숫자 컨트롤을 놓고 입력한 값을 인덱스로 해서 배열에서 인덱스에 대응하는 값을 찾아보도록 한다.

6.3 배열 만들기 함수를 사용해서 문제 6.1에서 생성한 배열에 요소를 추가하는 VI를 설계하여라. 배열 만들기 함수의 원소 입력에 추가할 개체를 와이어하면 될 것이다.

6.4 숫자 컨트롤 불리언 버튼, 문자열 컨트롤을 하나의 클러스터로 만드는 VI를 설계하여라. 서로 다른 여러 개의 데이터들을 위에서부터 순서대로 묶어주는 묶기 함수를 사용한다. 묶기 함수는 **함수 > 프로그래밍 > 클러스터 & 배리어트** 팔레트에서 찾을 수 있다.

6.5 숫자 컨트롤, 불리언 버튼, 배열을 포함하는 클러스터를 생성한 후 그 클러스터를 풀기 함수를 사용해서 개체를 개별적으로 프런트 패널에 표시하는 VI를 설계하여라. 풀기 함수는 **함수 > 프로그래밍 > 클러스터 & 배리언트** 팔레트에서 찾을 수 있다.

[프로젝트: 온도 변환]

이번 실습은 5장에서 구성한 Using For Loop Thermometer VI를 수정해 보도록 한다.

목표는 그래프 폴로팅에 적당한 방법으로 온도 데이터를 구성하기 위해서 배열 만들기 함수를 사용하는 것이다. Using For Loop Thermometer.vi를 열고 다음 단계를 수행해서 VI를 수정해 보도록 한다.

① Using For Loop Thermometer.vi를 더블 클릭해서 프런트 패널과 블록 다이어그램을 열고 프런트 패널로 이동한다. 만약 컨트롤 팔레트가 나타나지 않으면 프런트 패널에서 마우스 오른쪽 버튼을 클릭하거나 보기 메뉴에서 컨트롤 팔레트를 클릭하면 컨트롤 팔레트가 나타난다.
② **컨트롤 〉 일반 〉 그래프** 팔레트에서 웨이브 폼 그래프를 선택하고 프런트 패널에 배치한다.
③ 블록 다이어그램으로 이동한다. 만약 함수 팔레트가 나타나지 않는다면 블록 다이어그램에서 마우스 오른쪽 버튼을 클릭하거나 보기 메뉴에서 **함수 팔레트**를 클릭하면 함수 팔레트가 나타날 것이다. **함수 〉 프로그래밍 〉 배열, 행렬, 클러스터** 팔레트에서 **배열 만들기 함수**를 선택하고 배치한다.
④ **함수 〉 수학 〉 피팅** 팔레트에서 일반 다항식 피팅을 선택하고 블록 다이어그램에 배치한다.

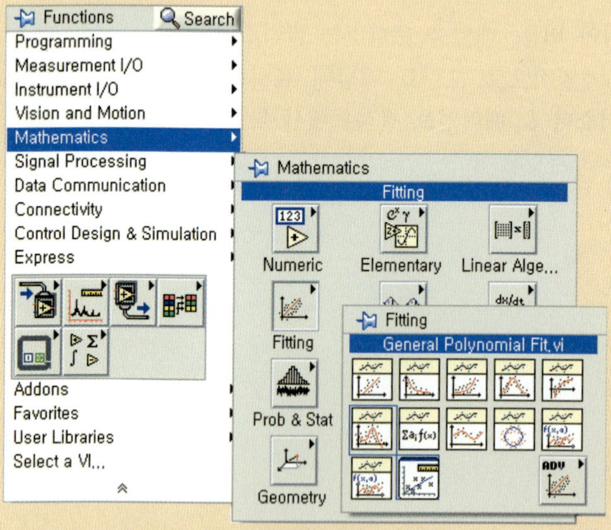

그림 6-30. 일반 다항식 피팅 선택

⑤ For 루프의 반복 터미널을 일반 다항식 피팅의 입력 X로 와이어 하고 C_F Sub VI.vi의 섭씨온도 출력을 일반 다항식 피팅의 입력 Y로 와이어 한다.
⑥ C_F Sub VI.vi의 Celsius 출력을 배열 만들기 함수의 첫 번째 원소 입력으로 와이어하고, 일반 다항식 피팅의 최적 다항식 피팅 출력을 두 번째 원소 입력으로 와이어한다.
⑦ 배열 만들기 함수의 추가된 배열 출력을 웨이브 폼 그래프 터미널로 와이어 한다.

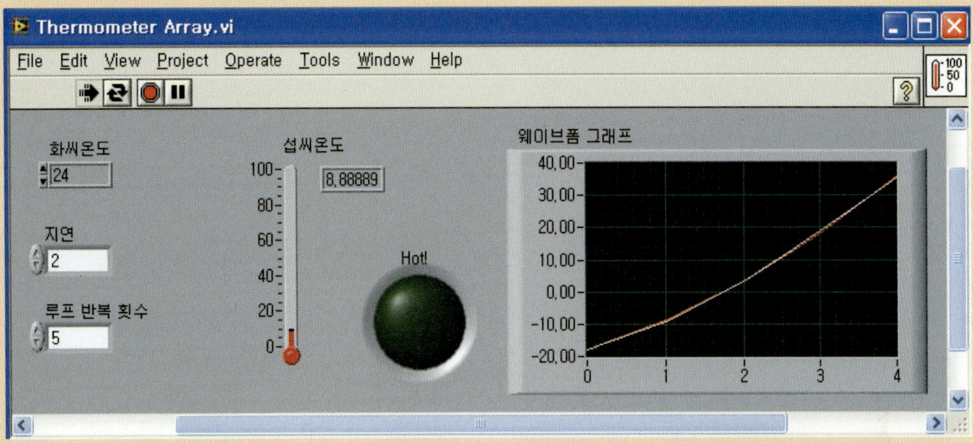

[프런트 패널]

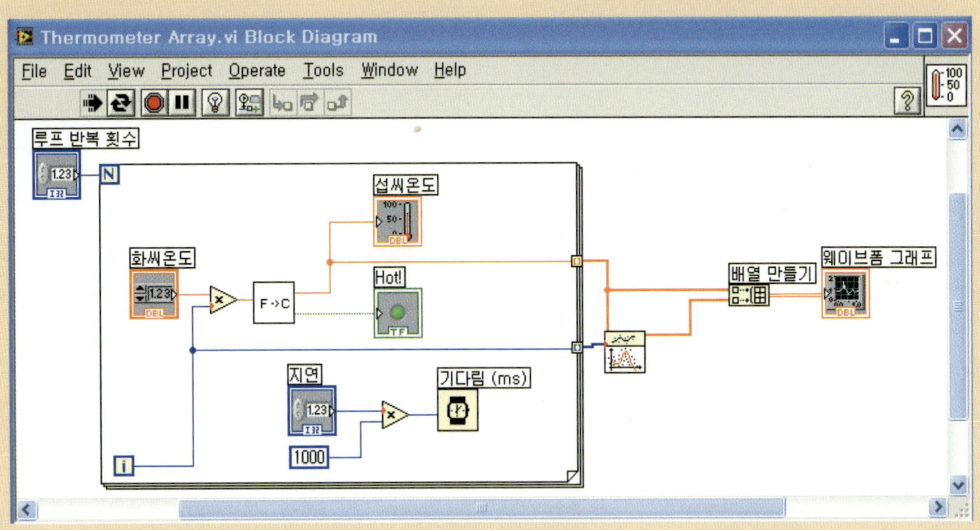

[블록 다이어그램]

그림 6-31. 배열 만들기 함수를 추가한 VI

Note

7장 차트와 그래프

▸ 요 약 ◂

이 장에서는 데이터를 그래픽 형태로 나타내는데 사용되는 차트(Chart)와 그래프(Graph), 차트와 그래프 각각에 요구되는 데이터 형과 그래프를 사용하는 몇 가지 방법에 대해 배울 것이다. 데이터 표현은 통신의 중요한 요소이기 때문에 차트와 그래프의 외형을 개인의 요구에 맞출 수 있는 것이 필요하다. 팔레트(Palette)와 범례(Legend), 그리고 다른 도구들을 사용한 차트와 그래프 설정 문제는 이번 장에서 논의 된다.

7.1 웨이브 폼 차트

웨이브 폼 차트( )는 하나 이상의 연속적인 데이터를 표시할 수 있도록 만들어진 특수한 인디케이터의 한 종류이고 그림 7-1과 같이 **컨트롤 > 일반 > 그래프** 팔레트에 위치하고 있다.

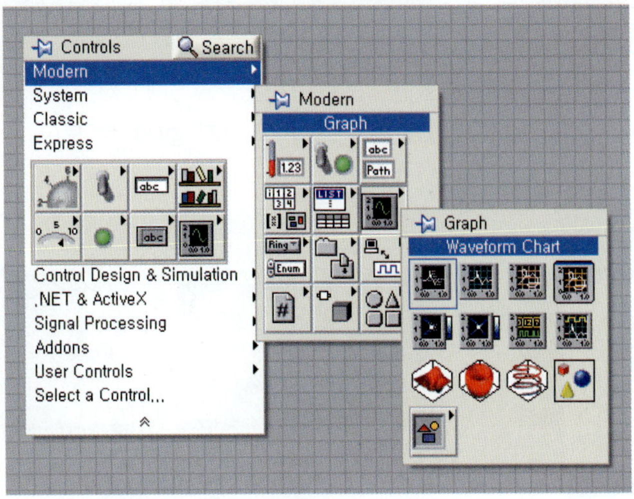

그림 7-1. 웨이브 폼 차트와 그래프 컨트롤

웨이브 폼 차트에는 한 가지 유형밖에 없지만 그림 7-2와 같이 양방향 데이터 표현을 위한 3가지 업데이트 모드 - **스트립** 차트, **스코프** 차트, **스윕** 차트 - 가 있다. 웨이브 폼 차트 상에서 단축 메뉴를 띄우고 **고급 > 업데이트 모드** 메뉴를 선택해서 사용하려는 업데이트 모드를 선택한다. 이 과정은 그림 7-3에 나타낸다.

스트립 차트, 스코프 차트, 스윕 차트는 모두 들어오는 데이터를 조금씩 다르게 처리한다. 스트립 차트(Strip Chart)는 각각의 새 데이터 포인트에 도착할 때 전체 플롯은 왼쪽으로 이동하도록 스크롤하는 표시영역을 가지고 있다. 즉, 이전의 데이터 포인트는 차트를 벗어나고 최신의 데이터 포인트가 플롯의 맨 오른쪽에 추가된다.

스코프와 스윕 차트는 오실로스코프의 실행 방식과 더욱 유사하다. 스코프 차트(Scope Chart)의 플롯팅 영역의 오른쪽 테두리에 닿을 정도로 데이터 플롯에 포인트 개수가 충분해지면 전체 플롯이 지워지고 왼쪽부터 다시 플롯의 표시가 시작된다. 스윕 차트(Sweep Chart)는 데이터가 오른쪽 테두리에 닿을 때 플롯이 지워지는 것이 아니라 이동하는 수직선이 새 데이터 시작을 표시하고 새 데이터가 더해질 때 화면을 가로질러 이동하는 것만 제외하면 스코프 차트와 똑같이 작동된다. 스코프 차트와 스윕 차트는 스트립 차트보다 더 빠르게 실행된다.

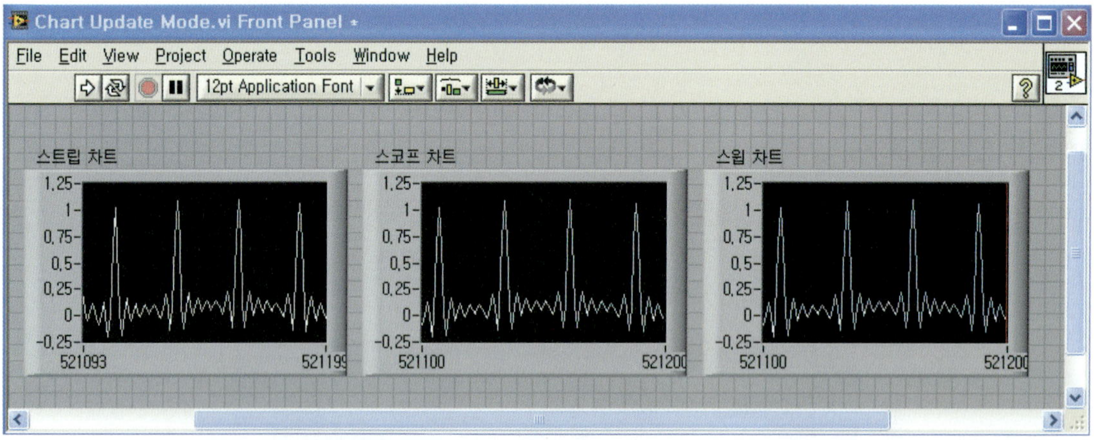

그림 7-2. 웨이브 폼 차트의 세 가지 업데이트 모드

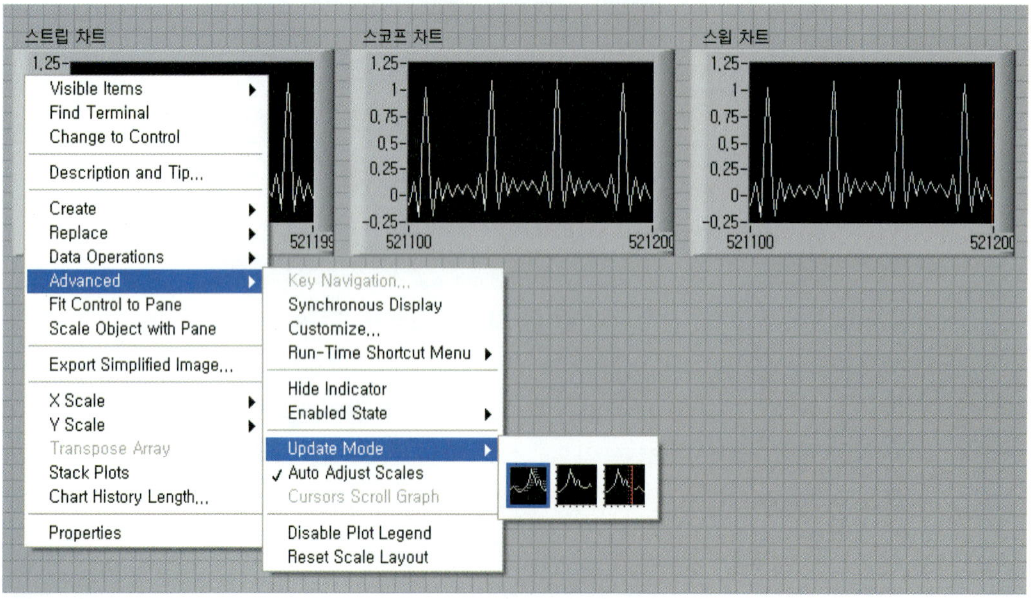

그림 7-3. 웨이브 폼 차트의 업데이트 모드 선택

웨이브 폼 차트는 단일 플롯(Single Plot), 또는 다중 플롯(Multiple Plot)을 표시할 수 있다. 다중 플롯 웨이브 폼 차트의 예제는 그림 7-4에 나타낸다.

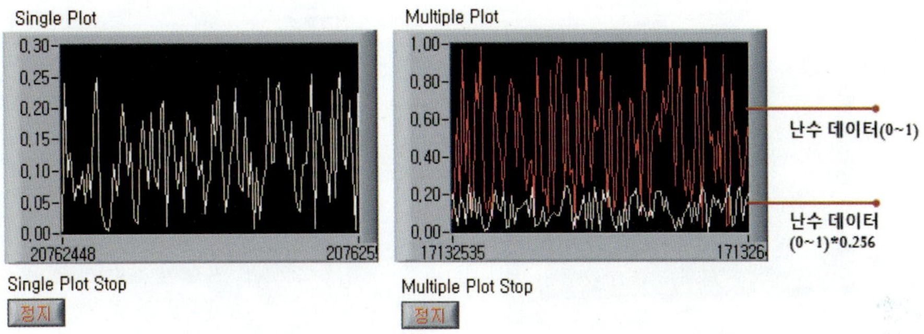

그림 7-4. 단일 플롯과 다중 플롯 웨이브 폼 차트

단일 플롯 웨이브 폼 차트를 생성하려면 스칼라 출력을 웨이브 폼 차트에 바로 연결해야 한다. 웨이브 폼 차트에 표시되는 데이터형은 입력형과 일치해야 한다. 그림 7-4에 나타낸 예제는 새로운 온도 값은 각각 While 루프 반복 시에 차트 상에 플롯으로 표시된다.

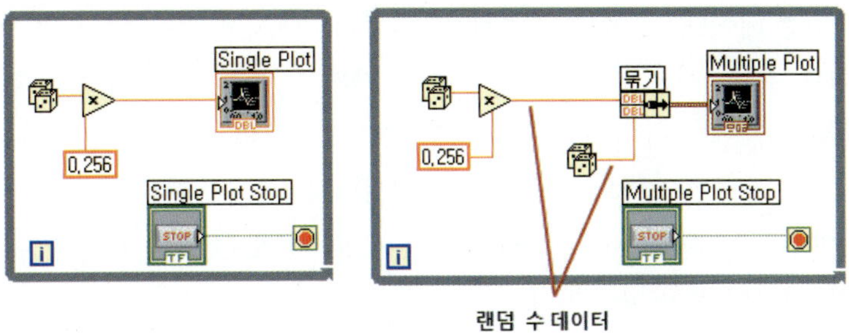

그림 7-5. 단일 플롯과 다중 플롯 웨이브 폼 차트와 관련된 블록 다이어그램

그림 7-4와 같이 웨이브 폼 차트는 다중 플롯을 나타낼 수 있다. 다중 플롯 웨이브 폼 차트를 생성하기 위해 **묶기 함수**를 사용해서 데이터를 같이 묶을 수 있다. 그림 7-5의 예제에서 **묶기 함수**는 웨이브 폼 차트에 플롯을 표시하기 위해 온도와 랜덤 수 데이터를 얻는 두 개의 서로 다른 데이터 **소스 출력** - **난수 함수**(0-1) - 을 그룹으로 만든다. 묶기 함수의 입력 터미널 개수를 증가시킴으로써 - 즉 묶기 함수의 크기를 조절함으로써 - 웨이브 폼 차트에 플롯을 더 추가시킬 수 있다.

7.2 웨이브 폼 그래프

웨이브 폼 그래프(Waveform graph:)는 하나 또는 그 이상의 데이터 배열을 나타내는 인디케이터이다. 이것은 수직 수평축과 함께 친숙한 2차원 플롯과 동일하다. 그래프의 2가지 형 - 웨이브 폼 그래프와 XY 그래프( ) - 이 있다. 이 절에서는 웨이브 폼 그래프에 중점을 둘 것이고, XY 그래프는 다음 절에서 살펴볼 것이다.

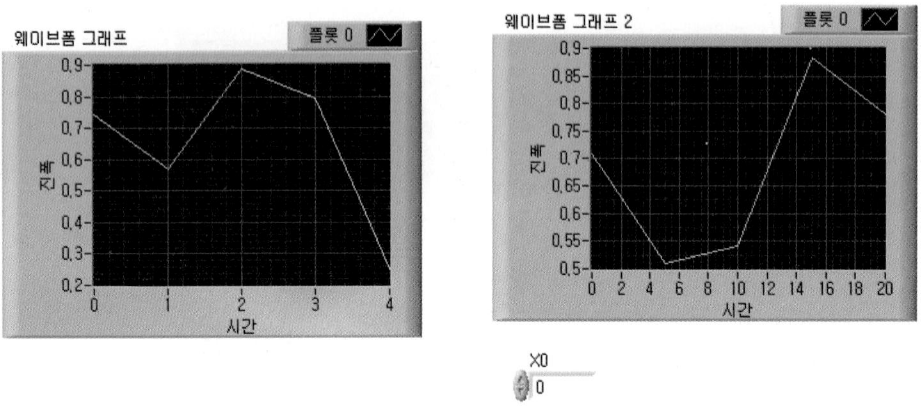

그림 7-6. 웨이브 폼 그래프

웨이브 폼 그래프( )와 XY 그래프( )는 기능적으로 다르지만 프런트 패널 상에서는 같아 보인다. 새로운 데이터가 유효해질 때 플롯에 표시하는 웨이브 폼 차트와는 다르게 웨이브 폼 그래프와 XY그래프는 한 번에 데이터 배열을 플롯에 표시한다. 웨이브 폼 그래프의 예를 그림 7-6에 나타낸다. 그러나 웨이브 폼 그래프는 단지 균등하게 간격을 유지하는 접점과 함께 단일 값 함수를 플롯에 표시하고 균등하게 분산되어진 접점에 배열의 데이터를 플롯에 표시하는데 이상적이다. 역으로, XY 그래프는 불규칙적인 간격에서 유효한 데이터를 표시하거나 또는 각각에 대해서 좌우되는 종속적인 2개의 변수를 표시하는데 적당한 Cartesian 그래프이다. 웨이브 폼 그래프와 XY 그래프를 다른 형의 입력 데이터를 받아들인다.

웨이브 폼 그래프는 컨트롤 팔레트(그림 7-1 참조)의 그래프 팔레트 상에 위치하고 있다. 기본적으로 단일 플롯 그래프에서 배열 Y값들(수직 축을 따라)은 바로 웨이브 폼 그래프로 넘겨질 수 있다. 이 방법은 초기 X값(수평축을 따라) $X_0=0$이고, $\Delta X=1$로 가정한다. ΔX값은 X표시 간격을 결정한다. Y 값만이 웨이브 폼 그래프로 넘겨질 때 그림 7-7(a)와 같이 그래프 아이콘이 배열 인디케이터로 나타날 것이다. 만약, $X_0=0$ 외에 다르게 플롯표시를 시작할 경우나 데이터 포인트가 $\Delta X=1$과는 다르게 간격이 정해졌다면 초기 값 X_0와 ΔX, 웨이브 폼 그래프의 데이터 배열로 구성된 클러스터를 연결할 수 있다. 그래프 터미널은 그림 7-7(b)처럼 클러스터 인디케이터로 나타날 것이다.

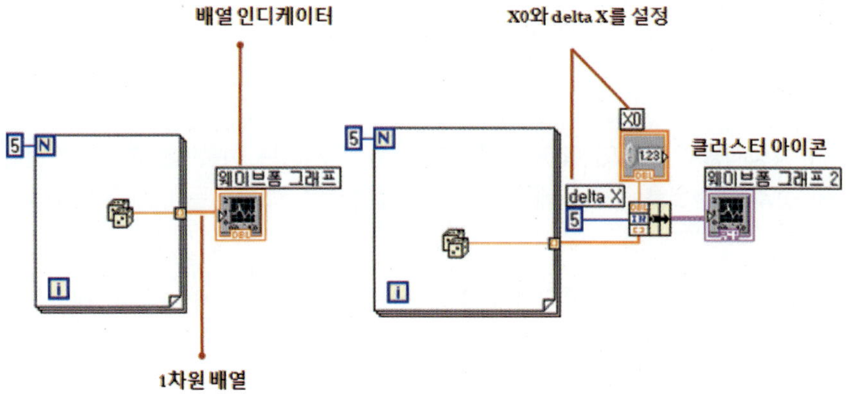

(a) 초기값 X와 delta X를 디폴트 값을 사용한 경우

(b) 초기값 X와 delta X를 사용자가 정의한 경우

그림 7-7. 단일 플롯 웨이브 폼 그래프

만약 단일 그래프에 하나 이상의 곡선을 표시하고자 한다면 다중 플롯 웨이브 폼 그래프를 생성하기 위해 2차원 배열의 데이터를 전달할 수 있다. 다중 플롯 웨이브 폼 그래프를 연결하기 위한 두 가지 방법을 그림 7-8에 나타낸다. 그래프 아이콘은 연결되어지는 데이터 형을 나타낸다.

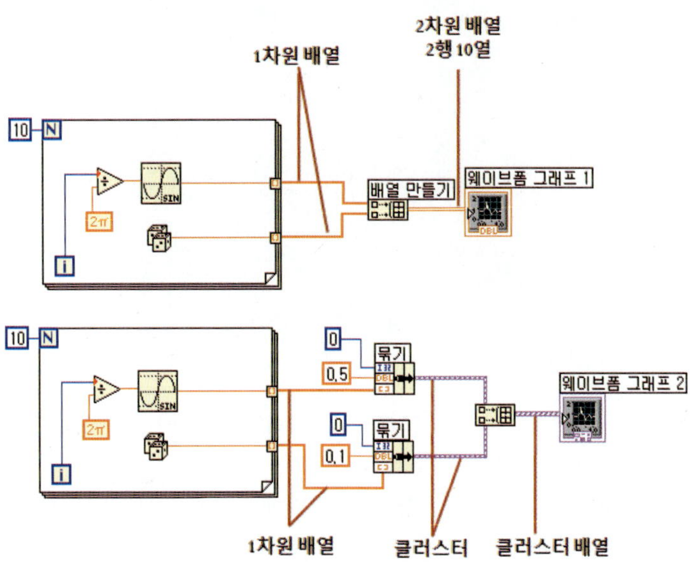

그림 7-8. 다중 플롯 웨이브 폼 그래프를 와이어하는 2가지 방법

그래프는 항상 2차원 배열의 행을 플롯에 표시한다. 그림 7-8의 2차원 배열은 각 행마다 10개의 열을 가지는 두 개의 행 - 2×10 - 을 가진다. 만약 데이터가 열에서 주어진다면 그래프에 표시하기 전에 배열을 바꿔야 한다. 2차원 배열 데이터를 그래프 터미널에 연결하고 프런트 패널에 가서 그래프에서 단축메뉴를 띄워 배열 전체를 선택한다.

예제

예제 7-1 웨이브 폼 그래프 연습

Kepler의 방정식을 이용하여 웨이브 폼 그래프를 표시하는 VI를 설계한다. 프런트 패널에 2개의 숫자형 컨트롤, 1개의 배열 인디케이터, 1개의 웨이브 폼 그래프를 위치시킨다.

① **컨트롤 > 일반 > 숫자형** 팔레트에서 **숫자형 컨트롤**을 2개 선택해서 프런트 패널에 배치한다. 각각 라벨을 Loop Iteration과 First Value로 입력한다.

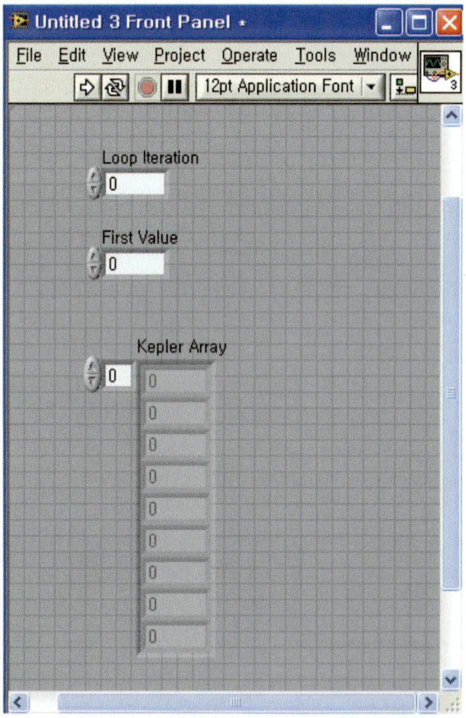

② **컨트롤 > 일반 > 행렬, 배열, 클러스터** 팔레트에서 배열을 선택해서 프런트 패널에 배치하고 라벨을 Kepler Array로 입력한다.

③ **컨트롤 > 일반 > 숫자형** 팔레트에서 **숫자형 인디케이터**를 선택하고 배열 쉘 내로 삽입하면 배열 Kepler Array는 인디케이터 배열이 된다. 위치/크기/선택 도구로 배열 쉘의 크기를 조절한다.

④ **컨트롤 > 일반 > 그래프** 팔레트에서 **웨이브 폼 그래프**를 선택하고 프런트 패널에 배치한다.

⑤ 웨이브 폼 그래프의 y축 스케일이 어떤 미리 결정되어진 고정된 값을 유지하기보다는 데이터 값에 따라 변경되도록 웨이브 폼 그래프의 y축 스케일을 수정한다. 그림과 같이 웨이브 폼 그래프에서 단축메뉴를 띄우고 Y **스케일 > 오토 스케일** Y를 체크한다.

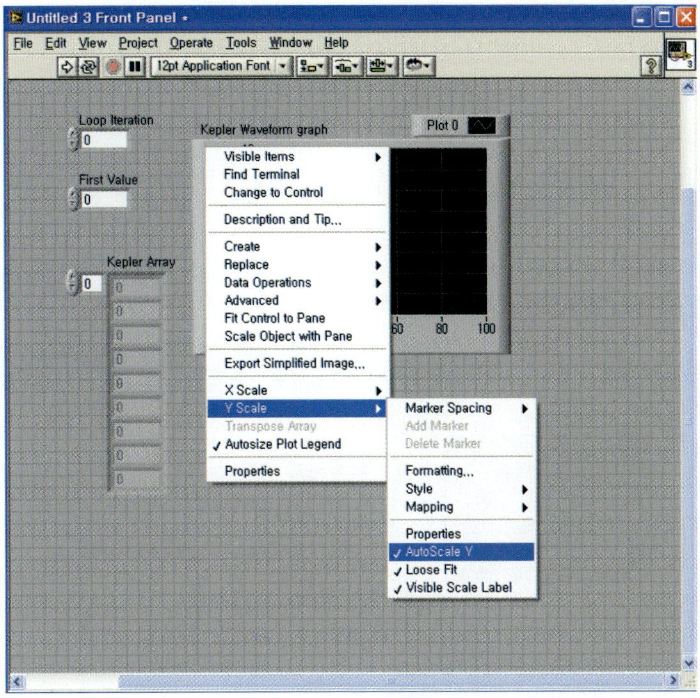

⑥ 블록 다이어그램으로 이동한다. 블록 다이어그램에서 **함수 팔레트**가 나타나지 않으면 블록 다이어그램에서 마우스 오른쪽 버튼을 클릭하거나 보기 메뉴에서 함수 팔레트를 클릭하면 나타난다.

⑦ **함수 〉 프로그래밍 〉 구조** 팔레트에서 For **루프**를 선택해서 블록 다이어그램에 배치한다. 카운트 터미널에 Loop Iteration 터미널을 와이어한다.

⑧ **함수 〉 프로그래밍 〉 구조** 팔레트에서 **수식 노드**를 선택해서 For 루프 내에 배치한다.

⑨ 수식 노드의 테두리에서 팝업한 후 나타난 단축메뉴에서 **입력 추가**를 선택하고 입력 변수를 만든 후 x를 입력한다. 그리고 단축메뉴에서 입력 추가를 선택해서 입력 변수를 만들고 e를 입력한다. 단축메뉴에서 출력 추가를 선택해서 출력 변수를 만들고 y를 입력한다.

⑩ 텍스트 편집 도구를 사용해서 수식 노드에 $y=x-e*\sin(x)$와 같은 공식을 입력한다.

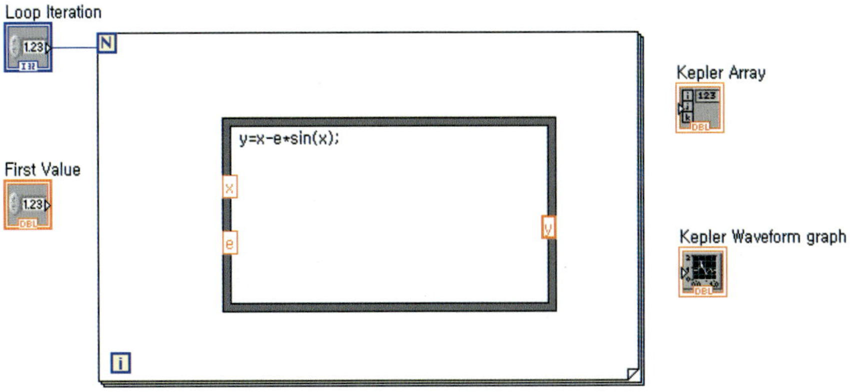

예제

⑪ For 루프의 테두리에서 팝업해서 나타난 단축메뉴에서 **시프트 레지스터 추가**를 선택해서 시프트 레지스터를 생성한다.

⑫ First Value 터미널을 시프트 레지스터에 와이어해서 시프트 레지스터를 초기화한다. 그리고 시프트 레지스터에서 수식 노드의 입력 변수 x로 와이어 한다.

⑬ **함수 > 프로그래밍 > 숫자형 > 수학 & 과학 상수** 팔레트에서 **자연로그 밑**을 For 루프 밖에 배치하고 수식 노드의 입력 e로 와이어한다.

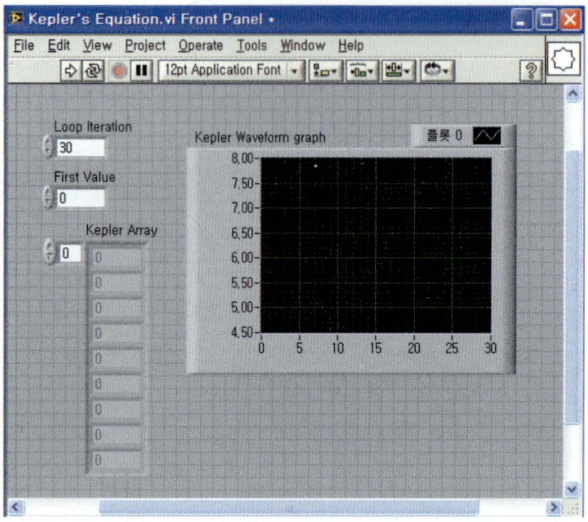

[프런트 패널]

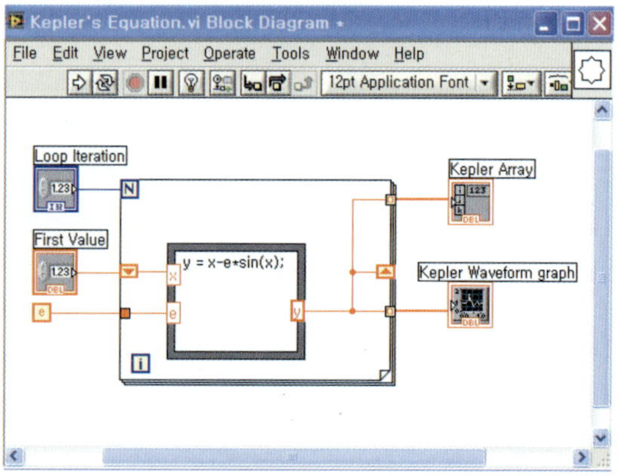

[블록 다이어그램]

7.3 XY 그래프

앞에서 언급했듯이, 웨이브 폼 그래프( )는 균등하게 표본 추출된 파형 플롯팅에 이상적이다. 그러나 만약 데이터가 불규칙한 간격에서 유효하거나 각각에 대해서 좌우되는 종속적인 2개의 변수(즉, x 대 y)를 플롯에 표시하고자 한다면 XY 그래프( )는 (x,y) 플롯을 이용하여 특정한 포인트를 사용하는 상황에서 편리하게 사용된다. XY 그래프는 다중 값을 가지는 함수 - 원과 타원체 같은 - 를 표시할 수 있는 범용의 Cartesian 식 그래프이다. XY **그래프는 컨트롤 > 일반 > 그래프** 팔레트에 위치한다.

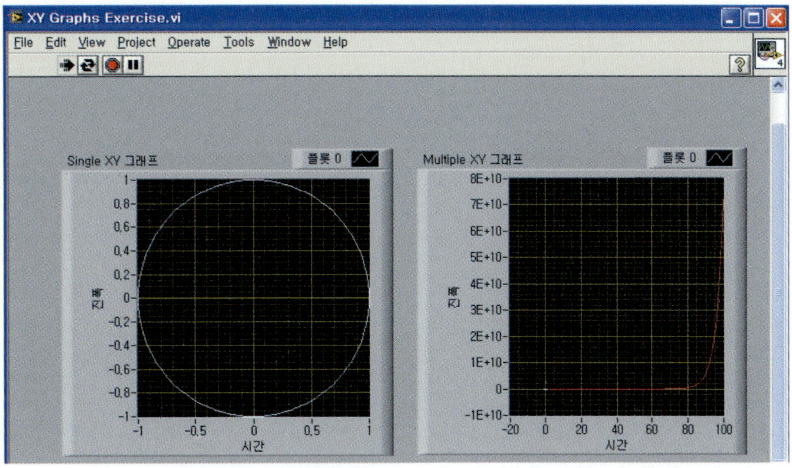

[프런트 패널]

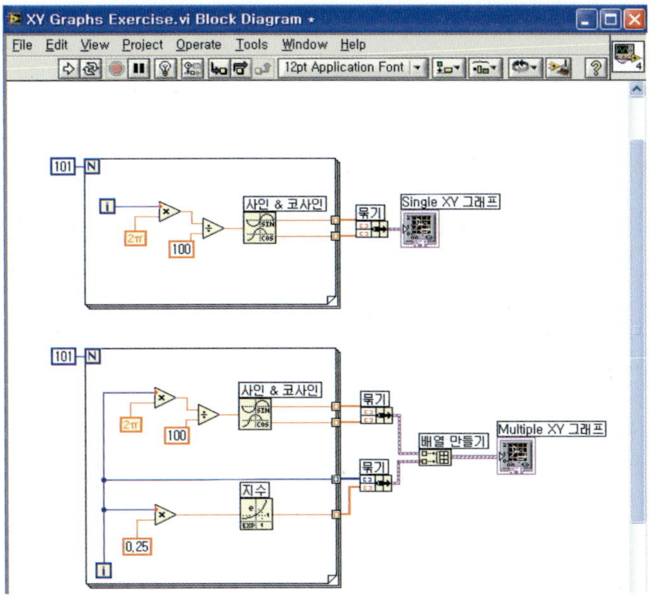

[블록 다이어그램]

그림 7-9. XY 그래프 예 : 단일 및 다중 플롯

단일 플롯 XY그래프(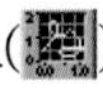)와 대응하는 블록 다이어그램을 그림 7-9에 나타낸다. **묶기 함수**는 X와 Y 배열을 XY그래프에 연결되어진 클러스터로 결합하기 위해 사용된다. XY 그래프에서 구성 요소들은 묶어진 X 배열(위쪽 입력)과 Y배열(아래쪽 입력)이다. XY 그래프 터미널은 클러스터 인디케이터로써 블록 다이어그램 상에 나타날 것이다. 다중 플롯 XY 그래프에서 그림 7-9와 같이 X와 Y값의 클러스터의 배열을 만들어야 한다.

예제 7-2 XY 그래프 연습

이 예제에서는 XY 그래프( ) 상에서 데이터의 다중 채널을 플롯팅하는 방법에 대한 VI를 설계하고 XY 그래프와 웨이브 폼 그래프를 비교해 볼 것이다.

이 예제를 프로그래밍 하려면 아래와 같은 개체들을 프런트 패널과 블록 다이어그램에 배치해야 한다. 새 VI를 열고 프런트 패널로 이동해서 VI의 설계를 시작하도록 한다. 만약 컨트롤 팔레트가 나타나지 않으면 마우스 오른쪽 버튼을 클릭하거나 보기 메뉴에서 **컨트롤 팔레트**를 클릭한다.

① **컨트롤 > 일반 > 그래프** 팔레트에서 XY그래프( ) 3개와 웨이브 폼 그래프( ) 1개를 프런트 패널에 배치하고 각각 XY 그래프는 라벨을 XY 그래프1, XY 그래프2, XY 그래프3으로 입력 한다

② **컨트롤 > 일반 > 불리언** 팔레트에서 정지 버튼을 선택하고 프런트 패널에 배치한다.

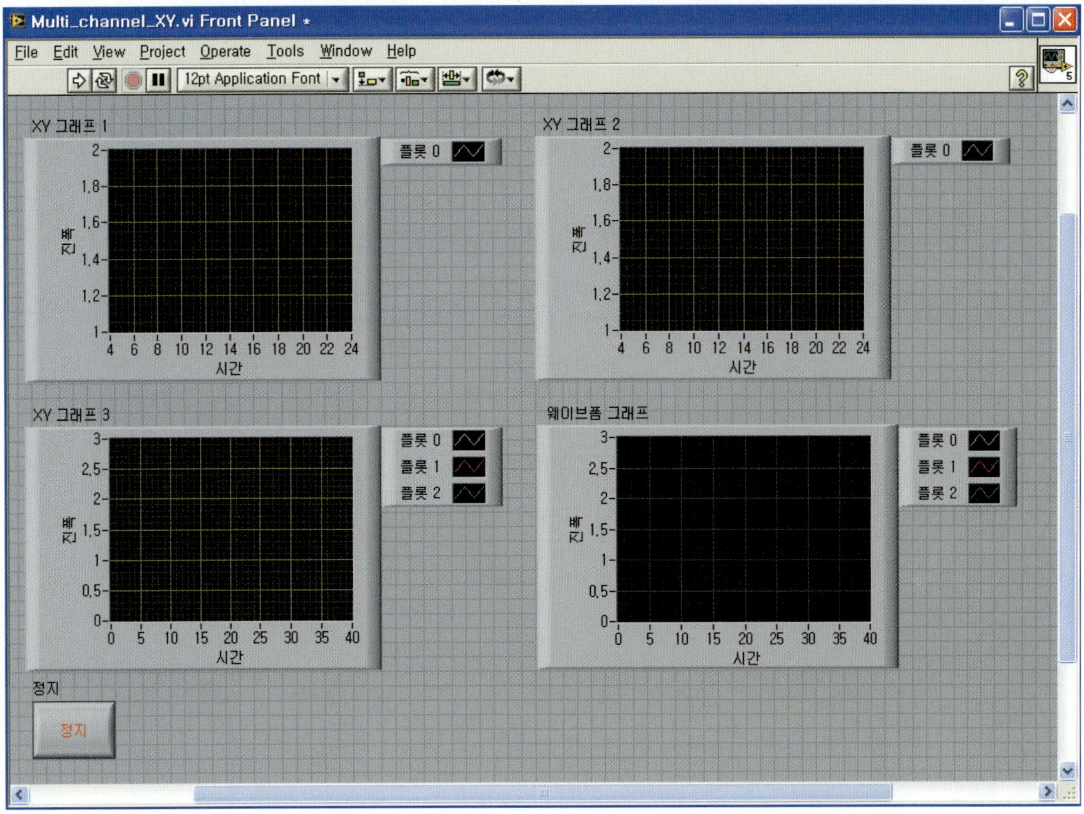

그림 7-10. XY 그래프, 웨이브 폼 그래프를 배치한 VI의 프런트 패널

③ XY 그래프3과 웨이브 폼 그래프의 범례는 초기의 범례인 플롯 0을 오른쪽으로 옮긴 후 크기 조절 화살표를 이용해 아래 방향으로 끌면 플롯 0, 플롯 1, 플롯 2로 늘어나게 된다.

예제

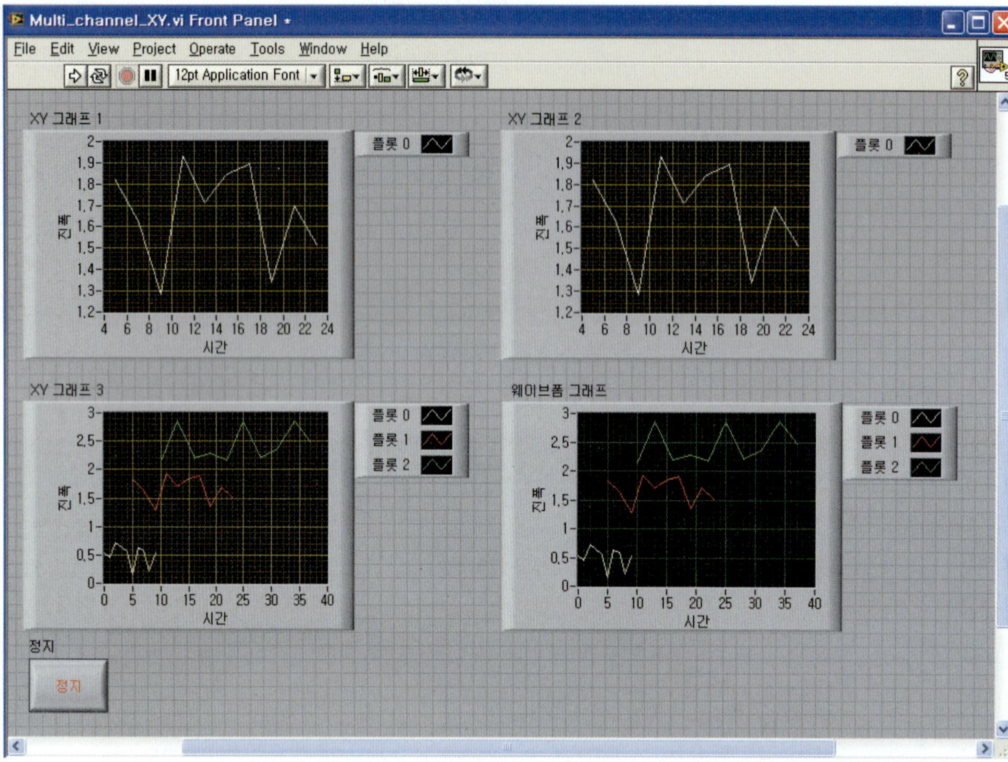

[프런트 패널]

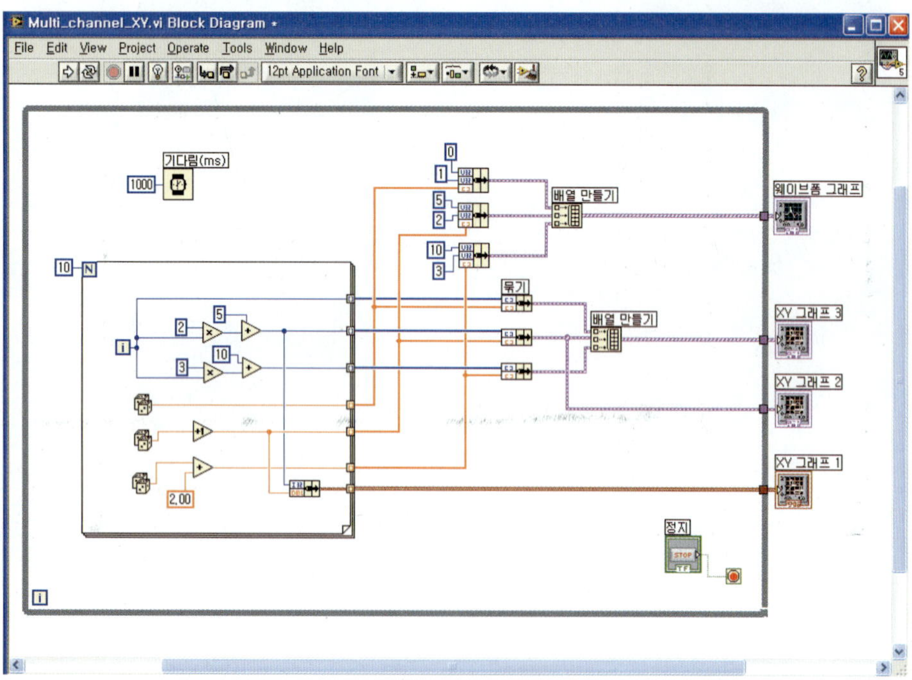

[블록 다이어그램]

그림 7-11. XY 그래프 연습

예제

④ 블록 다이어그램으로 이동한다. **함수 > 프로그래밍 > 구조** 팔레트에서 While 루프를 선택해서 블록 다이어그램에 배치한다. 만약 함수 팔레트가 나타나지 않으면 마우스 오른쪽 버튼을 클릭하거나 보기 메뉴에서 **함수 팔레트**를 클릭한다.

⑤ While 루프의 **조건 터미널**에 **정지 버튼 터미널**을 와이어하고 단축메뉴에서 **참인 경우 계속**을 선택한다.

⑥ **함수 > 프로그래밍 > 구조** 팔레트에서 For **루프**를 선택해서 **While 루프** 내에 배치하고 **카운트 터미널**에서 팝업해서 나타난 단축메뉴에서 **상수 생성**을 선택해서 상수 10을 와이어한다.

⑦ For **루프** 내에 **더하기 함수, 곱하기 함수, 난수(0-1) 함수, 증가함수**를 배치한다. 이 함수들은 모두 **함수 > 프로그래밍 > 숫자형** 팔레트에서 찾을 수 있다.

⑧ **함수 > 프로그래밍 > 클러스터 & 배리언트** 팔레트에서 **묶기 함수**와 **함수 > 프로그래밍 > 배열** 팔레트에서 **배열 만들기 함수**를 배치한다.

⑨ **함수 > 프로그래밍 > 타이밍** 팔레트에서 기다림(ms) 함수를 배치한다. 함수의 입력에서 팝업한 후 나타난 단축메뉴에서 **생성 > 상수**를 클릭한다. 그러면 함수에 자동적으로 와이어 된 숫자 상수가 나타난다. 숫자 상수에 1000을 입력한다.

7.4 그래프 연습

아래의 예제들을 통하여 while 문과 for 문을 이용한 그래프 연습을 하여 보자.

예제

예제 7-3 그래프 그리기 연습 1

0부터 1사이의 난수 10개를 발생시켜서 그 값을 점(그래프)으로 찍어 보라.

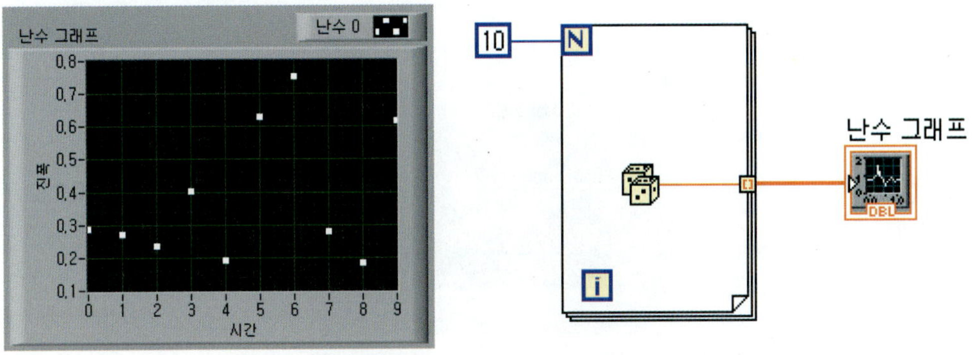

그림 7-12. 난수의 그래프 그리기

① 그래프를 그리기 위해서 **컨트롤 > 클래식 > 클래식 그래프 팔레트**에서 웨이브폼 그래프를 선택하여 프런트 패널에 위치시킨다.
② 그래프 표시를 위해서 그래프에서 커서를 위치시키고 마우스의 오른쪽을 클릭하여 **프로퍼티/플롯**으로 들어간다.
③ 여기서 이름을 **난수** 0으로 기입하고, 그래프로 표시하고자 하는 형태를 선택한다. 난수이므로 각각의 값을 점으로 표현하기 위하여 사각형의 점과 선으로 잇지 않는 **형(스캐터)**을 선택한다.
④ 블록 다이어그램에서 **함수 > 수학 > 수치형** 팔레트에서 난수를 선택하여 for 루프 안에 위치시킨다. 난수 그래프 인디케이터는 for 루프 밖에 위치시키다.
⑤ 블록 다이어그램과 같이 선연결하고 실행시킨다.

예
제

예제 7-4 그래프 그리기 연습 2

100개의 난수를 발생시키고, 최근 3개의 난수를 평균(스무딩 평균)한 값과 현재의 난수를 하나의 그래프에 그려보라. (5개의 평균도 시도해 보아라.)

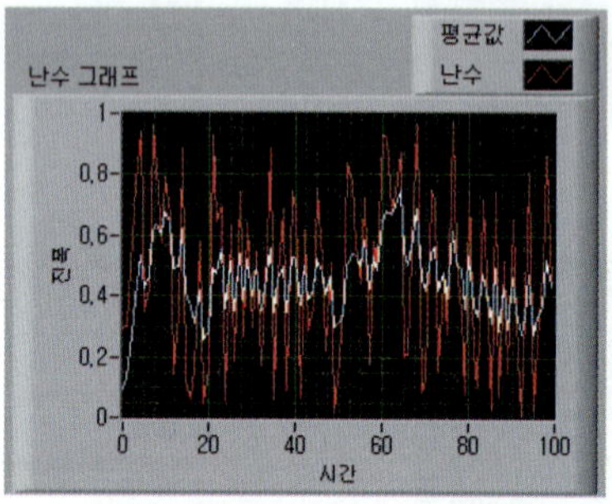

그림 7-13. 난수와 최근 3개의 난수에 대한 평균값

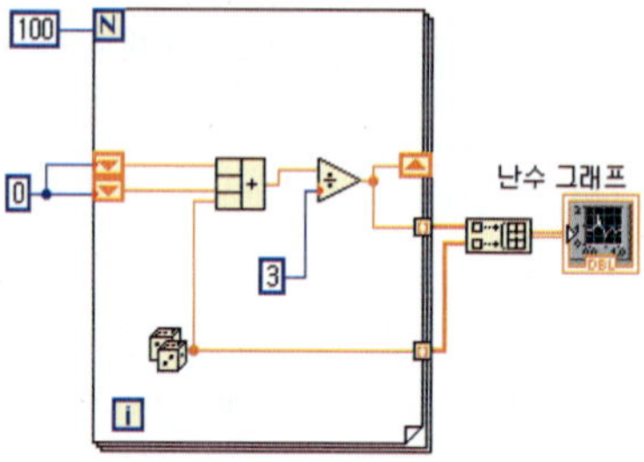

그림 7-14. 난수의 평균값과 현재의 난수값을 하나의 그래프에 나타내기

① 현재의 수와 2개 이전의 수를 사용하기 위하여 한 쌍의 **시프트 레지스터**를 for 루프 테두리에서 쌍으로 구성한 후 왼쪽 시프트 레시스터 위에서 마우스 오른쪽 버튼을 눌러서 나타나는 단축메뉴에서 원소를 1개 추가하여 사용한다. (5개를 평균할 경우 2개를 더 추가한다.)

② 더하기를 위한 입력 단자가 3개가 필요하므로 블록 다이어그램에서 **함수 〉 수학 〉 수치형** 팔레트에 있는 복합 연산자를 사용한다.

③ 하나의 그래프에 2개를 플롯하기 위해서는 2개의 1차원 배열을 2차원 배열로 만들어야 한다. 이를 위하여 **함수 〉 프로그래밍 〉 배열** 팔레트에 있는 배열 만들기(build array)를 선택하여 내부의 결과 숫자와 연결한다.

④ 이때에 주의할 점은 for 루프 오른 쪽 테두리에 연결 터널(데이터를 전달하는 루프 테두리 상의 사각형)이 생기는데 그림과 같이 자동으로 빈 사각형(오토 인덱싱)이 되는데 이 경우에는 배열의 데이터가 모두 출력됨을 의미하고, 사각형의 색이 채워져 있는 경우에는 마지막 데이터 한 개만 출력됨을 의미한다. 따라서 그래프를 그리기 위해서는 배열의 모든 데이터가 필요하기 때문에 빈 사각형의 형태가 되어야 한다. 만약 빈 사각형이 아닌 경우에는 사각형에 커서를 위치시키고 오른쪽 마우스를 클릭하여 인덱싱 활성화를 선택한다.

예제 7-5 그래프 그리기 연습 3

$y=\sin(x)$+잡음 $z=\cos(x)$+잡음의 그래프를 그려라. 단 위상 x는 0부터 0.1씩 증가되면서 10까지이며, 잡음은 0.5*난수를 이용하라. (여기에서의 난수는 0부터 1까지의 모든 실수가 나올 확률이 같다. 이를 백색잡음(white noise)이라고도 한다.)

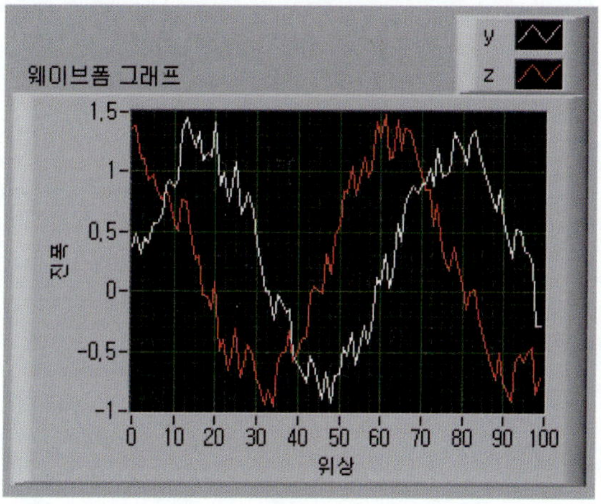

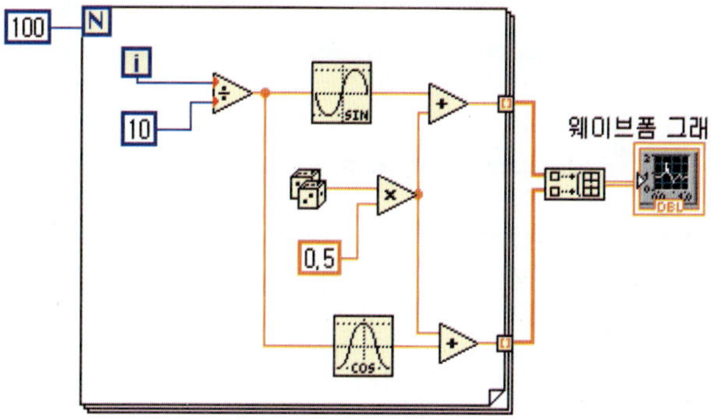

그림 7-15. 정현파 +잡음의 파형 그리기

① 블록 다이어그램에서 sin함수와 cos함수는 **함수 〉 수학 〉 기본 및 특수함수 〉 삼각함수 팔레트**에 있다.

② x의 값을 위하여 i를 10으로 나누어서 활용하며, x의 값이 10이 되기 위해서는 간격이 0.1이므로 N=100이 되어야 한다.

③ 블록 다이어그램의 선연결이 완성되면 실행시킨다.

예제 7-6 그래프 그리기 연습 4

함수 $y=(\sin(x)/x)^2+\log(x)$의 위상 x가 0부터 0.1씩 증가되면서 20까지 변한다. 이 함수의 그래프를 그려라.

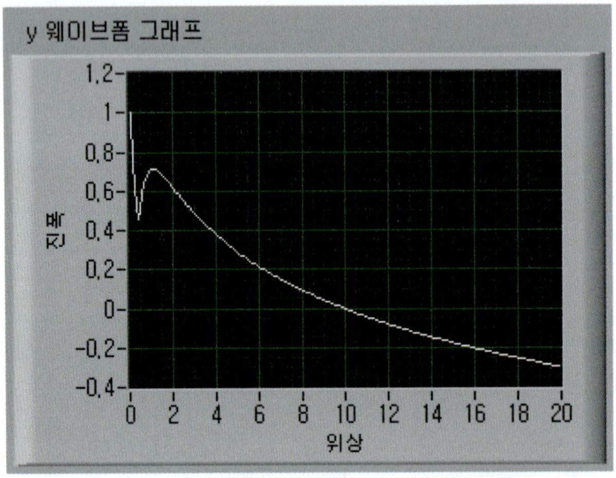

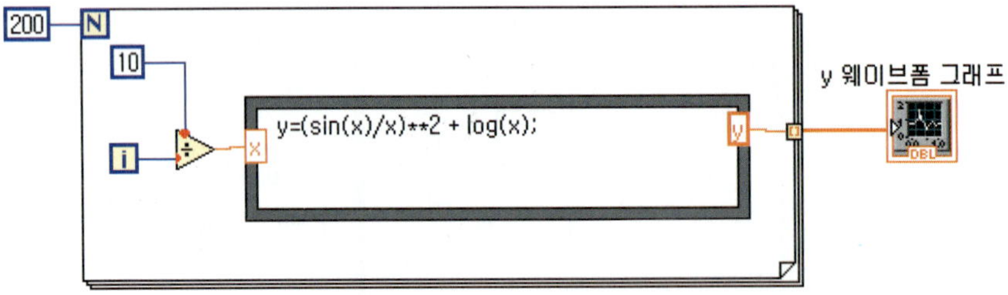

그림 7-16. 정현파와 대수가 포함된 식의 그래프

① 수식이 복잡하면 LabVIEW가 아무리 G-언어라고 하더라도 아이콘의 수가 많아져서 오히려 구현하기가 귀찮을 수 있다. 이런 경우를 위하여 수식노드를 이용하면 수식을 단순히 기술하는 것만으로 쉽게 구현할 수 있다.

② **수식노드는 함수 > 프로그래밍 > 구조 팔레트**에 있으며, 수식노드의 테두리 상에 커서를 위치시켜 오른쪽 마우스를 눌러 입력 추가와 출력 추가를 할 수 있다. 테두리의 왼쪽은 입력을 나타내고, 오른쪽은 출력을 나타낸다.

③ 수식노드 안에서 원하는 수식을 쓰면 된다. (수식을 쓰는 형태는 C 프로그래밍에서와 같다.)

예제 7-7 그래프 그리기 연습 5

$x(\theta)=\sin(\theta)$, $-3\pi \le \theta \le 3\pi$의 그래프를 그려라

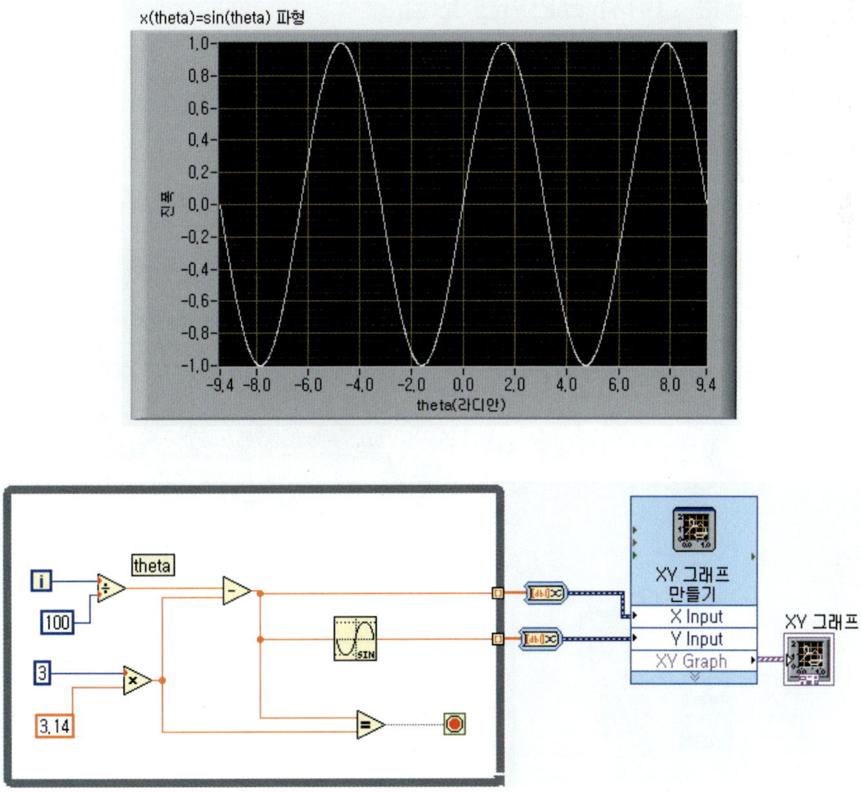

그림 7-17. 정현파의 파형

① 가로축에 원하는 값을 부여하기 위해서는 커서를 프런트 패널에 두고 마우스의 오른쪽 버튼을 눌러서 **컨트롤 > 그래프 인디케이터 팔레트에서 익스프레스 XY그래프**를 클릭하여 위치시킨다.
② 그래프 함수의 X입력에는 theta의 값을 연결한다.
③ 그래프 함수의 Y입력에는 정현파 출력값을 연결한다.
④ 가로축의 값이 -9.4(-3π)에서 9.42(3π)까지의 값을 가지도록 위의 while 루프 안의 왼쪽 아래에 있는 다이어그램을 형성시킨다.
⑤ 변수의 값이 9.42가 될 때에 프로그램이 정지되도록 연결한다.
⑥ 여기서 특별히 주의할 점은 프로그램이 정지되는 조건이 변수 theta 값이 9.42의 값을 가지도록 하여야 한다는 의미이다. 예를 들어, 변수 theta 값이 현재는 정수(i)/100(=0.01)의 정확도이므로 theta 값이 9.42이라는 값을 가질 수가 있다. 그러나 예를 들면 theta값이 i(정수)/10(=0.1)이 되므로 정지 조건 theta 값이 9.42가 절대로 나오지 않으므로 정지되지 않고 무한 루프를 돌게 된다.

7.5 신호를 그래프에서 표현하는 방법

신호를 이해하고 취급하기 위해서는 신호를 어떤 형식으로든지 표현해야 한다. 신호의 표현방법에는 여러 가지가 있는데 아날로그신호의 표현 방법으로 첫째는 신호의 형태를 그래프로 나타내는 방법이 있고, 둘째는 삼각함수를 이용하여 수식으로 나타내는 방법이 있다.

7.5.1 신호를 그래프로 그려서 표현하는 방법

정현파, 구형파, 톱니파, 삼각파, 잡음 파형을 그려보자. LabVIEW로 원하는 파의 진폭과 위상을 입력하면 그릴 수 있는 프로그램의 프런트 패널을 그림 7-18에 보였다.

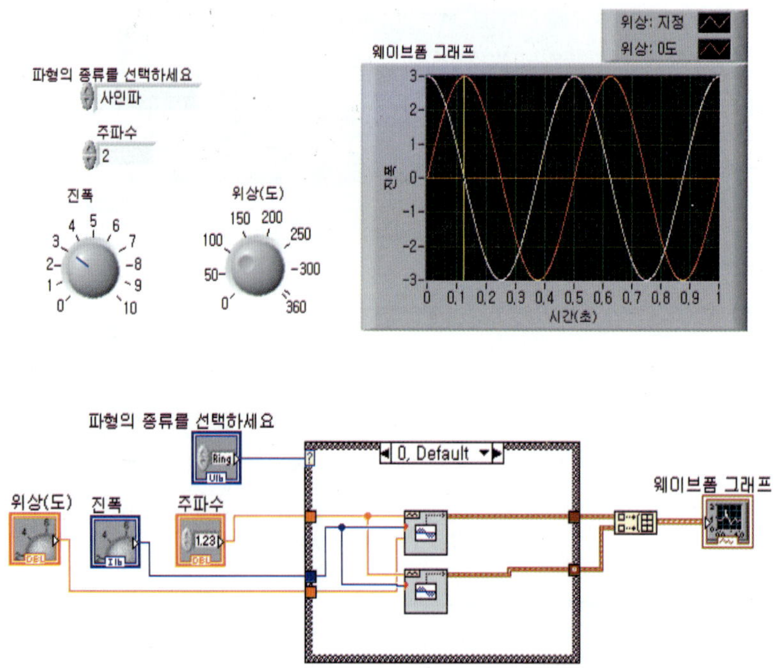

그림 7-18. 주파수, 진폭 및 위상 입력에 따른 정현파, 구형파, 톱니파, 삼각파 및 잡음 파형의 표시

① 파형의 종류, 주파수, 진폭, 위상을 지정한다.

② 위상이 0도인 경우와 지정된 위상만큼 이동한 두 개의 신호가 한 그래프에 같이 그려진다.

③ x축은 시간(초) 단위이고, 위상은 각도이므로 어떤 값의 위상이 어떤 시간에 해당하는지를 알아야 한다. 예를 들면 위상을 **90도로 전진시키기 위해서는** 그래프의 가로축은 시간축이기 때문에 90도에 해당하는 시간의 크기를 알아야만 그래프로 나타낼 수 있다.

④ 예를 들면, 정현파의 식에서 $x(t) = \sin(2\pi ft + \phi)$에서 $2\pi ft = \pi/2$가 되어야 한다.(위상 90도는 $\pi/2$ 라디안이므로), 주파수가 $f = 2$ Hz인 경우에 90도에 해당하는 시간은 $t = \frac{\pi/2}{2\pi f} = \frac{\pi/2}{2\pi 2} = \frac{1}{8} = 0.125$ 초이다. 따라서 그래프는 왼쪽으로 0.125초 이동된 흰색의 정현파 그래프로 나타난다.

7.5.2 신호는 왜 정현파로 표현하는가?

모든 임의의 신호 $x(t)$는 다음과 같이 직교함수의 합으로 표현될 수 있다.

$$x(t) = \sum_{n=-\infty}^{\infty} c_n \phi_n(t), \qquad \text{n=정수}$$

여기서 $\phi_n(t)$는 직교함수(엄밀하게는 정규직교함수이다.)이며, c_n은 직교함수의 계수이다. 예를 들면 푸리에 전개의 경우에 c_n은 푸리에 계수가 된다.

직교함수의 종류에는 여러 함수가 있지만 대표적인 직교함수가 사인함수이다. 따라서 모든 신호는 정현파의 더하기(합성)으로 표현될 수 있다는 이론적 근거를 가지고 있다. 따라서 임의의 신호인 $x(t)$를 사인파(정현파)로써 표현한다. 물론 $x(t)$의 파형이 어떠냐에 따라서 포함되어 있는 주파수와 진폭 등은 다르다. 따라서 임의의 신호를 합성할 때에 주파수의 종류와 해당 주파수의 진폭과 위상을 알면 합성할 수가 있다. 이를 주파수 합성이라고 한다. 역으로 임의의 신호는 다양한 주파수와 주파수의 진폭과 위상으로 구성되어 있다. 따라서 주파수의 구성요소인 주파수와 각각의 주파수 성분에 대한 진폭과 위상을 알 수도 있다. 이를 주파수 분석 혹은 주파수를 분해한다고 표현한다.

7.5.3 정현파 신호의 그래프 표현

다음의 정현파 신호인 사인함수에서 다음 함수

$$f_1(x) = \sin(x)$$
$$f_2(t) = \sin(2\pi ft)$$
$$f_3(t) = \sin(\omega t)$$
$$f_4(x) = \sin(x + \pi/2)$$
$$f_5(t) = \sin(2\pi ft + \pi/2)$$

의 파형을 그리는 것을 생각해 보자.

그래프를 그리기 위해서는 우선 함수가 무엇의 함수인지, 즉 변수가 무엇인지를 알아야 한다. 그런데 위의 함수에서 $f_1(x)$, $f_4(x)$는 위상 x의 함수, $f_2(t)$, $f_3(t)$, $f_5(t)$는 시간 t의 함수로 표현되어 있다. 프로그램에서 사인함수는 반드시 위상(라디안)의 함수이어야 한다. 그런데 $f_2(t)$, $f_3(t)$, $f_5(t)$는 위상인 라디안의 함수가 아닌 시간 t의 함수로 표현되어 있으니 이들은 잘못된 표현이고, 따라서 그래프로 나타낼 수 없지 않을까? 아래에 변수의 종류에 따른 그래프를 표시하는 방법에 대하여 알아보자.

7.5.4 $f(x)=\sin(x)$의 형식으로 된 함수를 그래프로 표현

정현파를 수식으로 표현할 때에 다음과 같이 표현한다.

$$f(x)=\sin(x)$$

이 의미는 변수가 x이며, 우리가 생각하는 일반적으로 x, y 좌표상의 그래프로 생각하면 y축은 $f(x)$가 된다. 여기에서 중요한 것은 사인함수는 반드시 위상 함수임을 명심해야 한다. 따라서 $\sin(x)$의 경우에 x는 위상이다. 위상은 단위가 각도(10도, 20도 등)이지만, 컴퓨터나 계산기에서 표현할 때에는 반드시 라디안(radian)이어야 한다. 즉, 위 식 $\sin(x)$에서 괄호 속에는 라디안을 단위로 하는 변수이다.

$f(x)=\sin(x)$를 그림으로 표현하면 다음 그림 7-19와 같다. 그래프에서 보듯이, 정현파의 주기는 위상이 2π(약 6.28)라디안 임을 알 수 있다.

※ 라디안(radian): 360도는 2π 라디안이다. x도는 라디안으로 표시하면 $x\pi/180$라디안이다. 역으로 y 라디안은 180y/π 도이다. 참고로 30도는 $\pi/6$라디안, 45도는 $\pi/4$ 라디안, 60도는 $\pi/3$ 라디안, 90도는 $\pi/2$ 라디안, 180도는 π 라디안임을 기억해 두면 여러 가지로 도움이 된다.

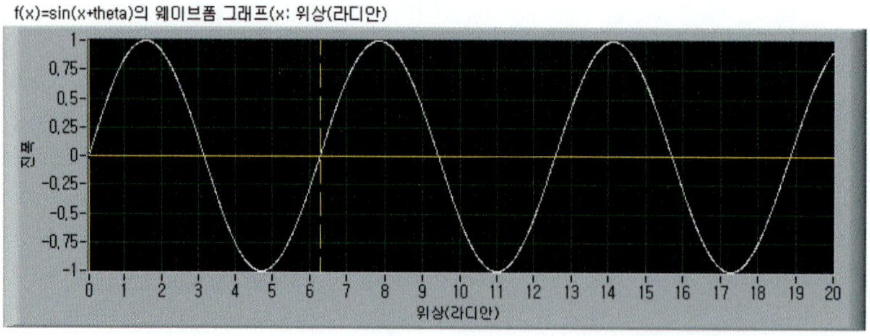

그림 7-19. 위상의 함수로 표현된 사인함수의 파형

$f(x)=\sin(x+\theta)$ 형식의 함수는 어떻게 그릴까?

당연히 사인함수의 괄호 안의 x와 θ는 위상이기 때문에 더하기 자체는 문제가 없다. 따라서 그래프도 위상상수 더하기는 위상축(가로축)에서의 이동에 지나지 않는다. 즉 $f(x)=\sin(x+\theta)$는 $f(x)=\sin(x)$의 그래프가 위상 θ만큼 왼쪽으로 이동한 그래프가 된다. 아래의 그림 7-20은 $f_4(x)=\sin(x+(\pi/2))$의 그래프를 나타낸다. 그래프에서 보듯이 $\pi/2$(약 1.57) 라디안만큼 왼쪽으로 이동한 모습을 확인할 수 있다.

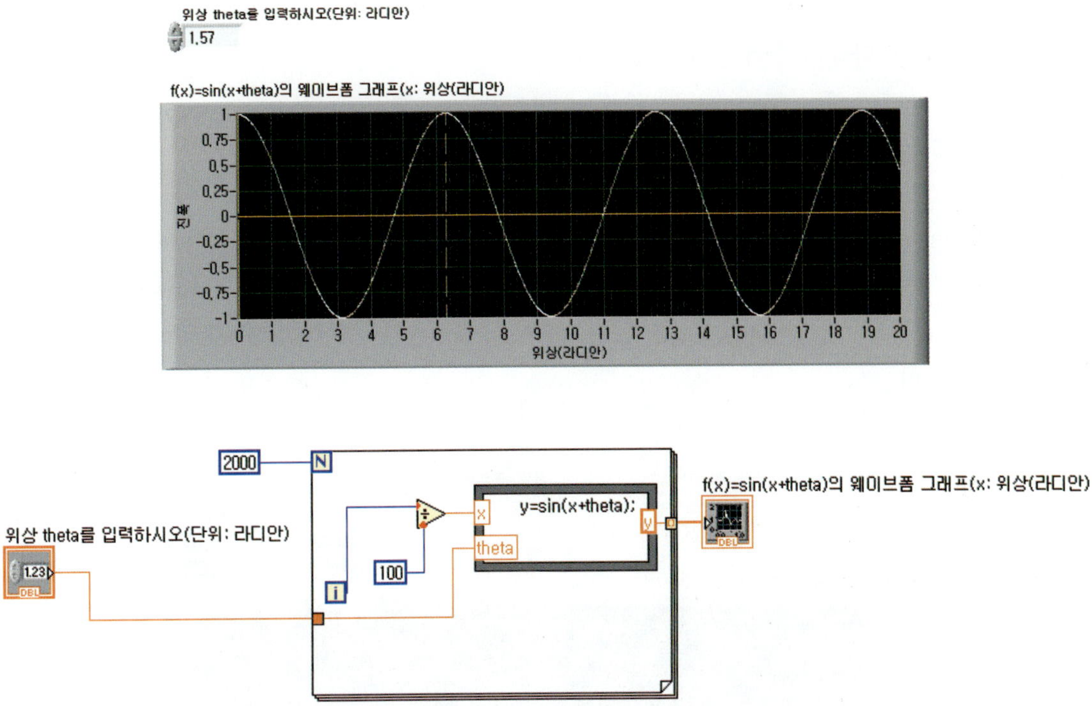

그림 7-20. $f_4(x)=\sin(x+(\pi/2))$의 그래프

7.5.5 $f(t)=A\sin(2\pi ft+\theta)$의 형식으로 된 함수를 그래프로 표현

그런데 우리가 신호 혹은 전기회로 분야에서 보는 정현파의 형식은 주로 위와 같은 형식인

$$f(t)=A\sin(2\pi ft+\theta)$$

혹은

$$f(t)=A\sin(\omega t+\theta)$$

이다. 사인함수는 반드시 위상의 함수이다. 즉, 괄호 안은 반드시 위상(라디안)이어야 한다. 그러면, 위의 괄호안의 관계식 $2\pi ft+\theta$에서 보면 f는 주파수로서 단위는 1/sec이고, t는 시간의 단위인 sec이므로 $2\pi ft$의 단위는 [라디안][1/sec][sec]=[라디안]이 되고, 같은 차원의 더하기가 성립되기 위해서는 상수인 θ의 물리적인 의미는 라디안이 되어야 한다. 따라서 괄호 안의 전체의 단위는 [라디안] + [라디안] = [라디안]이 되어 전체는 라디안으로 표시되어 위상이 된다. 그리고 두 번째 식도 같은 시간 t의 함수이며, $2\pi f$ 대신에 ω를 사용하였다. ω의 단위는 [라디안/sec]이므로 속도의 개념이 들어 있다. 특별히 각도에 대한 속도의 의미를 가지고 있으며 이를 각속도라고도 한

다. 한편 주파수의 의미도 포함되어 있기 때문에 일반적인 주파수 f와 구분하기 위하여 각주파수라고도 한다. 그리고 다음의 관계식이 성립한다.

$$\omega = 2\pi f$$

앞으로 이 책에서는 ω를 각속도 혹은 각주파수를 같이 사용할 것이므로 혼동이 없기를 바란다. 그러면 실제로 $f_2(t) = 2\sin(2\pi ft)$에서 $f = 1$ Hz일 경우에 그래프로 나타내어 보자. 즉, $f_2(t) = 2\sin(2\pi ft) = 2\sin(2\pi 1t) = 2\sin(2\pi t)$이므로 시간 t를 변수로 하여(t의 함수) 그래프로 나내면 다음과 같다.

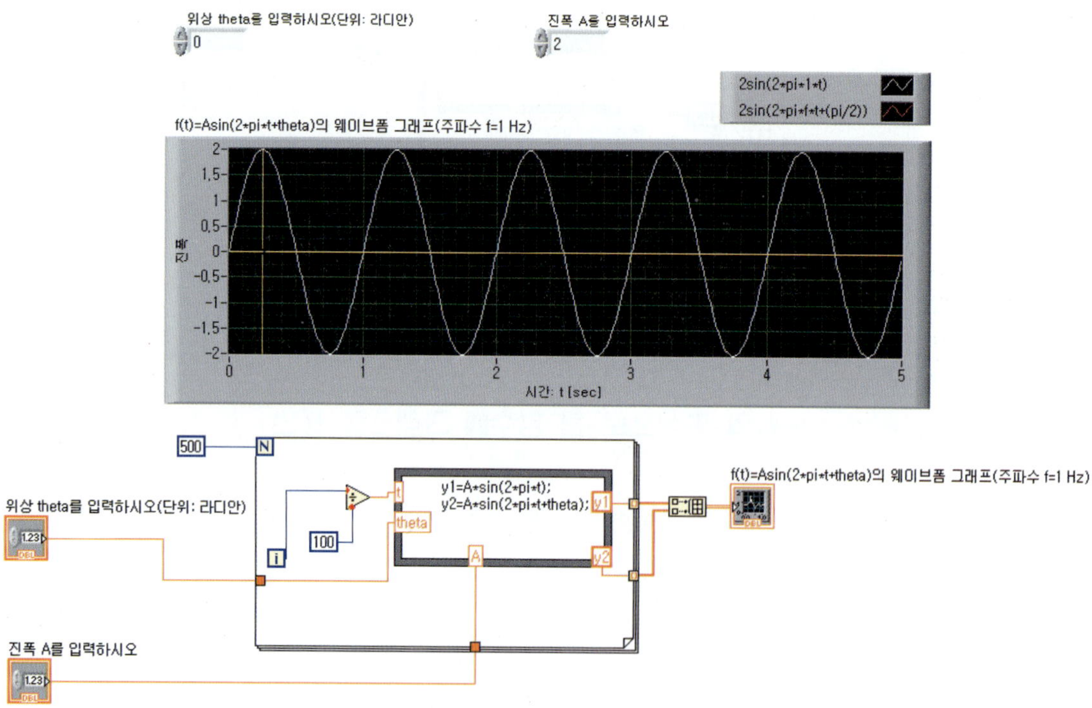

그림 7-21. 진폭이 2 이고, 주파수가 2 Hz인 정현파를 시간의 함수로 표현

그러면, $f_5(t) = 2\sin(2\pi ft + \pi/2)$의 그래프도 그릴 수 있는가?

여기서 주의해야 할 점은 변수는 시간인 t 이고, $\pi/2$는 위상인 라디안이라는 점이다. 그래프를 그릴 때에 위상 $\pi/2$에 해당하는 시간을 계산하여 왼쪽으로 해당 시간만큼 이동해야 한다는 점이다. 즉, 위상 $\pi/2$는 얼마의 시간에 해당될까? 아래와 같이 계산할 수 있다.

$$2\pi ft = \pi/2 \rightarrow t = \frac{\pi/2}{2\pi f} = \frac{\pi/2}{2\pi 1} = 0.25\,\mathrm{sec}$$

따라서, 다음과 같은 그래프로 나타낼 수 있다.

그래프를 자세히 보면 $f_5(t) = 2\sin(2\pi ft + \pi/2)$는 $f_2(t) = 2\sin(2\pi ft)$보다 왼쪽으로 0.25초만큼 이동된 모습을 확인할 수 있다.

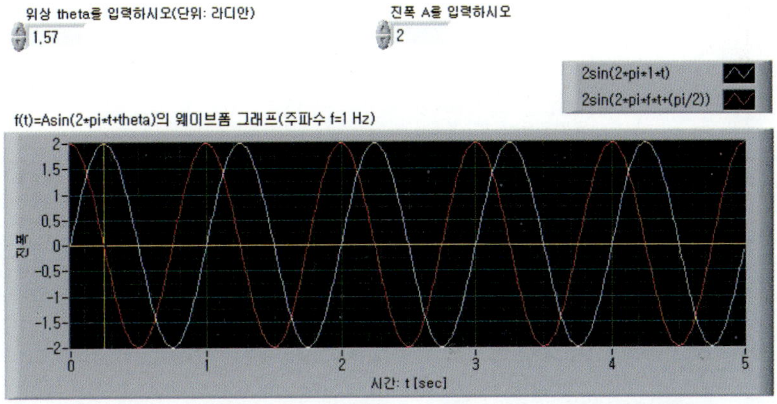

그림 7-22. $f_5(t) = 2\sin(2\pi ft + \pi/2)$는 $f_2(t) = 2\sin(2\pi ft)$보다 0.25초 왼쪽으로 이동(위상 $\pi/2$가 0.25초에 해당)

7.5.6 주기 신호란 어떤 신호인가?

주기 신호란 같은 신호의 파형이 일정한 간격을 가지고 계속적으로 나타날 때를 주기 신호라고 한다. $x(t)$의 신호가 주기 신호일 때에 이를 수학적으로 표현하면 다음과 같다.

$$x(t) = x(t \pm nT)$$

여기서 n은 정수이고, T는 상수로 같은 파형이 반복되는 시간간격이며 이를 주기라 하고, 주기의 역수를 기본 주파수라고 한다. 한편 같은 모양의 파형이 계속적으로 반복되지 않는 파형은 비주기 신호라고 한다. 그리고 비주기 신호를 주기 신호의 개념으로 표현한다면 주기 $T = \infty$인 주기 신호라고 할 수 있다. 즉 '비주기 신호는 주기 T가 ∞인 주기 신호이다'라고 표현 할 수도 있다.

우리가 신호로 많이 사용하는 신호 $f(t) = \sin(2\pi ft)$를 생각해 보자. f는 주파수이며 의미는 1초에 몇 번 진동하느냐이다. 1초에 10번 진동하면 주파수가 10 Hz(헤르츠)라고 하며, 1초에 0.5번 진동하면 주파수는 0.5 Hz라고 한다. 그리고 1초에 10번 진동(주파수는 10 Hz)하면 한번 진동하기까지에는 시간이 얼마나 걸릴까? 당연히 0.1초가 된다. 이를 주기라고 표현한다. 1초에 0.5번 진동하는 경우에는 한번 진동하기까지의 시간이 얼마나 걸릴까? 당연히 2초이다.

그림 위의 두 예로부터 주파수와 주기와의 관계를 추측할 수 있는가? 그렇다. 추측한대로 주파수와 주기는 서로 역수의 관계가 있다. 즉 주파수가 10 Hz이면 주기는 1/10초, 주파수가 0.5 Hz이면 주기는 1/0.5=2초가 된다. 역으로 주기가 0.2초이면 주파수는 1/0.2=5 Hz가 된다. 이를 수식으로 표현하면 다음과 같다.

$$f = \frac{1}{T},\ \text{혹은}\ T = \frac{1}{f}$$

가 된다.

주파수의 단위는 Hz(헤르츠: 1/초), 주기의 단위는 초(sec)이다. 이를 그래프로 그려보면 다음과 같다.

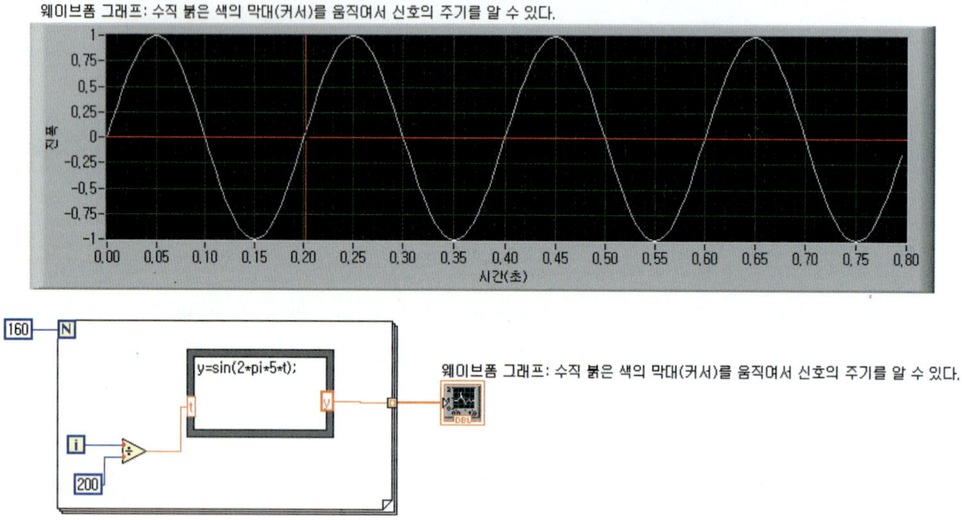

그림 7-23. 주기 신호의 주기 및 주파수

위의 신호를 식으로 표현하면 어떻게 될까?

정현파 신호의 일반형은 $f(t) = Asin(2\pi ft + \theta)$이므로, 그래프로 알 수 있듯이, 진폭 A는 1, 주기 T는 0.2초, 위상 θ는 0라디안이므로 주파수 $f = 1/T = 1/0.2 = 5\ \text{Hz}$이다. 따라서 $f(t) = \sin(2\pi ft) = \sin(2\pi 5t + \theta) = \sin(10\pi t)$이다.

연습문제

7.1 X와 Y의 배열을 이용하여 그래프에 원을 그리는 VI를 설계하여라. 참고로 사인 함수와 코사인 함수를 사용하면 된다.

7.2 난수를 연속적으로 발생시켜 웨이브 폼 차트에 표시하고 상한 값과 하한 값을 정해 발생된 값이 상한과 하한을 초과하거나 미달하면 라운드 LED에 불이 켜지는 VI를 설계하여라. 다음 ms 배수까지 기다림 함수를 사용해서 루프의 타이밍을 제어한다.

7.3 은행에서 1000만원을 대출하고 단리와 복리 중에 선택해서 갚아야 한다고 가정한다. 1년 이자 비율은 10%이고 복리인 경우에 매년 이자가 붙는다. 단리의 경우 대출 기간의 마지막에 총액의 전체 대출금을 갚아야 한다. 각각의 대출 기간의 마지막에 지불할 총액을 계산하고 그래프에 표시하는 VI를 설계하여라. 대출 기간은 N=1년부터 N=20년까지 1년씩 증가한다.

- 단리 $F=P(1+iN)$
- 복리 $F=P(1+i)^N$

F=최종 지불금, P=대출금, i=이자율, N=대출 기간 횟수이다

7.4 $x(t)=\cos(20\pi t)-2\sin(15\pi+\frac{\pi}{2})$, $-0.5 \le t \le 0.5$의 그래프를 그려라.

7.5 $y=x^2-1$, $-5.15 \le x \le 5.15$의 그래프를 그려라.

7.6 $f(t)=5\cos(3000\pi t)$가 주기 신호이면 주기를 계산하라.

7.7 웨이브폼 차트, 웨이브폼 그래프, X-Y 그래프

1. 차트와 그래프의 차이를 설명하라.
2. 웨이브폼 차트의 3가지 모드를 설명하라.
3. 웨이브폼 그래프와 X-Y 그래프의 차이를 설명하라.

7.8 Sin 그래프 그리기

1. Sin과 cos을 한 그래프에 멀티로 그리기.
   1) 웨이브폼 그래프에 스택(쌓기)과 비스택으로 그려라.
   2) X-Y 그래프에 그려라.

연습문제

2. 100개 점(sample, i=100)을 sin 그래프의 x에 그대로 입력하여 그려라.
   1) 아래와 같이 수정하여 그려라.
   2) 아래와 같이 수정하여 그려라.

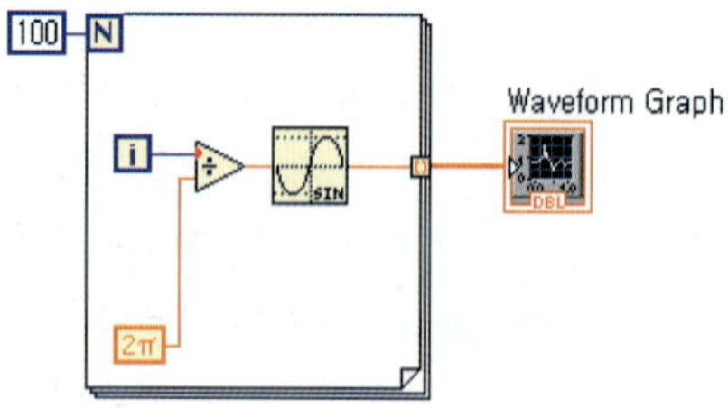

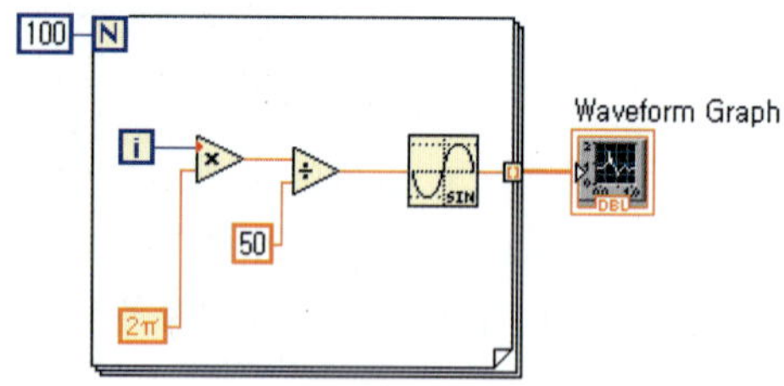

3. 600개 점(smaple, i=600)이 한 주기($\theta = 2\pi$ rad, 360도)가 되게 하여
   1) radian으로 그려라.
   2) degree로 그려라.
   3) 한 주기가 300점이 되게 하여 위의 600점을 radian과 degree로 그려라.

4. Sin파를 시간(t sec) 축으로 그리기 (LabVIEW sin node와 수식 sin 사용)
   1) 1 Hz sin파를 5초 동안 그려라. (전체 500점)
   2) 10 Hz sin파를 2초 동안 그려라. (전체 600점)

7.9 스펙트럼 그리기

1. 진폭 1인 1 Hz sin 파에 진폭 0.2인 60 Hz sin 파를 실어라.
2. 진폭 1인 1 Hz sin 파에 진폭 0.2인 white noise 파를 실어라.
3. 진폭 1인 60 Hz sin 파에 진폭 0.2인 white noise 파를 실은 것이 진폭 1인 1 Hz sin 파에 10%의 잡음이 되게 하여라.
4. 3의 신호를 스펙트럼으로 보아라.
5. 3의 신호에 필터를 사용하여 60 Hz 잡음을 제거한 신호와 그 신호의 스펙트럼을 보아라. 이 때 화이트 잡음은 어떻게 되는지 변화를 스펙트럼(dB)에서 살펴보아라.

7.10 다음과 같이 **심전도 시뮬레이션 신호 만들기**를 따라 해보고 결과를 확인해보자.

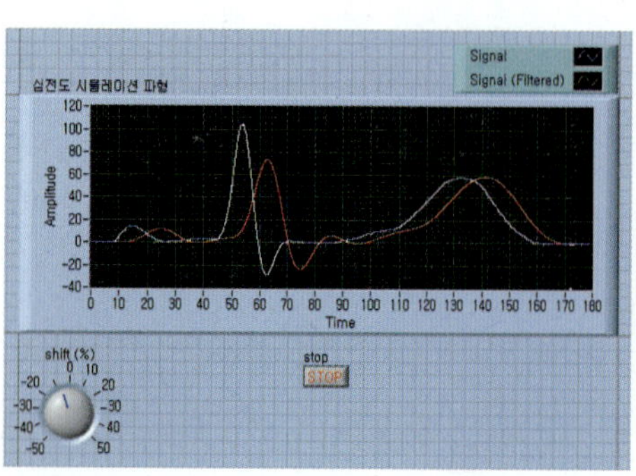

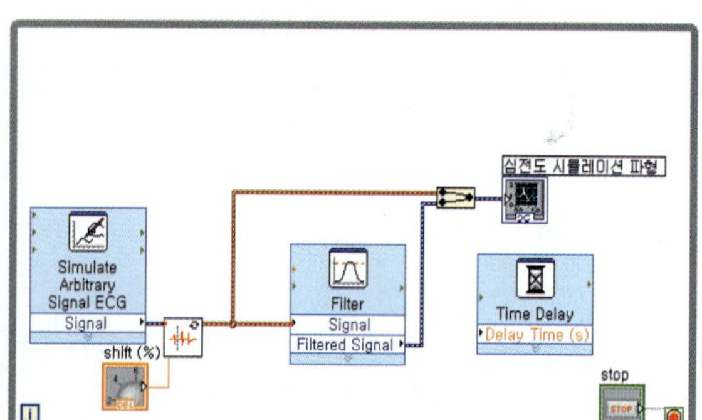

7.11 Sin + Noise **신호와 필터 및 스펙트럼 만들기**를 따라 해보고 결과를 확인해보자.

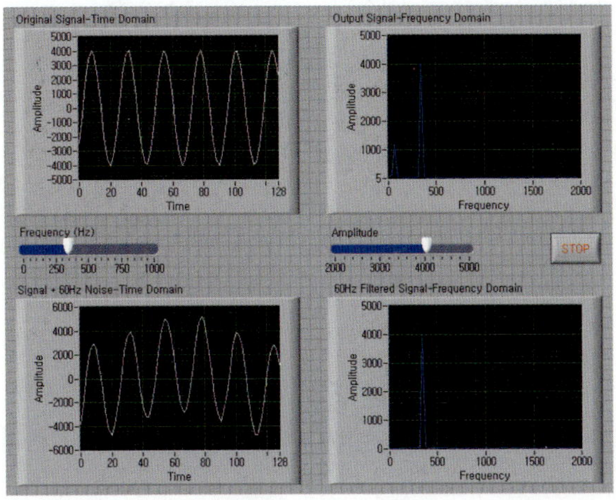

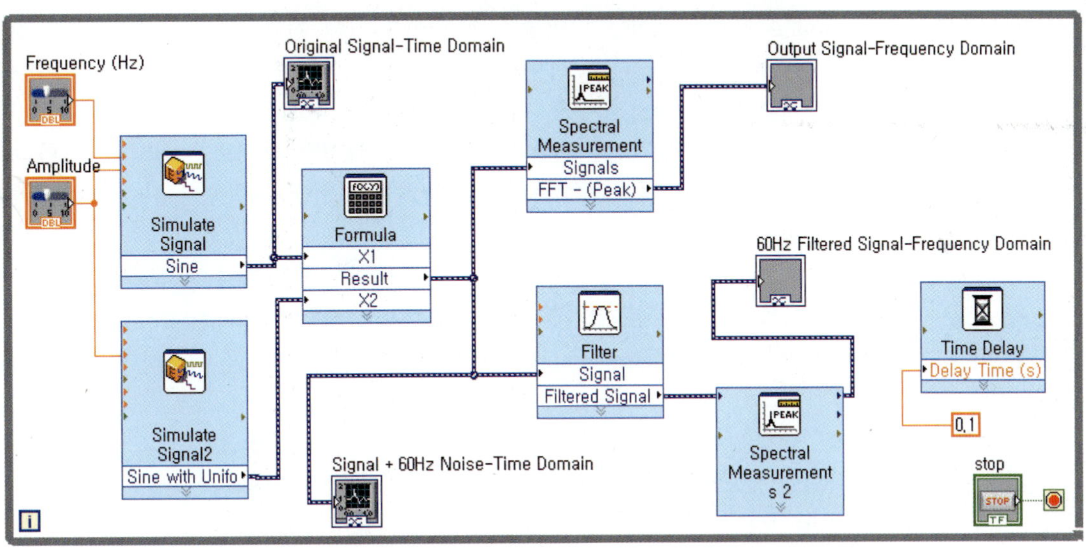

연습문제

[프로젝트: 온도 변환]

이번 실습은 6장에서 구성한 Thermometer Array VI를 수정해 보도록 한다.

이 실습의 목표는 데이터를 스트립 차트 상의 플롯에 표시하기 위해 Thermometer Array.vi를 수정하는 것이다. 6장에서 설계한 Thermometer Array.vi 상에서 온도 데이터를 웨이브 폼 차트 () 상에 표시하는 실습을 할 것이다. 또한 다음 ms **배수까지 기다림 함수**를 이용해서 루프의 타이밍을 제어할 것이다.

① Chapter 디렉토리의 **Chapter 6**폴더에서 **Thermometer Array.vi**를 더블 클릭해서 프런트 패널과 블록 다이어그램을 연다.

② 프런트 패널에 **컨트롤 > 일반 > 그래프** 팔레트에서 웨이브 폼 차트()를 선택하고 프런트 패널에 배치한다.

③ 블록 다이어그램으로 이동한다. C_F Sub VI.vi의 출력을 웨이브 폼차트 터미널로 와이어 한다. 6장에서 만든 Thermometer Array.vi는 타이밍을 제어하기 위해 **기다림(ms) 함수**를 사용했다. 이 실습에서는 다음 ms 배수까지 기다림 함수를 사용하여 타이밍을 제어할 것이므로 기다림(ms) 함수를 다음 **ms 배수까지 기다림 함수**로 대체시킨다.

④ **기다림(ms) 함수**에서 팝업해서 나타난 단축메뉴에서 **대체 > 타이밍 팔레트**를 선택한다. 나타난 타이밍 팔레트에서 다음 ms배수가 기다림 함수를 선택하면 기다림(ms) 함수가 다음 ms 배수까지 기다림 함수로 대체된다.

⑤ 수정한 Thermometer Array.vi의 프런트 패널이나 블록 다이어그램의 파일 메뉴에서 **다른 이름으로 저장…**을 클릭하여 **복사 > 복사본 열기를 선택 후 계속…** 버튼을 클릭한다. 그리고 나타난 다른 이름으로 **VI 저장** 대화상자에 **Thermometer Chart.vi**로 파일 이름을 변경하여 저장한다.

VI를 실행하고 스트립 차트의 작동을 살펴보도록 한다. 사용하는 매개 변수들은 화씨온도, 지연, 루프 반복 횟수이다. 차트에서 단축메뉴를 띄우고 **고급 > 업데이트** 메뉴에서 원하는 차트 모드를 선택해서 스코프 혹은 스윕 모드로 차트 모드(VI 실행 중에라도)를 쉽게 변경할 수 있다.

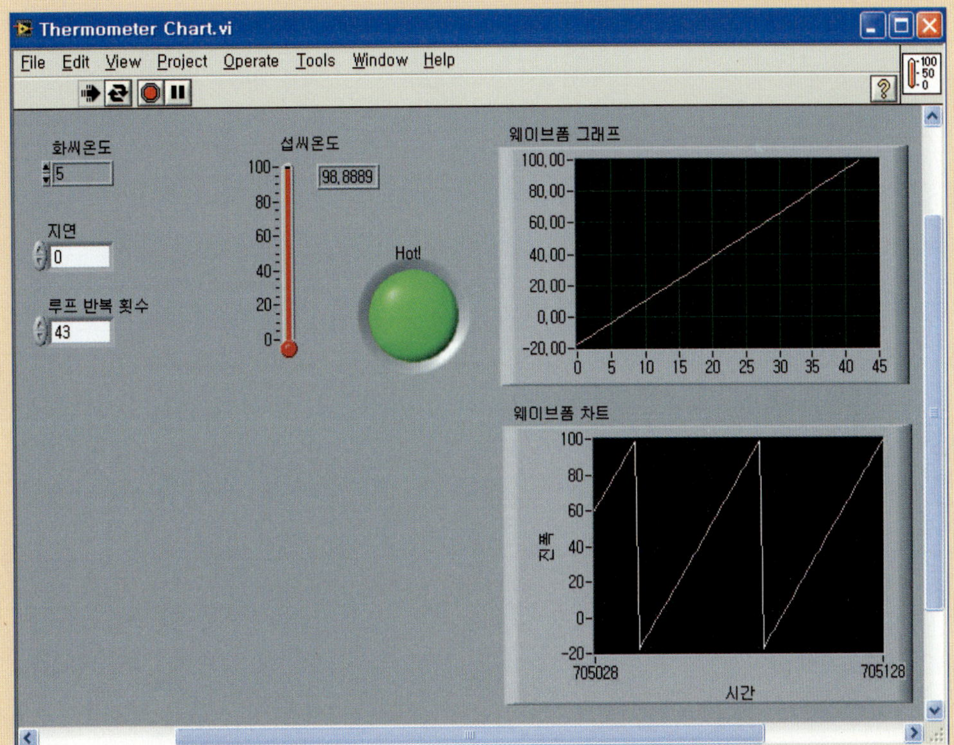

[프런트 패널]

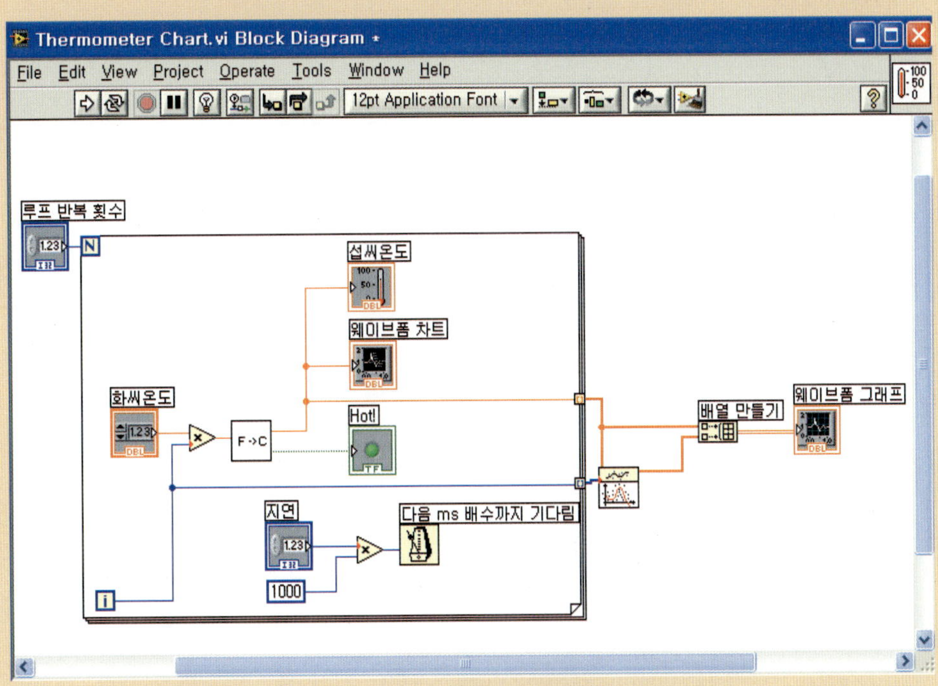

[블록 다이어그램]

그림 7-24. Thermometer Chart.vi의 프런트 패널과 블록 다이어그램

Note

8장 파일 입 · 출력

▸ 요 약 ◂

이 장에서는 문자열과 파일 입·출력에 대해 소개한다. 이 책을 통해서 제한된 형식의 문자열을 사용했지만, 이 장에서 문자열을 더욱 더 형식적으로 논의할 것이다. 계측기 제어(Instrument Control) 어플리케이션에 숫자 데이터는 흔히 문자열로 전달된다. 그리고 LabVIEW는 문자열을 처리하는 많은 내장형 문자열 함수를 가지고 있다. 파일로부터 데이터를 쓰고 읽는 것 또한 문자열을 이용한다. 데이터를 저장하고 디스크 파일로부터 데이터를 회수하기 위해 고수준의 파일 입·출력 VI를 사용하는 방법에 대해 논의할 것이다. 고수준 VI는 파일 입·출력과 관련된 세 가지 기본적인 기능 - 파일 생성 및 열기, 파일로부터 데이터 읽고 쓰기, 파일 닫기 - 을 수행한다.

8.1 문자열

문자열은 문자들의 나열이다. 이것들은 표시될 수 있는 문자일 수도 있고 표시되지 않는 문자일 수도 있다. 문자열들은 종종 ASCII 텍스트 메시지 내에서 사용된다. 또한 LabVIEW의 계측기 제어에서 문자열은 숫자 데이터가 문자열로 전달되고, 결과적으로 숫자로 다시 변환될 때 사용된다. 문자열 사용이 요구되는 또 다른 상황은 숫자들이 디스크 상의 파일에 기록되기 전에 처음 문자열로 변환되는 숫자 데이터 저장구역 내에서다. 이 장에서 문자열과 파일 입 · 출력에서 다양한 문자열 사용에 대해 논의할 것이다.

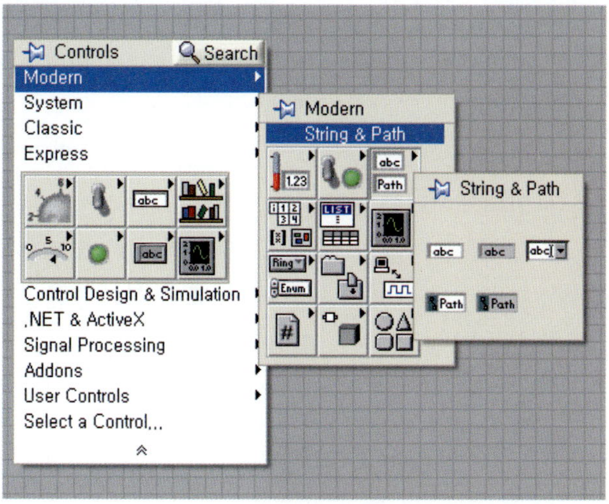

그림 8-1. 문자열 & 경로 팔레트

문자열 컨트롤( )과 인디케이터( )는 그림 8-1과 같이 **컨트롤 > 일반 > 문자열 & 경로** 팔레트에 위치해 있다. 만약 프런트 패널의 공간이 제한되었다면, 그림 8-2와 같이 프런트 패널 문자열 컨트롤 또는 인디케이터가 차지하는 공간을 최소화하기 위해 스크롤 막대를 이용할 수 있다. 문자열 컨트롤 또는 인디케이터에서 팝업한 후 나타난 단축메뉴에서 **보이는 아이템 > 수직 스크롤 막대**를 선택하면 스크롤 막대가 나타난다. 만약 문자열 컨트롤 또는 인디케이터 내에 스크롤 막대를 놓을 공간이 없다면 스크롤 막대 옵션은 희미하게 보일 것이다. 따라서 스크롤 막대를 이용할 경우에 수직 공간을 늘려야 한다.

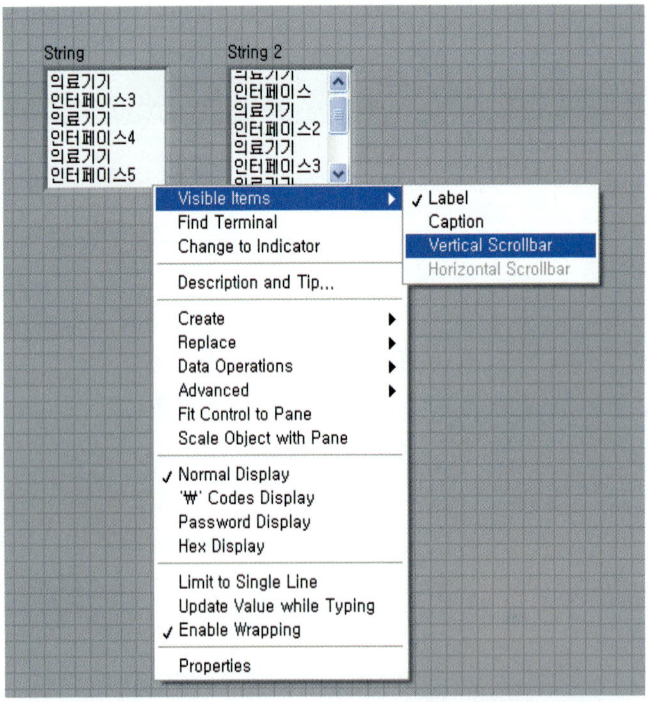

그림 8-2. 문자열 컨트롤과 인디케이터에 스크롤 막대 사용

문자열 컨트롤과 인디케이터를 패스워드, ₩ 코드, 그리고 16진수 같은 다른 표현 유형으로 설정할 수 있다. 문자열 컨트롤과 인디케이터는 보통 백스페이스, 캐리지 리턴, 탭 등 나타낼 수 없는 문자들을 표현하고 해석할 수 있다. 문자열의 단축메뉴로부터 **'₩' 코드 디스플레이**를 선택하면 이러한 문자들을 표시한다. '₩' 코드 디스플레이 모드에서 표현 불가능한 문자들은 백슬래시 다음에 적절한 코드로 나타난다. 완전한 코드 리스트는 표 8-1에 나타내었다.

표 8-1. 백슬래시 코드 리스트

코 드	표 현
₩00 - ₩FF	8비트 문자의 16진수 값으로 대문자
₩b	백스페이스 (ASCII BS, ₩08과 동일)
₩f	폼 피드 (ASCII FF, ₩0C와 동일)
₩n	라인피드 (ASCII LF, ₩0A와 동일)
₩r	캐리지 리턴(ASCII CR, ₩0D와 동일)
₩t	탭 (ASCII HT, ₩09와 동일)
₩s	스페이스 (₩20과 동일)
₩	백슬래시 (ASCII₩, ₩5C와 동일)

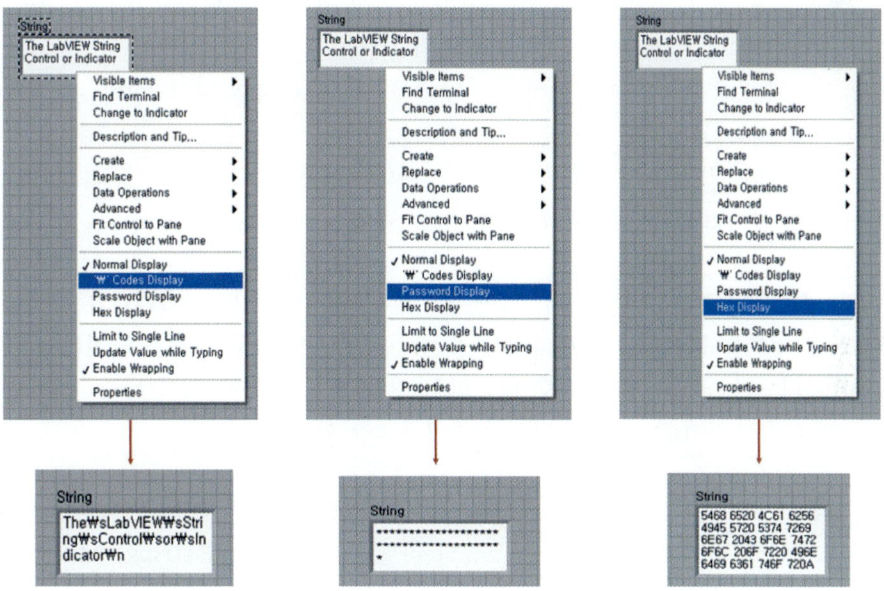

(a) (b) (c)

그림 8-3. (a) '₩' 코드 디스플레이 (b) 암호 디스플레이 (c) 16진수 디스플레이

표현 불가능한(nondisplayable) 문자를 문자열 컨트롤에 입력하기 위해서, 문자를 위한 코드에 따라 스페이스 또는 탭과 같은 적절한 키를 클릭하거나 또는 백슬래시 문자(₩)를 입력한다. 그림 8-3(a)와 같이 문자열을 입력하고 입력 버튼을 클릭하면, 표현 불가능한 문자들이 백슬래시 코드 형식 내에 나타난다.

문자열 컨트롤과 인디케이터내의 문자들은 내부적으로 ASCII 형식으로 나타낸다. 그림 8-3(b)와 같이 문자열 단축메뉴로부터 **암호 디스플레이** 옵션을 선택할 수 있다. 블록 다이어그램에서 문자열 데이터는 입력 문자열을 반영하지만 이 옵션이 선택되면 프런트 패널의 문자열 컨트롤 내에는 에스테리스크(*)만 나타난다. 이것은 적절한 VI 연산 전에 패스워드가 필요한 보안 시스템을 설계하도록 허용한다. 또한 그림 8-3(c)와 같이 문자열 단축메뉴에서부터 **16진수 디스플레이**를 선택해서 16진수 ASCII 코드를 볼 수 있다.

예제

예제 8-1 문자열 처리 연습

이 예제에서는 네 개의 함수를 사용해서 문자열을 처리하는 여러 방법들에 대해 연습할 것이다.

이 함수들은 함수팔레트에서 **프로그래밍 > 문자열** 팔레트를 선택하면 나타난다.

- **문자열로 포맷**( ) 숫자들과 문자열들을 단일 출력 문자열로 연결하고 형식을 지정한다.
- **문자열로부터 스캔**( ) 문자열을 스캔하고 유효한 숫자 문자들을 (0~9, +, -, e, E, **주기**) 숫자로 바꾼다.
- **패턴 일치**( ) 지정된 오프셋에서 시작하는 문자열에서 표현식을 찾고, 만약 일치하는 것을 찾았다면 문자열을 세 개의 하위 문자열 - 일치하기 이전의 하위 문자열, 일치하는 하위 문자열, 그리고 일치하는 하위 문자열을 뒤따르는 하위 문자열로 나눈다.
- **문자열 길이**( ) 문자열의 길이를 구하는 함수로 스페이스와 탭, Enter도 하나의 문자로 간주한다.

새로운 VI를 열고 VI 구성을 시작한다. 만약 프런트 패널에서 컨트롤 팔레트가 나타나지 않는다면 보기 메뉴에서 **컨트롤 팔레트**를 클릭하거나 프런트 패널에서 마우스 오른쪽 버튼을 클릭하면 컨트롤 팔레트가 나타난다. 블록 다이어그램에서 함수 팔레트가 나타나지 않는다면 보기 메뉴에서 **함수 팔레트**를 클릭하거나 마우스 오른쪽 버튼을 클릭하도록 한다.

① **컨트롤 > 일반 > 스트링 & 경로** 팔레트에서 **문자열 컨트롤**(abc) 2개와 **인디케이터**(abc) 1개를 선택해서 프런트 패널에 배치한다. 컨트롤의 라벨을 각각 initial string, add string으로, 인디케이터의 라벨을 resulting string으로 입력한다.

② **컨트롤 > 일반 > 숫자형** 팔레트에서 **숫자형 컨트롤**과 **인디케이터**를 선택해서 프런트 패널에 배치하고 각각 라벨을 add number, String Length로 입력한다.

③ 블록 다이어그램으로 이동한다. **함수 > 프로그래밍 > 문자열** 팔레트에서 **문자열 포맷함수**( )를 선택한다. 이 함수는 문자열과 숫자를 단일 문자열로 연결하는데 사용된다.

④ 위치/크기/선택 도구를 사용해서 왼쪽 아래 모서리에 두 개의 입력이 나타나도록 문자열로 포맷 함수 크기를 늘린 후 숫자형 컨트롤인 add number를 입력 1의 터미널에 연결한다.

⑤ 문자열 컨트롤 add string을 문자열로 포맷 함수의 입력 2의 터미널에 와이어 한다. 입력2의 터미널은 와이어 하자마자 자동적으로 DBL에서 abc로 바뀔 것이다. 함수 왼쪽상단에 initial string을 와이어 한다.

⑥ 마지막으로, 출력을 resulting stirng 인디케이터와 **문자열 길이 함수**( )에 와이어 한다. **문자열 길이 함수**( )는 입력 문자열의 길이를 구하는 함수로 출력 문자열의 길이를 구해서 String Length 인디케이터에 표시할 것이다. 이 함수는 **함수 > 프로그래밍 > 문자열** 팔레트에서 찾을 수 있다.

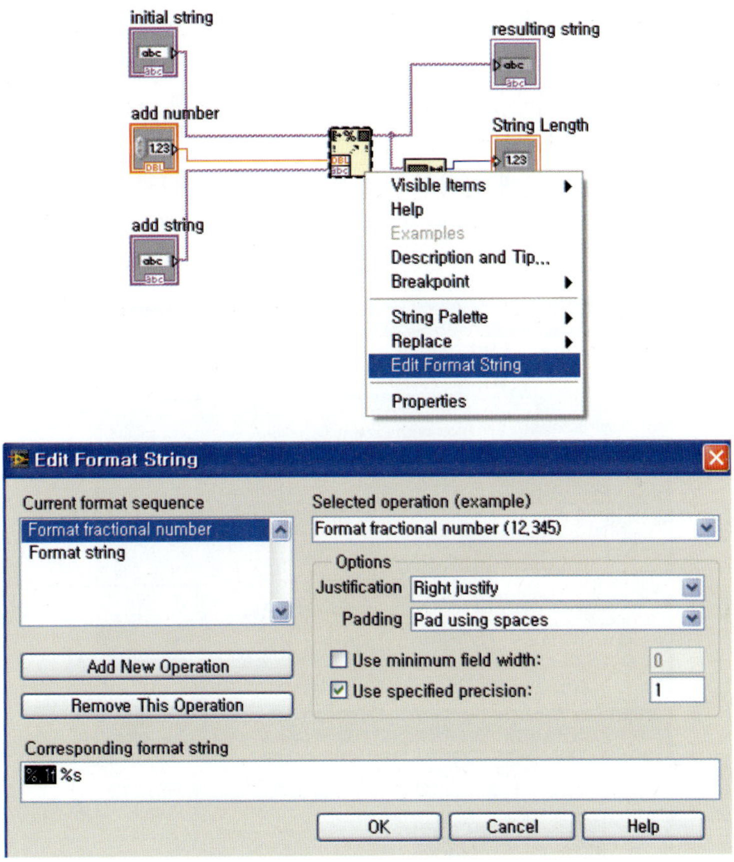

그림 8-4. 포맷 문자열 편집 설정

우리는 포맷 문자열을 사용해서 지정한 형식에 따라 문자열을 생성할 수 있다. 포맷 문자열과 함께 인수의 형식 - 넓이, 기수(126진법, 8진법 등), 그리고 인수들을 분리하는 특정 텍스트 - 을 지정할 수 있다. 포맷 문자열을 설정하는 방법은 그림 8-4에서 볼 수 있다(포맷 문자열은 문자열로 포맷 함수( )의 윗부분에 연결된다). 포맷 문자열 편집 대화상자에서 포맷 문자열을 설정한다.

⑦ 블록 다이어그램에 있는 **문자열로 포맷함수**( )에서 팝업한 후 그림 8-4와 같이 **포맷 문자열 편집**을 선택하면 포맷 문자열 편집대화상자가 나타난다. 대화상자를 열기 위해 노드에서 더블 클릭을 할 수도 있다. 현재 포맷 시퀀스는 소수점형 숫자로 포맷과 문자열로 포맷을 연결한 순서 내에서 인수 유형을 포함한다는 것을 주의해야 한다. 소수점형 숫자로 포맷은 add numeric 컨트롤 입력 값과 일치하고 문자열로 포맷은 add String 컨트롤의 입력 값과 일치한다.

⑧ 숫자를 소수점 1자리 수로 설정하기 위해서는 현재 포맷 시퀀스는 리스트 박스 안의 소수점형 숫자로 포맷을 선택하고, 지정된 정밀도사용 체크 박스를 클릭한 후 박스에 숫자1을 입력한다.

⑨ <Enter> 키를 누르면 대응하는 포맷 문자열을 볼 수 있다(대화상자 아랫부분). 또는 정확한 포맷 문자열 정보를 넣기 위해서는 함수의 포맷 문자열 입력에서 팝업하고 나타난 단축메뉴에서 **생성 〉 상수**를 선택해서 포맷 문자열을 입력하고 함수에 연결한다.

예제

⑩ 프런트 패널로 이동해서 두 개의 문자열 컨트롤() 내에 텍스트를 입력하고, 숫자형 컨트롤에 숫자를 입력한 후 VI를 실행한다. String Exercise. vi로 VI를 저장한다.
연습을 계속하기 위해서 문자열을 스캔하고 유효한 숫자(0 to 9, +, -, e, E and period) 문자들을 빼내는 코드를 추가하도록 한다.

⑪ 그림 8-5를 참조로 프런트 패널에 **문자열 컨트롤**과 **숫자형 인디케이터**를 배치한 후 문자열 컨트롤의 라벨은 string, 숫자형 인디케이터의 라벨은 Numerinc Output으로 입력한다.

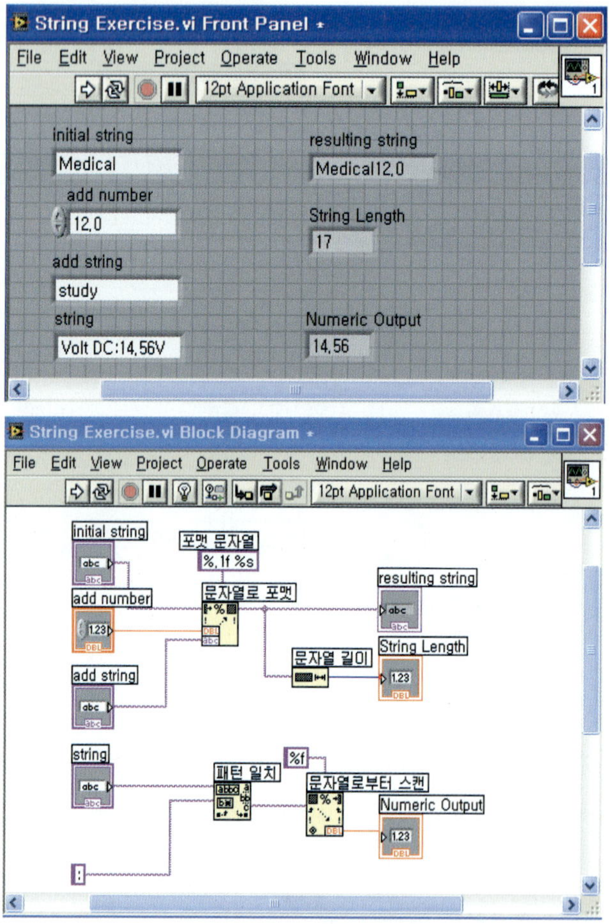

그림 8-5. 문자열로부터 스캔 함수를 추가한 VI

⑫ **함수 > 프로그래밍 > 문자열** 팔레트에서 **패턴 일치 함수**(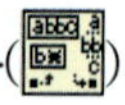)와 **문자열로부터 스캔 함수**(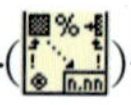)를 선택하고 블록 다이어그램에 배치한다. 패턴 일치 함수는 일치하는 하위 문자열을 감지하고 (이 경우에, 세미콜론) 세미콜론(;) 다음의 하위 문자열을 패턴 일치 함수에 출력한다. **문자열로부터 스캔 함수**는 하위 문자열을 스캔해서 숫자를 출력한다.

⑬ 그림 8-5를 참조해서 와이어링을 완료한 후에 **문자열로부터 스캔함수**(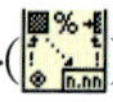)에서 더블 클릭하여 포맷 문자열로 편집 대화상자를 연다(또는 함수에서 팝업한 후 단축메뉴에서 **포맷 문자열로 편집**을 선택한다).

⑭ 현재 포맷 시퀀스는 숫자 스캔을 가리키고 대응하는 스캔 문자열은 %f로 보여질 것이다. 확인 버튼을 클릭하고 문자열로부터 스캔함수( )의 포맷 문자열 입력이 적절하게 연결되었는지 확인한다.

⑮ **string 문자열 컨트롤에** Volt DC : 14.56V를 넣고 VI를 실행시킨다. VI가 14.56 수치 값을 추출해서 숫자 인디케이터 Numeric Output에 값을 표시하는 것을 볼 수 있을 것이다. 다른 값을 입력하고 테스트 해 보도록 한다.

예제

이제는 그림 8-6을 참조해서 문자열에서 숫자 데이터를 추출해서 배열 데이터에 저장하는 코드를 추가하도록 VI를 만든다.

⑯ 프런트 패널에 **문자열 컨트롤**을 배치하고 라벨을 Data String으로 입력한다.

⑰ **컨트롤 > 일반 > 배열, 행렬, 클러스터** 팔레트에서 **배열**을 선택하고 프런트 패널에 배치한 후 **숫자형 인디케이터**를 배열 셀 내로 배치한다.

⑱ 블록 다이어그램으로 이동한 후 **함수 > 프로그래밍 > 구조** 팔레트에서 **While 루프**를 선택하여 블록 다이어그램에 배치한다. While 루프의 테두리에서 팝업한 후 나타난 단축메뉴에서 **시프트 레지스터 추가**를 선택한다. 그러면 While 루프의 테두리에 시프트 레지스터가 나타난다.

⑲ **함수 > 프로그래밍 > 문자열** 팔레트에서 **패턴 일치함수**( )와 **문자열로부터 스캔함수**( )를 선택하고 While 루프 내에 배치한다.

⑳ **함수 > 프로그래밍 > 문자열** 팔레트에서 **빈 문자열 상수**를 선택하여 While 루프 내에 배치한다.

⑳-① **함수 > 프로그래밍 > 비교** 팔레트에서 **같지 않음? 함수**를 배치하고, 패턴 일치 함수의 **일치 부분 문자열** 출력 터미널과 **빈 문자열 상수**를 **같지 않음? 함수**의 입력으로 와이어 한다.

⑳-② **같지 않음?** 함수의 출력을 While 루프의 조건 터미널로 와이어 한다. 조건 터미널의 단축메뉴에서 **참이면 계속**을 선택한다. While 루프는 마지막 문자열이 감지될 때까지 즉, 빈 문자열이 발견될 때까지 계속해서 반복할 것이다.

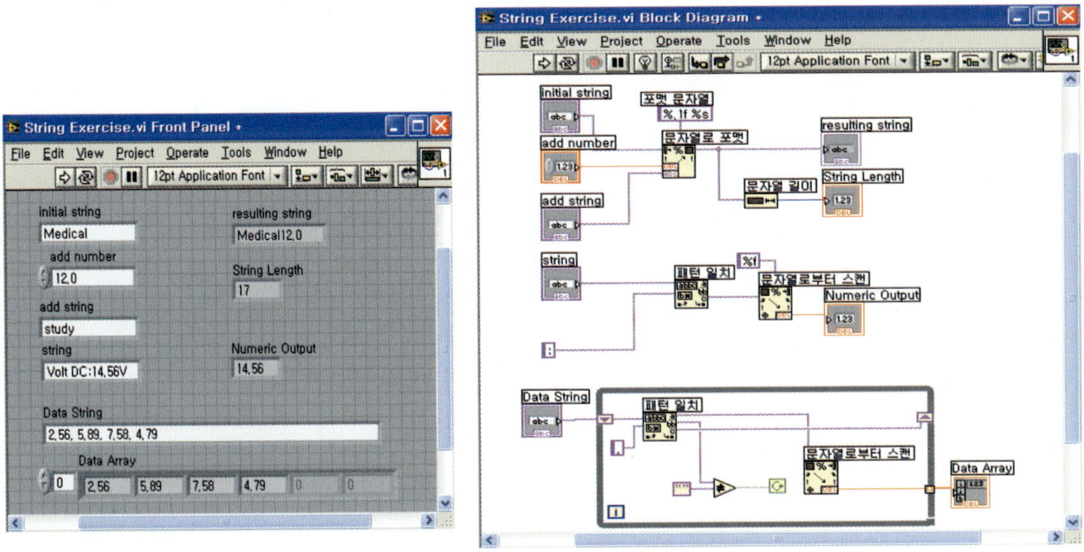

그림 8-6. 패턴 일치 함수를 추가한 VI

예제

VI가 적절하게 와이어 되었다면 Data String 컨트롤에 **2.56, 5.89, 7.58, 4.79**와 같은 문자열을 입력한다. VI를 실행하면 입력한 문자열에서 숫자가 추출되어서 Data Array 배열에 저장된 것을 알 수 있다. 이때 패턴 일치 함수의 정규 식 값으로 콤마(,)를 입력한다.

패턴 일치 함수는 일치하는 하위 문자열을 감지하여(이 경우에, 콤마) 콤마(,) 앞의 하위 문자열 문자열로부터 스캔 함수에 출력하고 **문자열로부터 스캔 함수**는 하위 문자열을 스캔하여 감지된 숫자를 출력한다.

예제 8-2 날짜 계산

문자열 함수를 사용하여 현재 날짜를 기준으로 사용자가 입력한 날짜 사이의 일수를 계산하는 VI를 설계한다.

먼저 날짜 계산 VI에서 사용할 sub VI를 작성해 보자.

① **컨트롤 > 일반 > 숫자형** 팔레트에서 숫자 인디케이터 3개를 선택하여 배치하고 각 라벨을 **현재 년도, 현재 달, 현재 날짜**로 입력한다.

② Sub VI를 만들기 위해 그림 8-7과 같이 오른쪽 상단의 VI 아이콘에서 팝업 하여 아이콘 편집기를 선택해 아이콘의 이미지를 변경한다.

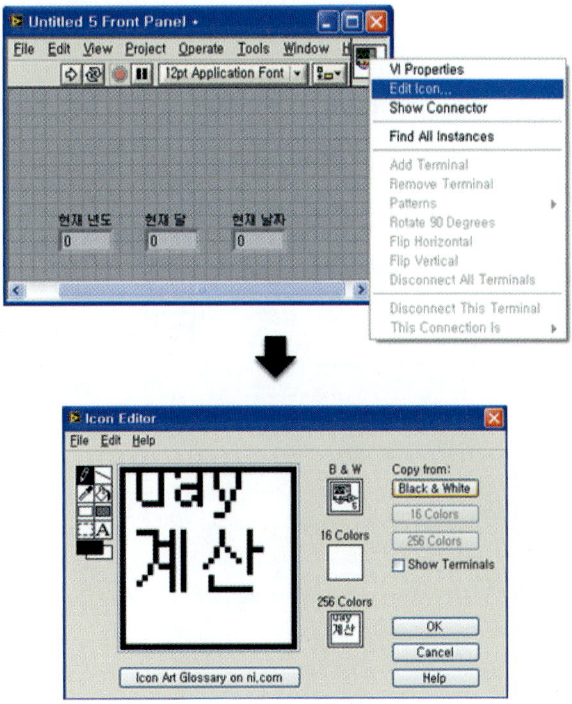

그림 8-7. VI아이콘의 편집

③ 다시 VI 아이콘에서 팝업 하여 **커넥터 보이기**를 선택한다. 현재 sub VI의 알맞은 커넥터의 패턴(출력 터미널 3개)을 선택하기 위해 그림 8-8과 같이 팝업 메뉴의 패턴에서 2번째 형태의 **패턴**을 선택한다.

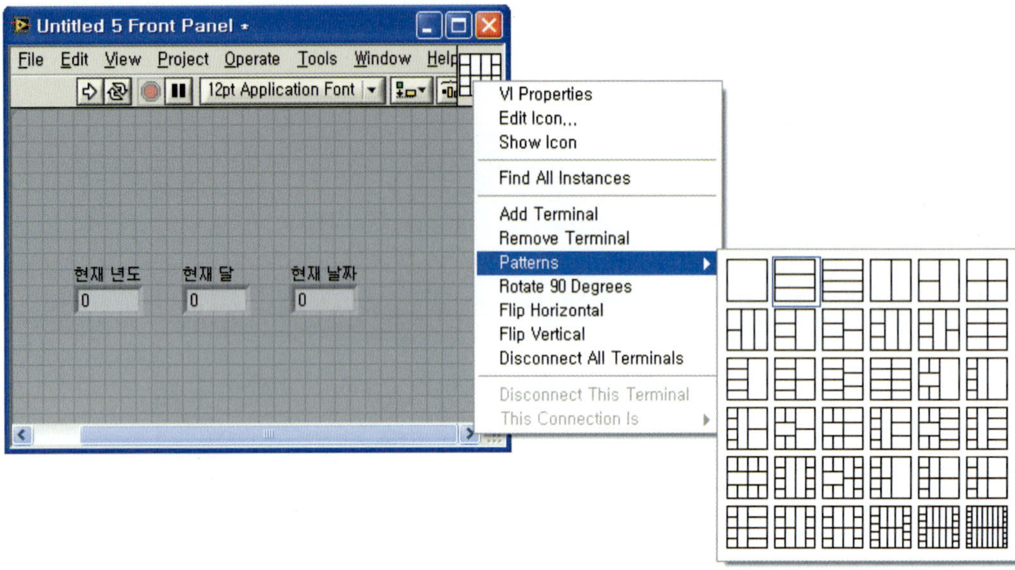

그림 8-8. 알맞은 커넥터의 패턴 선택하기

④ 선택한 패턴을 프런트 패널의 인디케이터에 와이어하기 위하여 와이어 연결 도구를 이용하여 첫 번째 칸과 **현재 년도**를, 두 번째 칸과 **현재 달**, 그리고 세 번째 칸과 **현재 날짜**를 클릭하여 그림 8-9와 같이 와이어 한다.

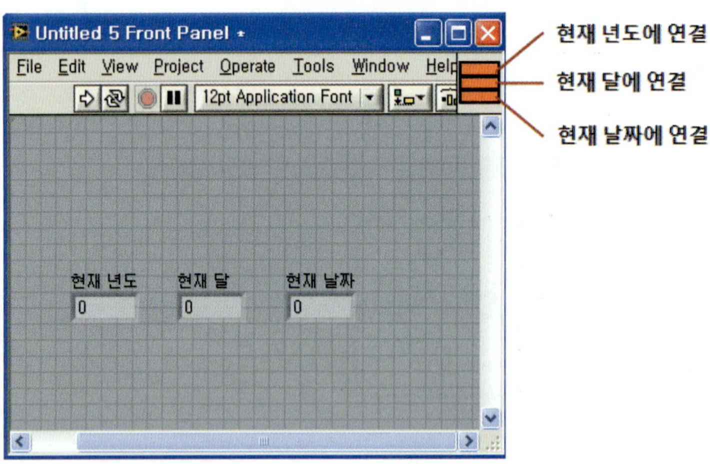

그림 8-9. 커넥터와 인디케이터의 연결

⑤ 블록 다이어그램으로 이동한다.

⑥ 현재 날짜 데이터를 가져와 문자열로 출력하기 위해 **함수 〉 프로그래밍 〉 타이밍** 팔레트에서 **날짜/시간을 문자열로 얻기 함수**를 선택하여 배치한다.

⑦ 추출한 문자열 날짜 데이터를 숫자형으로 변환하기 위해 **함수 〉 프로그래밍 〉 문자열** 팔레트에서 **문자열로부터 스캔 함수**를 선택하여 배치한다.

⑧ 추출한 현재 날짜 데이터에서 하이픈(-)을 기준으로 년도를 분리하기 위해 **함수 〉 프로그래밍 〉**

문자열 팔레트에서 **패턴 일치** 함수를 배치하고 **정규식**에서 **팝업 메뉴를 열어 생성 > 상수**를 선택해 하이픈(-)을 입력한다.

⑨ 패턴 일치함수로 추출한 년도 데이터를 숫자형으로 변환하기 위해 **함수 > 프로그래밍 > 문자열** 팔레트에서 **문자열로부터 스캔** 함수를 배치한 후 와이어 한다. 숫자형으로 변환된 년도 데이터는 **출력1**에 와이어 된 현재 년도 인디케이터에 출력된다.

⑩ 년도를 추출하고 남은 데이터는 계속해서 달, 날짜 데이터를 추출하기 위한 입력 데이터로 사용된다. 그림 8-10을 참조하여 년도를 추출하는 방법과 동일한 방법으로부터 현재 달, 현재 날짜를 추출하는 블록 다이어그램을 구성한다.

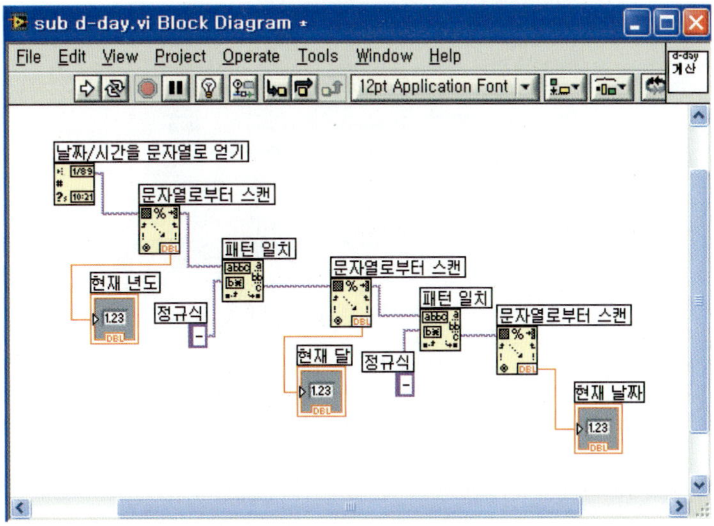

그림 8-10. Sub d-day.vi 블록 다이어그램

8.2 파일 입·출력

파일 입·출력 연산은 디스크 상의 파일로부터 데이터를 저장하고 검색하는데 사용된다. 이러한 연산들은 일반적으로 세 가지 기본적인 조작을 포함한다.

- 기존의 파일 열기 또는 새로운 파일 생성
- 파일 읽고 쓰기
- 파일 닫기

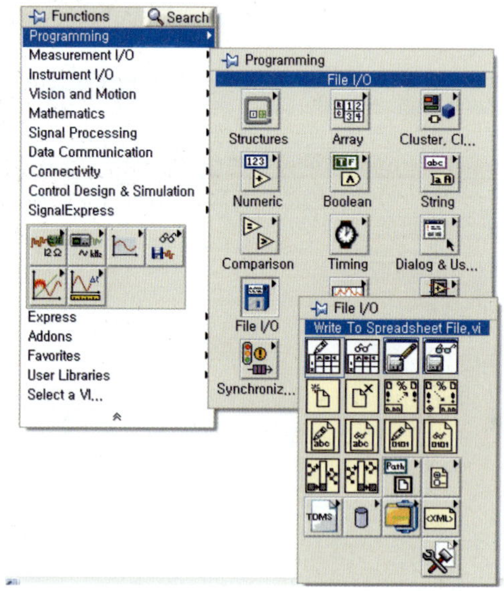

그림 8-11. 파일 I/O 팔레트

LabVIEW는 파일을 작업하기 위한 강력하고 유연한 도구들의 집합으로 구성된 파일 입·출력 함수들을 제공한다. 그림 8-11은 파일 I/O 팔레트를 보여준다. 아래와 같은 다른 데이터 유형을 읽고 쓰기 위해 파일 VI를 사용할 수 있다.

- 텍스트 파일에 문자열 입력
- 단정도 부등 소수의 1차원 또는 2차원 배열을 스프레드시트 텍스트 파일에 입력
- 1차원 또는 2차원 배열의 숫자를 바이너리 파일에 입력

이 함수들은 **함수 > 프로그래밍 > 파일** I/O 팔레트에서 찾을 수 있다.

- **스프레드시트 파일에 쓰기**(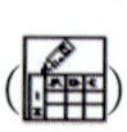): 새로운 바이트 스트림 파일에 문자열을 쓰거나 기존의 파일에 문자열을 추가한다.
- **스프레드 파일로부터 읽기**(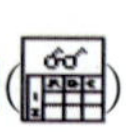): 지정된 문자 오프셋에서 시작해서 바이트 스트림 파일로부터 지정된 숫자만큼 문자를 읽는다.
- **텍스트 파일 쓰기 함수**(): 단 정밀도 2차원 또는 1차원 배열을 텍스트 문자로 바꾸고, 문자열을 새로운 바이트 스트림 파일에 쓰거나 기존의 파일에 문자열을 추가한다.

· **텍스트 파일에서 읽기 함수**( ): 지정된 문자 오프셋에서 시작해 숫자 텍스트 파일로부터 지정된 숫자만큼 라인 또는 행을 읽고 데이터를 단정도 숫자의 2차원 배열로 변환한다.

나머지 함수들은 고급 파일 기능 팔레트에 위치해 있다. 데이터 읽기 쓰기에 추가하여 파일 또는 디렉토리에 관한 볼륨 정보를 반환하고 end-of-file 위치를 반환한다. 예를 들어, 새로운 파일을 생성하거나 기존 파일을 대체하기 위해서 **파일 열기 > 생성 > 대체 함수**( )를 사용할 수 있다. 파일 입·출력과 함께 파일에 대한 경로를 정의해야할 필요가 있다면 함수의 파일 경로(대화상자 이용) 터미널에서 왼쪽에서 팝업 하여 **생성 > 컨트롤**을 선택한다. 파일이 열리면 참조 번호가 생성되어 파일을 읽고 쓸 수 있다. 어플리케이션 실행을 완료하기 전에 열려 있는 파일은 반드시 닫아야 한다. 많은 LabVIEW 입·출력 VI는 자동적으로 새로운 파일을 생성하거나 열고, 이러한 파일에 데이터를 읽거나 쓸 수 있고 수행이 끝나면 파일을 닫는다. 다음 세 개의 하위 절에서 기본적인 연산을 처리하는 세 개의 VI를 사용할 것이다. 마지막 하위 절에서 기본적인 파일 입·출력 연산을 개별적으로 수행하기 위해 다른 VI를 사용하는 어플리케이션에 관해 간략하게 논의할 것이다.

세 개의 다른 형태로 파일로부터 데이터를 저장하거나 회수할 수 있다.

· 텍스트(ASCII) 바이트 스트림 워드프로세스 또는 스프레드시트 프로그램 같은 다른 소프트웨어 패키지로부터 데이터에 접근하고자할 경우 ASCII 포맷으로 데이터를 저장해야 한다. 이러한 방법으로 데이터를 저장하기 위해서는 모든 데이터를 ASCII 문자열로 바꿔야 한다.
· 바이너리 바이트 스트림은 일들을 최대한 압축하여 저장하는 방법이다. 데이터를 바이너리 문자열 포맷으로 변환하고 파일로부터 데이터를 검색하거나 저장할 때 사용하는 데이터 유형을 정확하게 알아야만 한다.
· 데이터 로그 파일 이러한 파일들은 G프로그래밍만이 접근할 수 있는 바이너리 포맷이다. 데이터로글 파일들은 데이터베이스 파일들과 유사하다 왜냐하면, 몇 가지 다른 데이터 유형을 하나의 파일 레코드로 저장할 수 있기 때문이다.

파일을 처리할 때 end-of-file, refunm, not-a-path, 그리고 not-a-refunm 이라는 용어를 자주 보게 될 것이다. end-of-file(EOF)은 파일의 시작과 관련이 있는 파일 종료 지점 문자 오프셋을 말하는 것이다. Not-a-path 그리고 not-a-refunm 은 각각 경로가 유효하지 않다는 것과 열린 파일과 관련이 있는 참조 숫자가 유효하지 않다는 것을 나타내는 미리 정의된 값들이다.

8.2.1 파일에 데이터 쓰기

이 질에서는 **텍스트 파일 쓰기 함수**( )를 사용해서 파일에 데이터를 쓰는 것에 대해 논의할 것이다. 이 VI는 VI 입력 인수에 따라 새로운 바이트 스트림 파일에 문자열을 쓰거나 기존 파일에 문자열을 추가한다. 텍스트 파일 쓰기는 파일을 열거나 생성하고 데이터를 쓴 후 파일을 닫는다.

예제 8-3 파일에 데이터 쓰기

이 예제의 목적은 ASCII 포맷으로 파일에 사인파 데이터를 추가하는 VI를 설계하는 것이다.

이 VI는 For 루프를 사용하고 파일에 사인 값을 저장한다. 각 반복 실행동안 VI는 숫자 데이터를 문자로 바꾸고 구분 문자로 콤마를 붙인 후 파일에 문자열을 추가한다.

① 새로운 VI를 열고 프런트 패널에 그림 8-12와 같이 개체를 배치한다. 컨트롤 팔레트가 나타나지 않는다면 마우스 오른쪽 버튼을 클릭하거나 보기 메뉴에서 컨트롤 팔레트를 클릭한다.
② **컨트롤 > 일반 > 숫자형** 팔레트에서 **숫자형 컨트롤**을 선택하여 프런트 패널에 배치하고 라벨을 Number of loop iteration 으로 붙인다. 숫자형 컨트롤의 단축메뉴에서 **형 > 긴**을 선택한다.

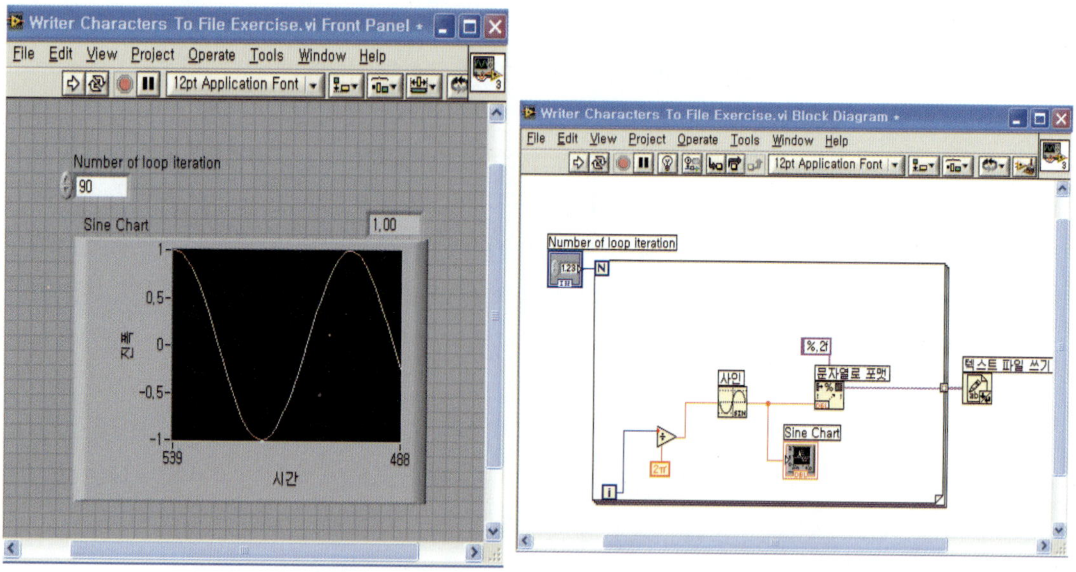

그림 8-12. 텍스트 파일 쓰기 VI를 사용한 파일에 데이터 쓰기

③ **컨트롤 > 일반 > 그래프** 팔레트에서 **웨이브 폼 차트**( )를 선택하고 프런트 패널에 배치한 후 라벨을 Sine Chart로 입력한다. 이 차트는 사인 데이터를 출력한다. **웨이브 폼 차트**( )에서 팝업 하여 나타난 단축메뉴에서 **보이는 아이템 > 디지털 디스플레이**를 선택한다. 그리고 Y **스케일 > 오토 스케일** Y를 선택하여 Y축의 오토 스케일 기능을 활성화시킨다.
④ 블록 다이어그램으로 이동한다. 함수 팔레트가 보이지 않는다면 보기 메뉴에서 **함수 팔레트**를 클릭하거나 블록 다이어그램에서 마우스 오른쪽 버튼을 클릭한다.
⑤ **함수 > 프로그래밍 > 구조** 팔레트에서 For **루프**를 선택하고 블록 다이어그램에 배치한 후 구성 요소 모두 포함할 수 있도록 크기를 조절한다.

⑥ **함수 > 수학 > 기본 & 특수 함수 > 삼각 함수** 팔레트에서 **사인 함수**와 **함수 > 프로그래밍 > 문자열** 팔레트에서 **문자열로 포맷 함수**()를 선택하고 For 루프 내에 배치한다. 문자열로 포맷 함수()는 숫자를 문자로 바꾸고 문자에 콤마를 연결시킨다.

⑦ **함수 > 프로그래밍 > 파일** I/O 팔레트에서 **텍스트 파일 쓰기 함수**()를 선택하고 함수를 배치한다.

⑧ 텍스트 파일 쓰기 함수()의 입력터미널인 **파일(대화상자 사용)**의 단축메뉴에서 **생성 > 상수**를 선택한 다음 **C:\sample.txt**를 입력하여 데이터를 저장할 경로와 파일명을 지정한다.

⑨ 그림 8-12의 블록 다이어그램과 같이 컨트롤들을 와이어 한다.

⑩ 10진수 다음에 포맷 문자열을 2배 정밀도로 바꾸고 각각의 데이터에 콤마를 추가하기 위해 **문자열로 포맷 함수**()의 단축메뉴에서 **포맷 문자열 편집**을 선택하거나 포맷 문자열 편집 대화상자를 열기 위해 함수 아이콘을 더블 클릭한다.

⑪ 그림 8-13과 같이 지정된 정밀도 사용을 체크하고 2로 설정한 다음 문자열 포맷이 %.2f라는 것을 확인하고 확인을 클릭한다.

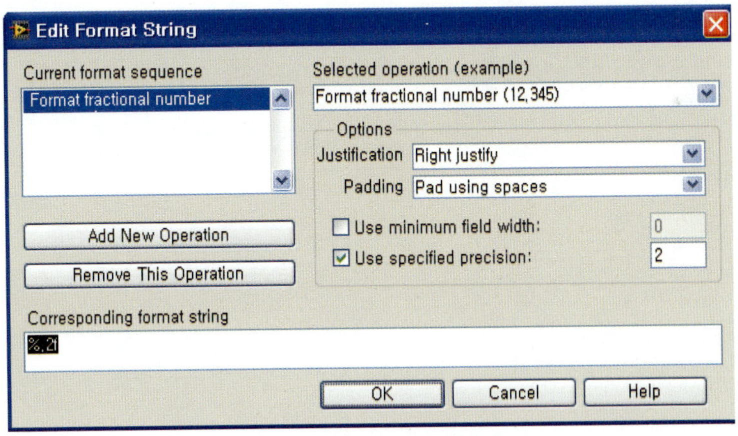

그림 8-13. 포맷 문자열 설정

⑫ 프런트 패널로 돌아와서 **Number of loop iteration** 컨트롤에 90을 입력한다. VI를 실행하면 디렉토리 탐색기에서 C:₩sample.txt 파일이 생성됨을 확인할 수 있다. 이 VI를 write Characters to File Exercise.vi 로 저장된다.

⑬ 데이터 파일(sample.txt)과 내용을 보기 위해서는 메모장(Notepad)을 사용하도록 한다. 콤마로 분리되어진 50개의 데이터 값을 포함하는 파일을 얻을 것이다.

8.2.2 파일로부터 데이터 읽기

파일에 데이터를 쓰면 당연히 읽는 것처럼, 이 절에서는 텍스트 파일에서 읽기 함수(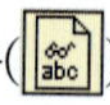)를 사용해서 파일로부터 데이터를 읽는 것에 대해 논의할 것이다. 이 함수는 지정한 문자 오프셋에서 시작하여 텍스트 바이트 스트림 파일로부터 지정된 숫자만큼 문자들을 읽을 것이다. VI는 읽기 전에 파일을 열고 읽은 후에 닫는다. 다음의 예제 8.4에서는 예제 8.3의 파일에 기록한 사인 값을 읽는 VI를 설계할 것이다.

예제 8-4 파일로부터 데이터 읽기

예제 8-3에서 생성한 파일(Test.txt)의 데이터를 읽어 드리고 웨이브 폼 그래프로 데이터를 출력하는 VI를 설계한다.

데이터는 원래 문자열 데이터 타입을 사용해서 ASCII 포맷으로 저장되어 있다. 따라서 문자열 데이터로 읽어야만 한다.

새로운 VI를 열고 프런트 패널로 이동해서 그림 8-14와 같은 프런트 패널을 설계하도록 한다. 문자열 인디케이터와 읽어 들인 온도 데이터를 출력할 웨이브 폼 그래프를 배치시켜야 할 것이다.

① **컨트롤 > 클래식 > 클래식 문자열 & 경로** 팔레트에서 **문자열 인디케이터**를 선택하고 프런트 패널에 배치한다. 인디케이터가 충분한 데이터를 표시하도록 크기를 크게 한다.

② **컨트롤 > 클래식 > 클래식 그래프 > 웨이브 폼 그래프**를 선택하고 프런트 패널에 배치한다.

③ 블록 다이어그램으로 이동한다. **함수 > 프로그래밍 > 파일 I/O** 팔레트에서 **텍스트 파일에서 읽기 함수**를 선택하고 블록 다이어그램에 배치한다. 이 VI는 파일로부터 데이터를 읽고 문자열로 정보를 출력한다. 만약 경로 이름이 명시되지 않으면 VI를 실행했을 때, 대화상자가 나타나서 파일이름을 쓰도록 요구할 것이다.

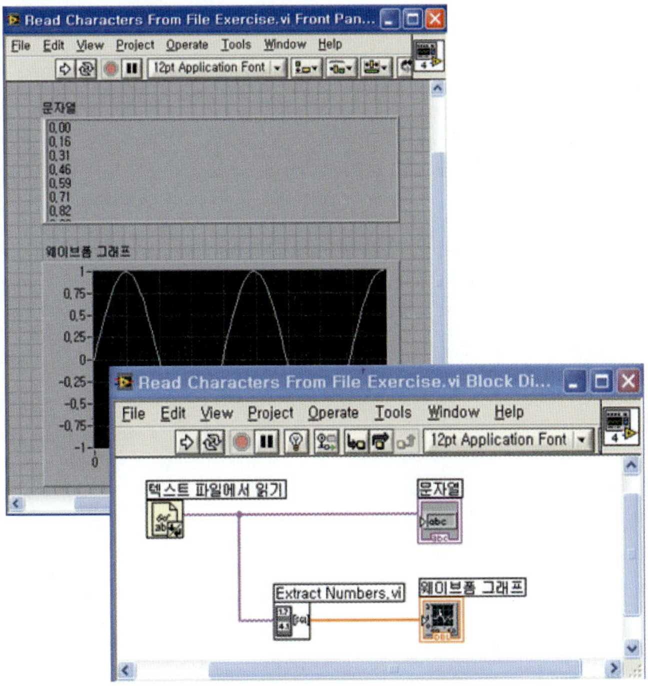

그림 8-14. Read Characters From File Exercise.vi

예제

④ **함수** > VI **선택…**을 클릭해서 파일 대화상자를 연 후 C:₩ Program File ₩ National Instruments ₩ LabVIEW 9.0 ₩ example ₩ general ₩ Strings.llb에 위치한 **Extract Numbers.vi**( )를 선택하여 블록 다이어그램에 배치한다. 이 VI는 콤마, 라인피드 또는 비 숫자 문자들로 분리된 숫자들을 포함하는 ASCII 문자열을 받아서 숫자 배열로 바꾼다.

⑤ 그림 8-14를 참조해서 터미널과 subVI를 와이어 한다.

블록 다이어그램의 와이어링을 완료하고 프런트 패널로 돌아와서 VI를 실행한다. VI를 실행하면 읽어 들일 파일을 선택하기 위해 **읽을 텍스트 파일의 경로를 선택하거나 입력** 대화상자가 나타난다. 예제 8-3에서 생성한 Test.txt를 선택하고 확인 버튼을 누르면 그림 8-14와 같은 실행 화면이 표시된다. **Read Characters From File Exercise.vi**로 저장하고 VI를 닫는다.

8.1 문자열 함수인 날짜/시간을 문자열로 얻기( ) 함수와 현재날짜를 초로 변환하는 날짜/시간을 초로 얻기( )함수를 사용하여 지정된 시간에 소리로 알려 주는 Morning Call VI를 설계하여라. 프런트 패널, 블록 다이어그램, 실행 화면은 다음과 같다.

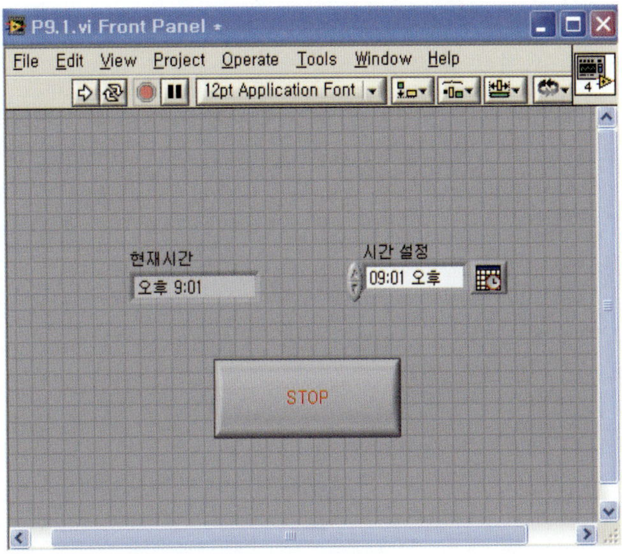

[프런트 패널]

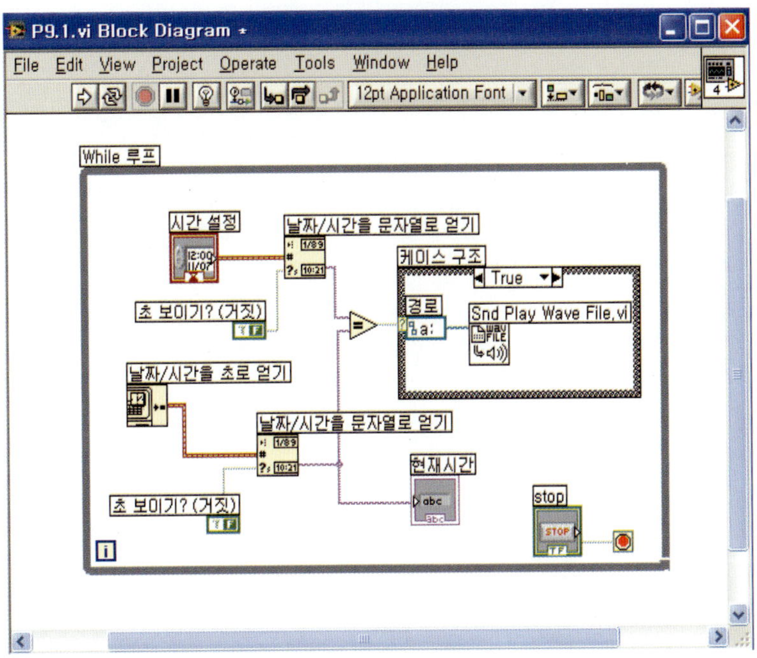

[블록 다이어그램]

그림 8-15. Morning Call.vi 실행 화면

연습문제

연습문제

8.2 Header 문자열 컨트롤과 Number 숫자형 컨트롤을 결합하여 단일 문자열로 프런트 패널에 표시하는 VI를 설계하여라. 숫자는 소수점 이하 4자리까지 표시도록 설정하고 문자열의 길이를 구해서 숫자형 인디케이터에 표시한다. 문자열로 포맷 함수와 문자열 연결 함수, 문자열 길이 함수를 사용한다.

8.3 텍스트 파일을 읽어서 프런트 패널의 문자열 인디케이터에 파일 내용을 보여 주는 VI를 설계하여라. 문자열 & 경로 팔레트의 파일 경로 컨트롤을 사용해서 파일의 경로를 찾고 Read Characters From File.vi의 파일 경로 입력으로 파일 경로 컨트롤을 와이어 한다.

[프로젝트: 온도 변환]

이번 실습은 7장에서 구성한 Thermometer Chart.vi를 수정해 보도록 한다.

이 실습에서는 파일에 데이터를 쓰는 VI를 설계할 것이다. Thermometer Chart.vi를 열고 그림 8-16을 참조해서 블록 다이어그램을 수정하도록 한다. Thermometer Chart.vi는 7장 실습에서 만든 VI이다. 프런트 패널에서는 수정할 사항이 없으므로 블록 다이어그램으로 이동한다. 블록 다이어그램에서 함수 팔레트가 나타나지 않는다면 마우스 오른쪽 버튼을 클릭하거나 보기 메뉴에서 **함수 팔레트**를 클릭한다.

① 블록 다이어그램에 두 개의 문자열 함수를 추가하도록 한다. **함수 > 프로그래밍 > 문자열** 팔레트에서 **배열을 스프레드시트 문자열로 함수**와 **문자열 연결 함수**를 선택해서 블록 다이어그램에 배치한다.

② 시간과 날짜를 얻기 위해서, **함수 > 프로그래밍 > 문자열** 팔레트에 위치한 **날짜/시간 문자열로 포맷 함수**( )를 사용한다. 이 함수는 현재 시간과 함께 파일에 쓰여질 타임 태그 데이터에 사용된다.

③ **함수 > 프로그래밍 > 파일** I/O 팔레트에서 **텍스트 파일 쓰기 함수**( )를 선택하고 블록 다이어그램에 배치한다.

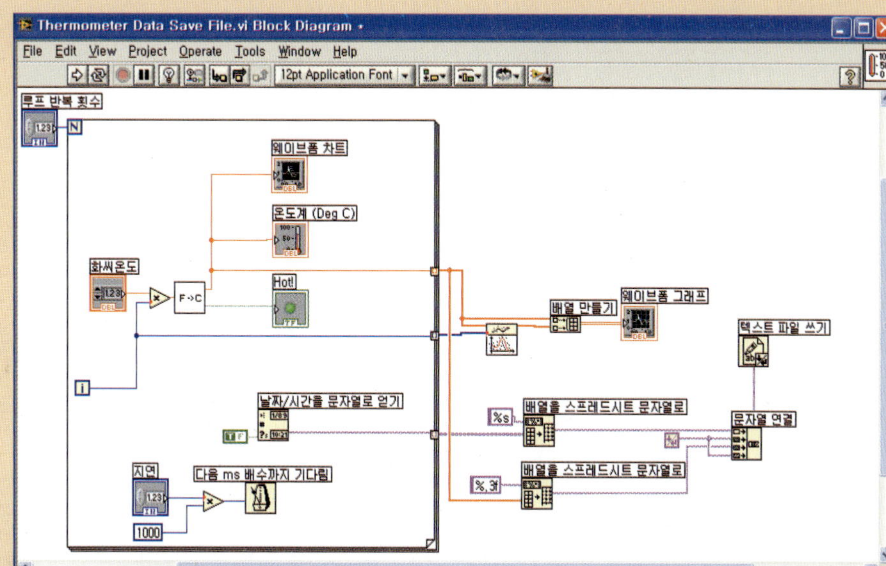

그림 8-16. Thermometer Data Save File.vi 블록 다이어그램

그림 8-16을 참조하여 블록 다이어그램에서 와이어링을 완료한다. VI가 완성되면 실행 버튼을 클릭하여 VI의 실행 결과를 살펴보도록 한다. 온도 데이터가 쓰여질 파일의 이름을 지정해야 하므로 파일 이름을 입력하고 저장한다. VI의 실행이 완료되면 메모장에서 데이터 파일을 볼 수 있다. VI의 실행이 끝나면 VI를 Thermometer Data Save File.vi로 저장하고 VI를 닫는다.

Note

9장 신호 해석

▸ 요 약 ◂

본 장에서는 LabVIEW에서 사용하고 있는 몇 가지 신호 발생 방법 및 필터 처리 기법에 대하여 설명하려고 한다. 그리고 신호 시뮬레이터를 통하여 구성된 알고리즘을 확인할 것이다.

실제세계 신호를 사용할 수 없을 때, 알고리즘을 검증할 용도나 다른 목적으로 LabVIEW를 사용하여 신호를 생성할 수 있다. 이 신호들은 수학공식, 데이터 점들의 배열, 그리고 신호 발생 VI를 통해 생성된다. 실제세계 신호에 유사한 신호를 만들기 위해서는 신호 특성(주기 신호의 출력 크기, 주파수 및 위상 등)을 정확하게 제어할 필요가 있다. 이 절에서 VI를 사용한 몇 가지 신호 발생 방법에 대해 논의한다. 주기 신호를 생성할 때 사용하는 정규화 주파수 및 이산-시간 용어를 소개하는 것으로부터 논의를 시작한다.

9.1 정규화 주파수(Normalized Frequency)

아날로그나 실제세계에서 신호는 시간에 따라 연속으로 변화한다. 그러한 신호를 컴퓨터에서 분석할 때, 그 신호를 디지털 형식으로 변환시켜야 하는데 그것은 곧 연속 신호를 샘플링(sample)된 이산-시간 신호로 바꾸는 것이다. 이러한 이유로 디지털신호세계(그리고 여러 신호 발생 VI와 더불어) 내에서 신호의 주파수(1/주기)를 설명하기 위해 소위 디지털 주파수 또는 정규화 주파수(사이클/샘플 단위)를 사용한다.

$$f = \text{디지털 주파수} = \frac{\text{아날로그 주파수}}{\text{샘플링 주파수}}$$

아날로그 주파수는 일반적으로 Hz(또는 초당 사이클(c/s)) 단위로 측정되고 샘플링 주파수는 초당 샘플의 단위로 측정된다. 정규화 주파수는 샘플링 주파수 0에서 f_s에 해당하는 0.0에서 1.0로 변환된 주파수 범위를 뜻한다. 정규화 주파수는 1.0에서 반복되므로 정규화 주파수 1.2와 0.2는 동등하다. 예를 들면, 나이키스트(Nyquist) 주파수(즉 $f_s/2$)로 샘플링된 신호는 사이클당 2번(즉 2샘플/사이클) 샘플링 된다. 이것은 1/2 cycles/sample = 0.5 cycles/sample의 정규화 주파수에 해당한다. 따라서 한 사이클 내에서 샘플링된 신호의 개수가 정규화된 주파수의 역수로 주어짐을 알 수 있다.

다음의 VI가 사용하는 주파수는 정규화 단위이다.

1. 사인파 (Sine Wave)
2. 사각파 (Square Wave)
3. 톱니파 (Sawtooth Wave)
4. 삼각파 (Triangle Wave)
5. 임의파 (Arbitrary Wave)
6. 처프 패턴 (Chirp Pattern)

이러한 VI를 사용할 때, 문제에서 주어진 주파수 단위를 사이클/샘플의 정규화 주파수 단위로 변환할 필요가 있다. 그림 9-1에 표현된 VI는 두 사이클의 사인파를 어떻게 생성하는지와 그런 후 사이클을 어떻게 사이클/샘플로 변환하는지를 설명하여 준다.

그림의 예제에서, 사이클의 수 (3)은 샘플의 개수 (100)으로 나누어지고 그 결과 정규화 주파수 f = 3/100 사이클/샘플이 된다. 이것은 세 사이클의 사인파 발생에 100 번의 샘플링이 이루어진다는 것을 의미한다. 만일 문제가 주파수를 Hz(c/s)의 단위로 특정하면 어떻게 하는가? 이러한 경우 Hz(c/s) 단위의 주파수를 Hz 단위로 주어진 샘플링율(샘플/초)로 나누면, 사이클/샘플 단위를 얻게 된다.

$$\frac{\text{사이클/초}}{\text{샘플/초}} = \frac{\text{사이클}}{\text{샘플}}$$

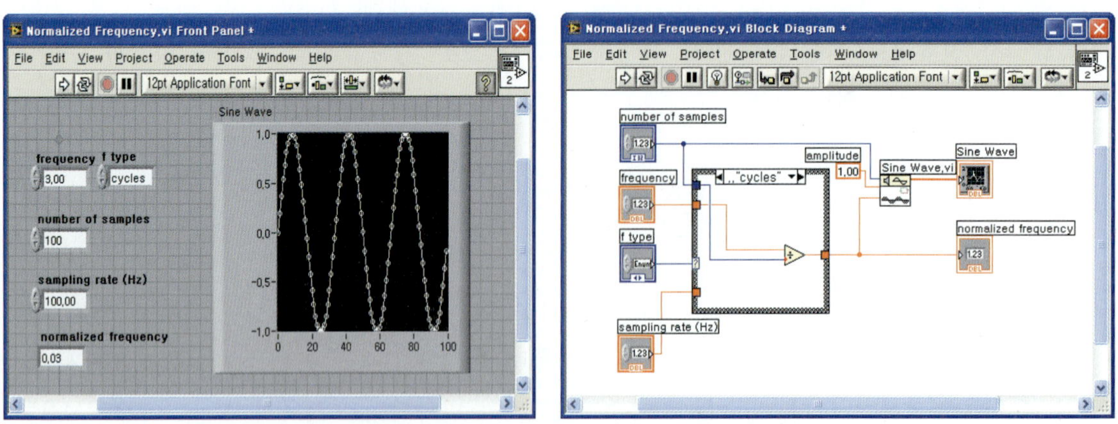

그림 9-1. 세 사이클의 사인파 발생과 사이클을 사이클/샘플로 변환

그림 9-2는 VI로 60Hz 사인 신호를 생성하고 입력 단위가 Hz일 때 정규화 주파수를 계산하는 것을 보여준다. 정규화 주파수는 60 Hz의 주파수를 1,000 Hz의 샘플링율로 나눔으로써 구할 수 있는데, 그 결과 f = 0.06 사이클/샘플의 정규화 주파수를 구하게 된다.

$$f = \frac{60}{1000} = 0.06 \frac{\text{cycles}}{\text{sample}}$$

그러므로 사인파의 한 사이클을 생성하는데 대략 17개의 샘플링이 이루어짐을 알 수 있다. 숫자 17은 f = 0.06의 역수 계산으로 구해진다.

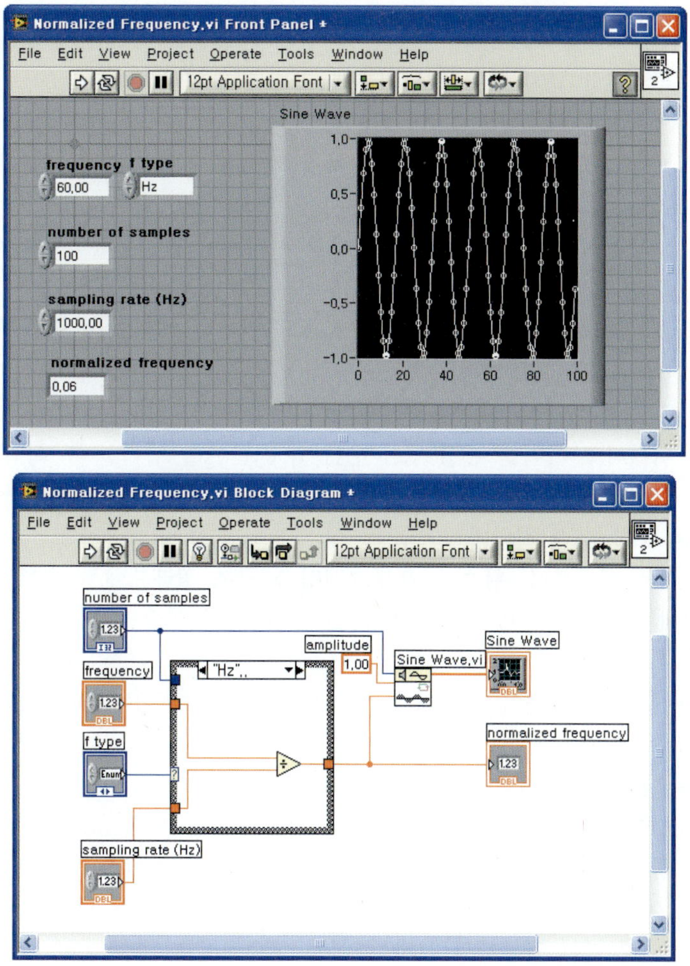

그림 9-2. 60 Hz 사인파 발생과 정규화 주파수 계산

예제

예제 9-1 정규화 주파수

그림 9-1과 그림 9-2를 참조해서 VI를 설계해 보자. 입력이 cycles와 Hz 단위일 때 정규화 주파수 계산을 실험하기 위해서 이 VI를 사용할 수 있다.

새 VI를 열고 프런트 패널로 이동한다. 프런트 패널에서 컨트롤 팔레트가 나타나지 않으면 마우스 오른쪽 버튼을 클릭하거나 보기 메뉴에서 컨트롤 팔레트를 클릭한다.

① **컨트롤 > 클래식 > 클래식 숫자 팔레트**에서 **숫자형 컨트롤** 3개를 선택하고 프런트 패널에 배치한다. 각각 라벨을 frequency, number of samples, sampling rate[Hz]로 입력한다.

② **컨트롤 > 클래식 > 클래식 숫자 팔레트**에서 **숫자형 인디케이터**를 선택한 후 프런트 패널에 배치하고 라벨을 Normalized Frequency로 입력한다.

③ **컨트롤 > 클래식 > 클래식 링 & 열거형 팔레트**에서 열거형 컨트롤을 선택해서 프런트 패널에 배치하고 라벨을 f type으로 입력한다.

④ 열거형 컨트롤에서 팝업해서 나타난 단축메뉴에서 아이템 편집을 선택한다. 열거형 프로퍼티의 열거형 윈도우가 나타나고 아이템 편집 탭에서 Hz와 cycles를 입력한 후 확인 버튼을 클릭한다.

⑤ **컨트롤 > 클래식 > 클래식 그래프 팔레트**에서 웨이브폼 그래프를 선택해서 프런트 패널에 배치하고 라벨을 Sine Wave로 입력한다.

⑥ 블록 다이어그램으로 이동한다. **함수 > 프로그래밍 > 구조 팔레트**에서 케이스 구조를 선택하고 블록 다이어그램에 배치한다. 만약 함수 팔레트가 나타나지 않으면 보기 메뉴에서 함수 팔레트를 클릭한다.

⑦ 텍스트 링 컨트롤 터미널을 케이스 구조의 선택자 터미널로 와이어한다. 그러면 케이스 구조와 선택자 라벨에 Hz와 cycles가 나타난다.

⑧ Hz 케이스에서는 frequency 컨트롤 터미널과 sampling rate[Hz] 컨트롤 터미널을 나누기 함수로 와이어하고 "cycles" 케이스에서는 frequency 컨트롤 터미널과 number of samples 컨트롤 터미널을 나누기 함수로 와이어한다. 그림 9-1과 그림 9-2의 케이스 구조를 참조한다.

⑨ 그림 9-1과 그림 9-2를 참조로 블록 다이어그램의 와이어링을 완료하고 프런트 패널로 이동해서 f type이 Hz로 선택되어 있는지 확인하고 VI를 실행해 본다.

f type = Hz, frequency = 10, 그리고 sampling rate[Hz] = 1000일 때 수작업(손 계산)으로 정규화 주파수를 계산해 보자. VI 입력 매개 변수를 위와 같이 수정하고 여러분이 직접 계산한 것과 같은 답을 얻었는지 확인하도록 한다. 그 답은 f = 0.01이고, 다음과 같이 계산된다.

$$f = \frac{10}{1{,}000} = 0.01 \frac{\text{cycles}}{\text{sample}}$$

f type에서 cycles를 선택함으로써 Hz 단위 대신 cycles로도 같은 계산을 할 수 있다. 이 경우, 정규화 주파수는 샘플 개수에 대한 주파수의 비율로 계산된다.

9.2 웨이브와 패턴 VI

웨이브(Wave)와 패턴(Pattern) VI들의 연산에서 기본적인 차이점은 신호의 시간 변화를 VI 내부에서 계속 계산하여 특정할 수 있는지 또는 없는지에 있다. 웨이브 VI들은 정규화 주파수와 샘플 개수에 따라 내부적으로 연속으로 발생되는 신호의 위상을 계속 추적(계산)한다. 반면에 패턴 VI들은 사이클에 따라 신호를 발생할 뿐이지 위상을 계속 추적하지는 않는다. 이 차이는 신호가 공간에서 시간에 따라 이동하거나(웨이브) 또는 정지해 있는(패턴) 것으로 나타난다. 그림 9-3과 같이 VI 이름은 웨이브 또는 패턴 중에 한 가지를 포함한다는 것을 고려하면 두 가지 형태의 VI를 구별할 수 있다.

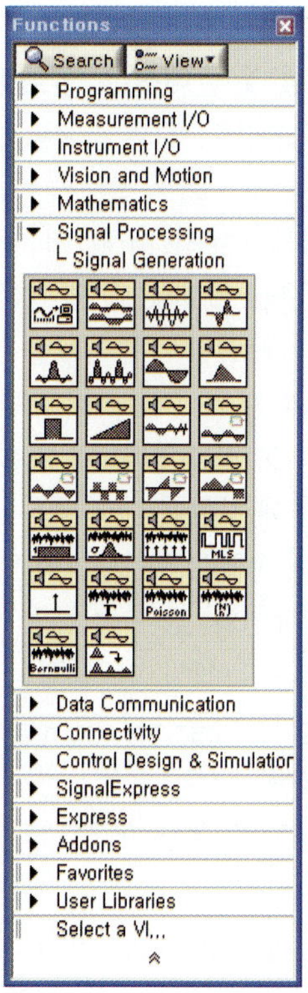

그림 9-3. 신호 발생 VI

웨이브 VI들은 사이클/샘플 단위의 정규화 주파수로 연산한다. 패턴 VI 중에서 정규화 단위를 사용하는 VI는 처프(Chirp) 패턴 뿐 이다.

웨이브 VI는 내부적으로 위상을 계속 계산할 수 있기 때문에, 사용자들로 하여금 초기 위상 값을 제어할 수 있도록 한다. Phase in 컨트롤은 발생 파형의 첫 번째 샘플의 초기 위상(도 단위) 값을 입력 값으로 정하고, phase out 인디케이터는 발생 파형의 다음 샘플의 출력 위상 값을 나타낸다. 추가적으로, reset phase 컨트롤의 경우 작동이 꺼졌을 때(false)는 웨이브 VI가 호출되었을 때 생성된 첫 번째 샘플의 위상이 phase in 컨트롤에서 주어진 위상 값과 샘플에 따라 계산된 값이 phase out 값으로 출력되는 것을 보여주고, 작동이 켜졌을 때(true, 빨간불 켜짐)는 가장 phase out 값이 초기 위상 값으로 초기화 되어 패턴의 파형과 동일한 정지 파형을 나타낸다.

예제

예제 9-2 신호 발생 연습

이 예제에서 두 가지 형태의 신호 발생 VI를 사용하여 VI를 작성할 것이다. 이 VI의 프런트 패널과 블록 다이어그램은 그림 9-4와 같다.

블록 다이어그램에서 사용된 2개의 주된 함수는 **Sine Pttern.vi**와 **Sine Wave.vi**이다. 이들 VI는 그림 9-3에 보인 신호 발생 팔레트에 위치하고 있다. 이 VI는 정규화 주파수로 계산되고 표현된다.

① 새 VI를 열고 프런트 패널에서 **컨트롤 > 클래식 > 클래식 숫자** 팔레트에서 숫자형 컨트롤 3개를 선택하고 프런트 패널에 배치한다. 각각 라벨을 cycles or freq, sampling freq, phase in (degrees)로 입력한다.
② **컨트롤 > 클래식 > 클래식 불리언** 팔레트에서 LED 버튼스위치와 사각형의 정지 버튼을 선택하여 프런트 패널에 배치하고 라벨을 reset phase로 입력한다.
③ **컨트롤 > 클래식 > 클래식 그래프** 팔레트에서 웨이브폼 그래프를 2개 선택해서 프런트 패널에 배치하고 각각의 라벨을 Sine Wave와 Sine Pattern으로 입력한다.
④ 블록 다이어그램으로 이동한다. **함수 > 신호처리 > 신호 발생 팔레트**에서 Sin Pattern과 Sine Wave를 선택하여 블록 다이어그램에 배치한다.
⑤ **함수 > 프로그래밍 > 구조** 팔레트에서 While 루프를 선택하고 블록 다이어그램에 있는 모든 터미널들을 포함하도록 드래그한다. 사각형의 정지 버튼을 While 루프의 조건 터미널에 와이어하고 조건 터미널에서 팝업해서 나타난 메뉴에서 참인 경우 정지를 선택한다.
⑥ **함수 > 프로그래밍 > 타이밍** 팔레트에서 다음 ms 배수까지 기다림 함수를 선택하여 While 루프 내에 배치하고, 상수 300을 와이어한다.
⑦ 그림 9-4와 같이 VI의 와이어가 완성되어 동작이 준비되면 VI를 실행한다.

VI의 입력을 변화시키고, phase in (degrees) 컨트롤의 변경이 Sine Pattern 파형 그래프에 미치는 영향에 특별히 주의하여라. 위상 값을 증가시키면 파형이 왼쪽으로 이동하고 감소시키면 오른쪽으로 이동함을 알 수 있을 것이다. Reset phase LED 버튼 스위치를 true(ON, 빨간불)로 하면, 초기 위상이 루프 내에서 호출될 때마다 phase in에 설정된 값으로 초기화 된다. 그렇지 않으면 초기 위상은 바로 앞의 while 루프에서 출력되는 phase out 값으로 설정되어 새로운 phase in 값에 입력된다. VI가 실행되는 동안에 reset phase 버튼 스위치를 ON 상태에 두면 Sine Wave는 정지 상태가 될 것이고, 반면에 reset phase 버튼 스위치를 OFF 상태로 하면 Sine Wave는 변화하는 위상에 따라 변한다.

그림 9-4의 프런트 패널의 좌측 하단에 있는 정지 버튼을 사용하여 VI의 실행을 정지하여라. 이 VI 실험이 잘 완료되었을 때, **Signal Generation.vi**로 이 VI를 저장하여라.

예제

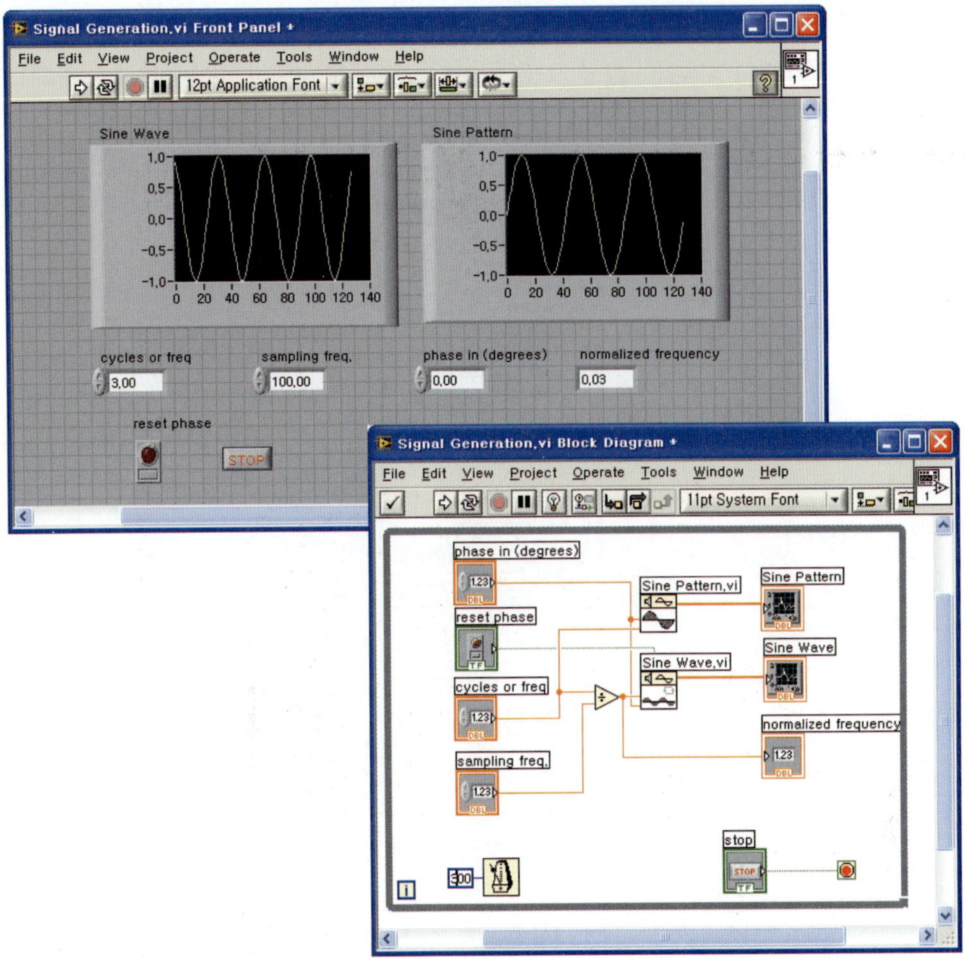

그림 9-4. Sine Wave와 Sine Pattern을 사용하여 신호 발생 VI 작성

9.3 신호 시뮬레이트 익스프레스(Simulate Signal Express) VI

시뮬레이트 신호 익스프레스 VI는 그림 9-5에 보인 신호 해석(Signal Analysis) 팔레트에 위치한다. 이 VI는 사인파, 사각파, 삼각파, 톱니파 및 잡음 등의 신호를 시뮬레이트 한다.

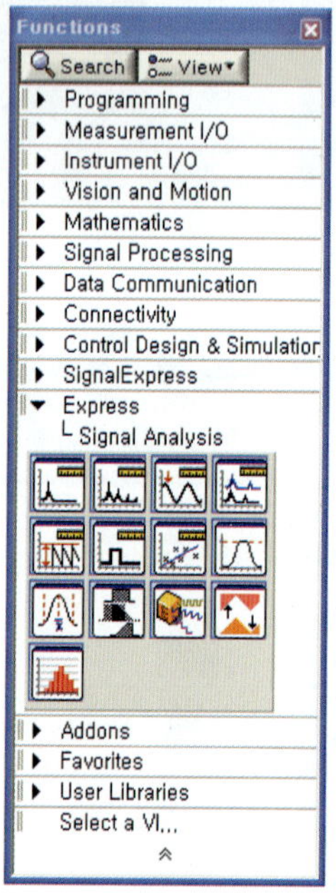

그림 9-5. 신호 분석 익스프레스 VI

모든 익스프레스 VI가 그러하듯이 **신호 시뮬레이트 익스프레스** VI를 사용하기 위해서, 먼저 블록 다이어그램에 위치시켜야 한다. 그림 9-6에 보인 것과 같이 신호 시뮬레이트 익스프레스 VI가 블록 다이어그램에 위치하면, VI를 설정할 수 있도록 설정(Configure) 대화상자가 자동적으로 나타난다. 그림의 설정에서는 사각파가 선택되었다. 주파수(Hz)는 10.1 Hz로 설정되었지만, 다음의 예제에서는 프런트 패널에 있는 프로그램으로 주파수를 변경할 수 있는 주파수 입력 컨트롤에 와이어할 것이다. 진폭에 대해서도 똑 같이 할 수 있는데, 그림에서는 1로 설정하였다. 그러나 궁극적으로는 프로그램으로 진폭을 변경할 수 있는 해당 입력 컨트롤에 와이어할 것이다. 오프셋 변수에 대해서도 똑 같이 할 수 있다. 일단 신호 시뮬레이트 익스프레스 VI가 원하는 대로 설정되었으면 블록 다이어그램으로 돌아가도록 OK를 클릭하여라.

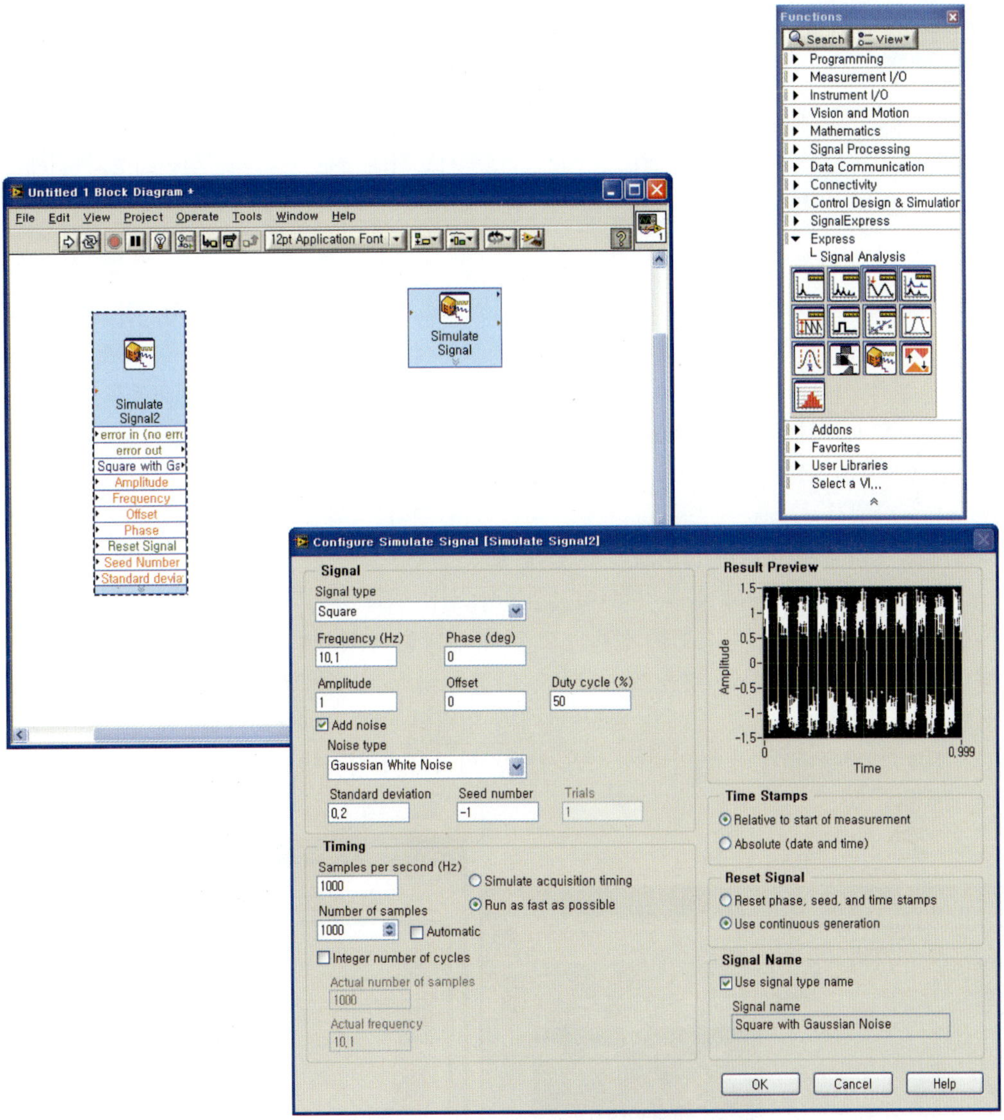

그림 9-6. 신호 시뮬레이트 익스프레스 VI 설정

예제 9-3 신호 시뮬레이트 익스프레스 VI 연습

그림 9-7에 신호 시뮬레이트 익스프레스 VI를 사용하여 신호 발생을 실험해보기 위해서 고안한 VI이다.

그림의 블록 다이어그램에서 신호 시뮬레이트 익스프레스 VI는 핵심 요소이다. 익스프레스 VI는 사각파를 발생시키도록 설정되어 있다. 블록 다이어그램에 배치되어 있는 나머지 요소들은 주파수, 진폭 및 오프셋의 사각파 신호의 주요 변수들을 쉽게 변경시키도록 슬라이드 컨트롤로 하여 프런트 패널에 배치하였다. 또한 잡음도 **Noise Standard Deviation** 입력에 선연결하여 **Noise Strength** 컨트롤로 잡음신호의 크기를 조절할 수 있게 프런트 패널에 추가하였다. 신호 시뮬레이트 익스프레스 데모 VI를 실행시키고 웨이브폼 그래프에 나타나는 결과를 관찰하여라. 주파수, 진폭과 오프셋을 변화시키고 사각파에 나타나는 영향을 시험해 보라.

설정상자를 호출하기 위해서 블록 다이어그램에서 신호 시뮬레이터 익스프레스 VI를 더블 클릭하여라. DC 신호와 같은 다른 신호를 선택하고 앞의 관찰을 반복해보라. 어떤 현상이 생겼는가? 깨진 실행 인디케이터가 나타나는 것을 보게 되고, 이것은 블록 다이어그램에서 선연결이 끊어진 부분이 발생했음을 의미한다. 신호 형태를 바꿀 때에는 입력의 종류도 따라서 바뀌는 것에 주의하여야 한다. DC 신호의 경우에, 주파수 입력이 사라지므로 따라서 입력 선연결에 오류가 발생하게 된다.

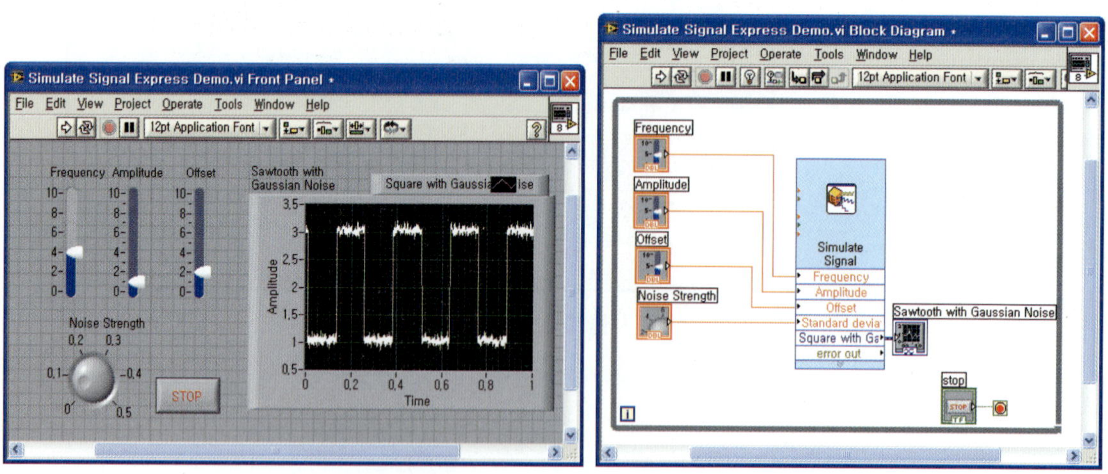

그림 9-7. 신호 시뮬레이트 익스프레스 VI를 사용한 신호 생성 데모

9.4 신호처리(Signal Processing)

이 절에서는 푸리에 변환(이산 푸리에 변환과 고속 푸리에 변환을 포함)과 스무딩 창문 및 필터의 개관 등 세 가지 중요한 주제를 다룬다.

9.4.1 푸리에 변환(Fourier Transform)

정보 중 중요한 것들이 시간 영역(time domain) 표현 - 최대 진폭, 최대 과잉 응답, 정상 상태에 도달하는 시간 등 - 으로 코드화 된다. 신호는 그것이 주파수 영역으로 변환되어질 때 분명해지는 다른 유용한 정보를 포함한다. 즉 개개의 샘플들의 주파수 성분에 관한 신호의 표현은 신호의 주파수 영역(frequency domain) 표현으로 알려져 있다.

신호 샘플의 시간 영역에서 주파수 영역으로의 변환에 널리 사용되는 실용적인 알고리즘은 이산 푸리에 변환(discrete Fourier transform) 또는 DFT로 알려져 있다. 시간 영역 내에서 신호 샘플들 사이의 관계와 주파수 영역 내에서 그것의 표현은 DFT에 의해 확립된다. 이 처리 과정은 그림 9-8과 같다.

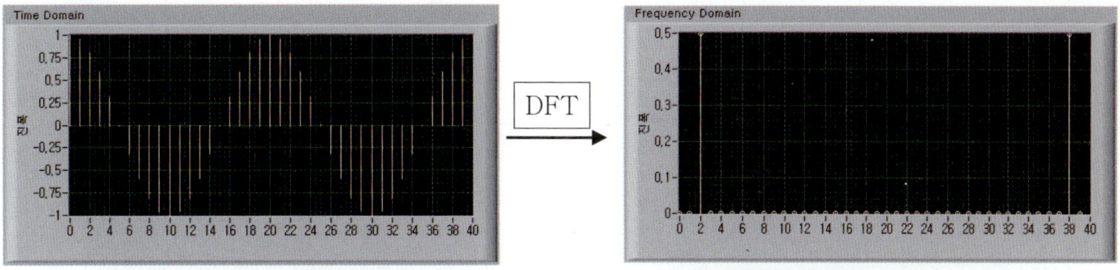

그림 9-8. 신호 샘플의 시간 영역 표현을 주파수 영역 표현으로 이산 푸리에 변환

만약 DFT를 신호의 N개 샘플로 표현되어진 시간 영역 신호에 적용한다면, 길이 N의 신호의 주파수 영역 표현을 얻을 수 있을 것이다. $X(i)$로 DFT의 개개의 요소들을 표시한다. 만일 신호가 f_s Hz 비율로 샘플링되었고, N개의 샘플을 수집했다면 주파수 분해능을 $\Delta f = f_s/N$으로 계산할 수 있다. 이것은 DFT의 i번째 샘플은 $i\Delta f$ Hz의 주파수에서 발생한다는 것을 의미한다. p번째 요소 $X(p)$를 나이키스트 주파수에 대응시킨다. 입력 신호가 실수인지 또는 복소수인지에 관계없이 주파수 영역 표현은 항상 복소수이고 주파수와 위상의 두 가지 정보를 포함한다.

실수값 시간 영역 신호(여기에서 $X(i)$로 표현)에서 DFT는 다음의 특징과 함께 지수 $N/2$에 대해 대칭적이다.

$$|X(i)| = |X(N-i)| \text{ 그리고 } \mathrm{phase}(X(i)) = -\mathrm{phase}(X(N-i))$$

$X(i)$의 크기는 짝수 대칭(even symmetry)으로 수직 축에 대해 대칭이다. $X(i)$의 위상은 홀수 대칭(odd symmetry)으로 원점에 대칭이다. 이 대칭을 그림 9-9에 나타내었다. DFT의 N개 샘플

에 포함된 정보가 반복되고 대칭으로부터 다른 절반이 얻어질 수 있기 때문에 계산을 위해서 DFT의 절반만이 필요하다.

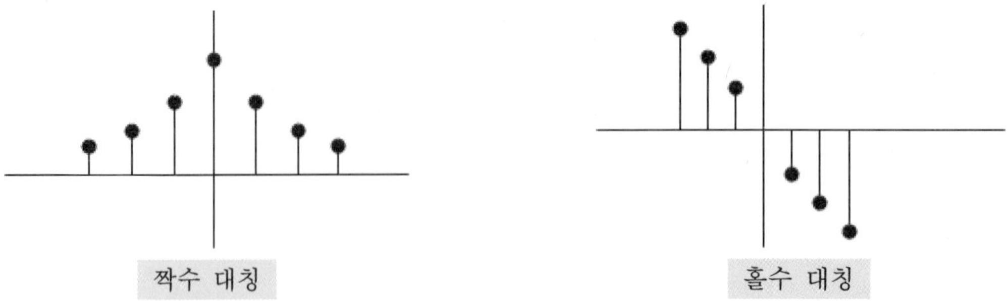

그림 9-9. 짝수 대칭과 홀수 대칭 신호

그림 9-10(a)는 $N = 8$이고 $p = N/2 = 4$인 복소수 수열의 양측(two-sided) 변환을 표현한다. $N/2$는 정수이기 때문에 DFT는 나이키스트 주파수를 포함한다. N이 홀수이면 $N/2$는 정수가 아니므로 따라서 나이키스트 주파수의 요소가 없게 된다. 그림 9-10(b)는 $N = 7$일 때 양측 변환을 보여 준다.

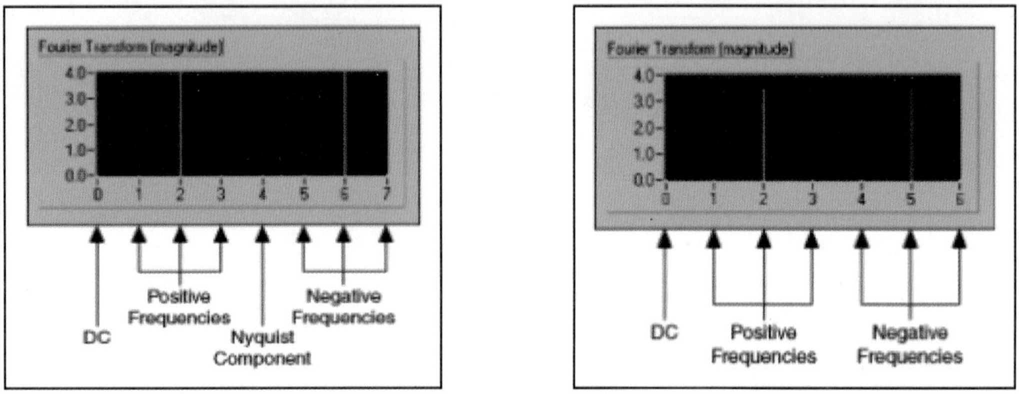

(a) (b)

그림 9-10. 복소수 양측 변환

N개의 샘플과 함께 완벽한 신호의 DFT 계산 처리에는 대략 N^2번의 복소수 연산이 필요하다. 그러나 N이 2의 거듭제곱이면 즉,

$$N = 2^m,\ m = 1, 2, 3, \cdots,$$

소위 고속 푸리에 변환(fast Fourier transforms: FFT)을 수행할 수 있고, 이것은 대략 $N\log_2(N)$번 연산만을 필요로 한다. 즉, FFT는 샘플(N)의 개수가 2의 거듭제곱일 때 DFT 계산에 효과적인 알고리즘이다.

예제 9-4 FFT 연습

이 예제에서는 입력 변수들을 조절함으로써 FFT를 실험할 것이다. 이 VI는 사용자가 지정한 주파수의 사인파를 분석하기 위해서 FFT VI를 어떻게 사용하는지 모의실험을 통해 연습한다.

프런트 패널은 그림 9-11과 같이 구성한다.

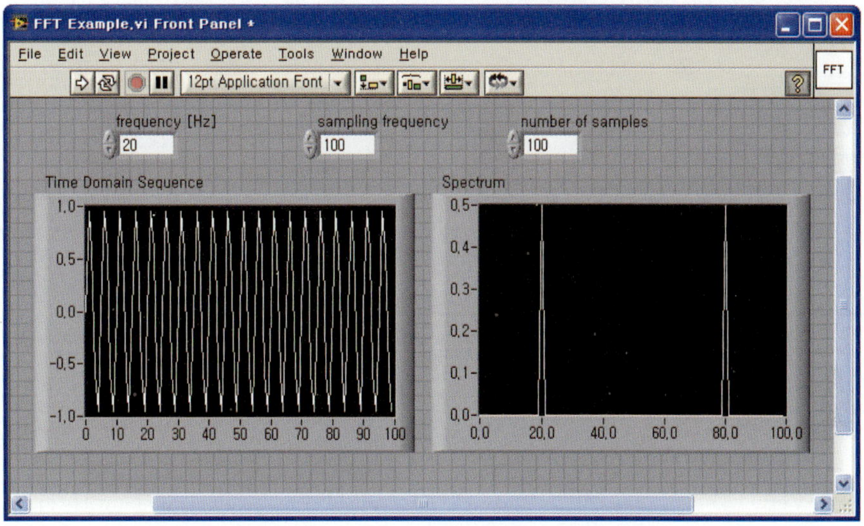

그림 9-11. FFT 실험 VI의 프런트 패널

① 새 VI를 열고 프런트 패널로 이동한다. **컨트롤 > 클래식 > 일반 숫자** 팔레트에서 숫자 컨트롤 3개를 선택하고 프런트 패널에 배치한다. 각각 라벨을 frequency(Hz), sampling frequency, number of samples로 입력한다. 컨트롤 팔레트가 나타나지 않으면 View 메뉴에서 컨트롤 팔레트를 선택한다. Number of samples 컨트롤에서 마우스 오른쪽 버튼을 눌러서 나타나는 팝업 메뉴의 표현(Representation)에서 **long(I32)**의 숫자 형식을 선택하고, 나머지 2개의 컨트롤은 주어진 기본값인 dbl로 둔다.

② **컨트롤 > 클래식 > 클래식 그래프** 팔레트에서 웨이브폼 그래프를 2개를 선택해서 프런트 패널에 배치하고 각각의 라벨을 Time Domain Waveform, Spectrum으로 입력한다.

③ 블록 다이어그램으로 이동한다. **함수 > 신호처리 > 신호 발생** 팔레트에서 **사인파**를 선택하고 **함수 > 신호처리 > 변환** 팔레트에서 FFT를 선택하여 블록 다이어그램에 배치한다. 만약 함수 팔레트가 나타나지 않으면 보기 메뉴에서 함수 팔레트를 클릭한다.

④ **함수 > 프로그래밍 > 숫자형 > 복소수** 팔레트에서 **복소수를 극좌표로** 함수를 선택하여 블록 다이어그램에 배치한다.

⑤ **함수 > 프로그래밍 > 배열** 팔레트에서 **배열 크기 함수**를 선택하고 **함수 > 프로그래밍 > 웨이브

예제

폼 팔레트에서 빌드 웨이브폼을 선택해서 블록 다이어그램에 배치한다.

⑥ **함수 〉 프로그래밍 〉 숫자형** 팔레트에서 나누기 함수를 선택하여 블록 다이어그램에 배치한 후 블록 다이어그램의 터미널 함수들, sub VI 들을 그림 9-12를 참조하여 와이어 한다.

⑦ 그림 9-11의 프런트 패널로 이동해서 frequency = 10 Hz, sampling frequency = 100 Hz 그리고 number of samples를 100으로 설정하고 VI를 실행해 본다.

⑧ 작동이 정상적이면 FFT Experiment.vi로 저장한다.

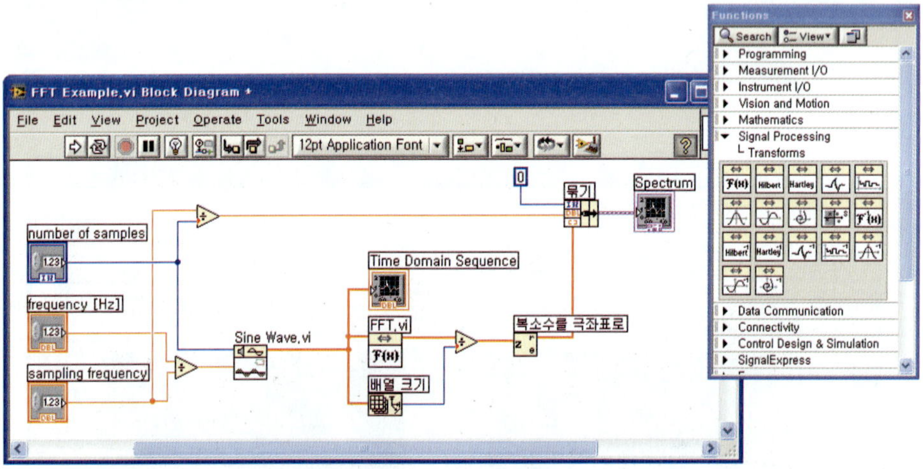

그림 9-12. FFT 실험 VI의 블록 다이어그램

그림 9-12에서 나타낸 블록 다이어그램은 아래의 기능을 갖는 VI와 함수를 포함한다.

- FFT: 이 VI는 입력 수열의 FFT 또는 DFT를 계산한다. FFT는 입력 수열의 크기가 2의 거듭제곱이면 FFT 루틴을 실행하고, 입력 수열의 크기가 2의 거듭제곱이 아니면 효율적인 DFT를 실행한다.
- 사인파: 이 VI는 사인파를 포함하는 배열을 생성한다. **VI는 함수 〉 신호처리 〉 신호 발생** 팔레트에 위치하고 있다.
- 복소수를 극좌표로: 이 함수는 복소수를 크기와 위상으로 표현되어지는 극 성분으로 분리시킨다. 입력은 스칼라, 숫자 클러스터, 숫자 배열, 또는 클러스터의 배열일 수 있다. 그림 9-12의 경우 입력은 숫자 배열이다. **함수 〉 프로그래밍 〉 숫자형 〉 복소수** 팔레트에서 찾을 수 있다.

VI를 실행하고 입력 변수로 실험하여 본다. 연속 실행 모드로 VI를 실행하고 입력 변수들을 여러 가지로 설정하여 실험하여 본다. 신호 주파수를 변경할 때 스펙트럼이 어떻게 보여 지는가? 예를 들어 입력 신호 주파수를 10 Hz로 두고 샘플링 주파수를 100 Hz로 두고 샘플의 개수를 100으로 한다. 이 경우 Δf = 1 Hz이다. 스펙트럼은 반드시 두 개의 대응 피크를 갖는다.

다른 실험으로, 신호 주파수를 50 Hz, 샘플링 주파수를 100 Hz, 그리고 샘플의 개수를 100으로 하여 VI를 실행시켜라. 연속 실행 모드에서 VI를 실행시키고, 샘플링 주파수를 101로 설정하고 시간 영역 웨이브 폼과 이에 대응하는 스펙트럼 에서의 영향을 관찰하여 본다. 이제, 샘플링 주파수를 천천히 증가시키면서 그래프에 어떤 변화가 생기는지 살펴 본다. 실행이 끝나면, 어떤 변화도 저장하지 않고 VI를 닫는다.

9.4.2 스무딩 창문(Smoothing Windows)

주파수 영역에서 신호 분석의 방법으로 이산 푸리에 변환 방법을 사용할 때, 시간 영역 신호의 유용한 데이터는 주기적으로 반복되는 파형의 최소한의 한 주기를 나타낸다고 가정한다. 불행하게도 실제 사용에서, DFT 분석에 사용가능한 시간 영역 신호의 샘플 수는 제한적이고, 이것은 간혹 스펙트럼 누설(spectral leakage) 특성으로 연결된다. 따라서 그림 9-13에 나타난 것처럼, 샘플링된 파형 중의 한 주기에서 만들어진 주기적인 파형을 고려해야 한다.

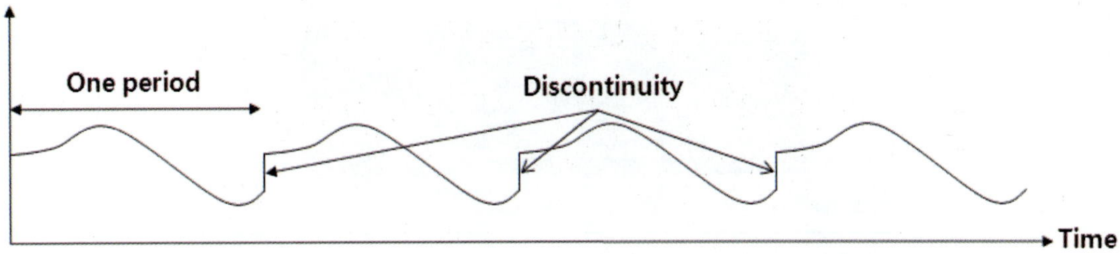

그림 9-13. 샘플링된 파형의 한 주기로부터 만들어진 주기 파형

그림 9-13에 나타난 첫 주기는 파형의 샘플링된 부분이다(사인파형에 Hamming 창문화를 적용). 그 후, 샘플링된 파형은 주기 파형을 만들면서 반복된다. 파형의 정수형태가 아닌 사이클의 샘플링은 연속적인 주기 상호 간의 불연속성을 만들어 낸다. 신호-주파수의 스펙트럼에서 매우 높은 주파수 대역(나이키스트 주파수 이상)을 만들어내는 주기 파형을 만드는 프로세서에 의해 나타난 불연속성은 원 신호에는 존재하지 않는다. 따라서 DFT에서 얻어진 스펙트럼은 원 신호에 대한 원 스펙트럼이 아니다. 주파수 도메인에서, 스펙트럼 누설로 알려진 것처럼 이러한 특성은 하나의 주파수가 다른 주파수 성분으로 마치 누설되는 것처럼 나타날 것이다.

그림 9-14는 사인파형에 Hamming 창문화를 적용한 한 주기 파형과 이에 대한 변환을 보여준다. 그림의 왼쪽 상부에 있는 그래프 1은 샘플링된 시간 영역의 파형이다. 이 경우, 샘플링된 파형은 원 파형 사이클의 정수 배이다. 이 샘플링된 파형은 시간에 따라 반복되고, 그로 인해 원 파형의 주기적 버전(version)이 그려진다. 만들어진 파형의 주기적 버전은 그림 9-14의 상단 가운데 부분의 그래프 2에 묘사되었다. 원 파형 사이클의 샘플링된 파형이 정수값을 가지기 때문에, 만들어진 주기적 파형에는 어떤 불연속도 존재하지 않는다. 이에 해당하는 주기적 파형의 스펙트럼 표현을 그래프 3에 나타내었다. 그래프 2의 시간 기록에 불연속이 전혀 없고, 원 파형과 정확히 일치하며, 주기적이기 때문에 계산된 스펙트럼은 정확하다고 할 수 있다.

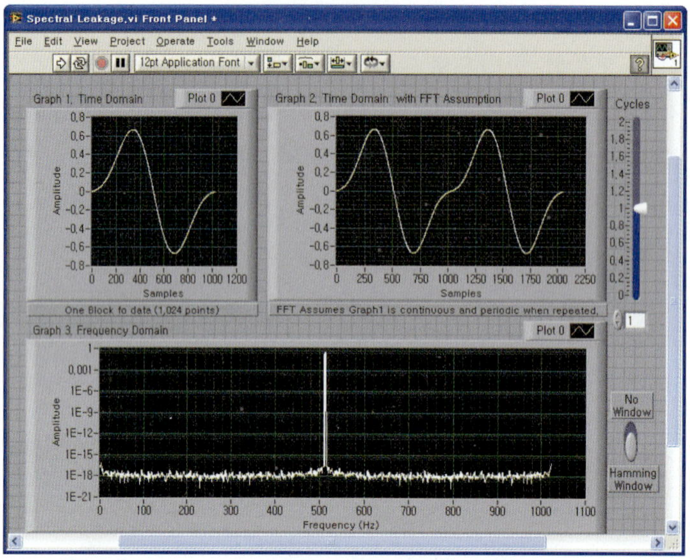

그림 9-14. 연속적인 주기 신호를 얻기 위해 완전한 한 주기의 파형를 반복시킴:
(이에 해당하는 푸리에 변환의 경우 누설이 없다)

이와 달리 다른 주기 파형의 스펙트럼은 그림 9-15에 있다. 이 경우는 원 파형의 사이클 수가 정수값이 아닌 경우로, 이것은 그래프 2에서 나타낸 것과 같은 파형의 불연속성을 나타내는 주기 파형을 나타내기 위하여 사용되었다. 이에 대한 스펙트럼이 그래프 3이다. 그림 9-14의 그래프 3과 비교하여 보면, 에너지는 주파수 전 영역에 걸쳐 넓게 퍼져서 분포하고 있다. 이러한 에너지 분포가, 전술한 바와 같이, 스펙트럼 누설이다.

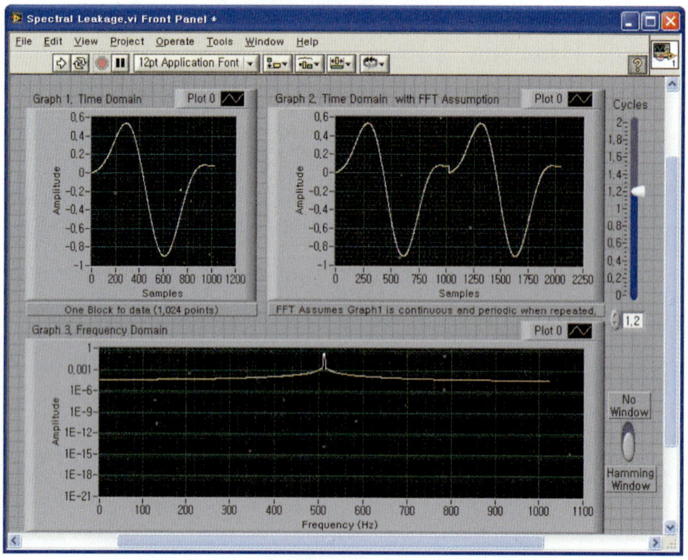

그림 9-15. Hamming 창문화 사인파형의 한 주기가 반복되어 구성된 신호의
일부에 불연속이 있음: (해당하는 푸리에 변환에 누설이 있음)

누설은 입력 신호값의 한정된 시간을 샘플링할 때 나타난다. 누설 문제를 해결하기 위한 비실용적 방법 중 하나는 이상적인 FFT 솔루션인 $-\infty$에서 $+\infty$까지의 무한한 시간에 대한 기록을 얻는 것이다. 그러나 이처럼 무한 시간 기록은 불가능한 일이다. 실제적인 이러한 누설에 대한 해결책은 소위 "창문화(windowing)"라는 기술이다. 스펙트럼 누설량은 불연속성의 진폭에 의존하기 때문에 불연속성이 크면 클수록 누설 또한 커진다. 창문화는 샘플링된 원 파형과 진폭이 양 끝에서 점차적으로 줄어서 영(zero)으로 변화하는 진폭을 갖는 한정된 길이의 창문을 곱함으로써 각 주기의 양 끝 경계에서 불연속성의 진폭을 감소시킨다.

이러한 창문화 기술 중 하나는 그림 9-16에 보인 Hamming 창문이다. 그림 9-16의 아래 그래프에서 보듯이 사인파형의 창문 신호는 점차적으로 줄어들어 가장자리에는 영으로 된다. 유한한 길이를 가지는 데이터로 이산 푸리에 변환을 계산할 때 샘플링된 파형에 창문화 기술을 사용하면 불연속성을 최소화 할 수 있다. 이러한 기술의 사용은 스펙트럼 누설을 최소화 할 수 있다.

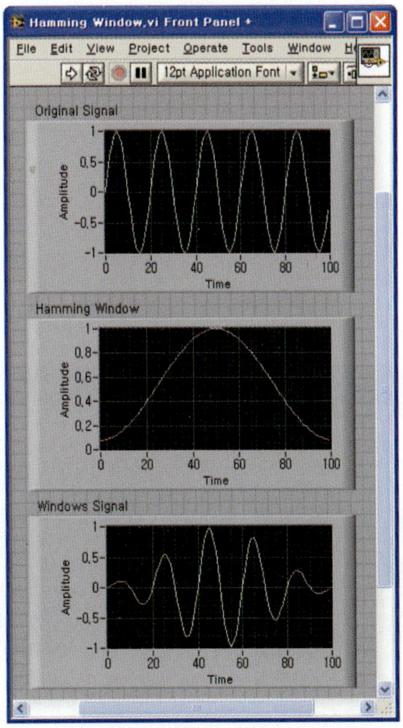

그림 9-16. Hamming 창문을 사용하여 창문화한 사인파형

예제

예제 9-5 Hamming 창문화

그림 9-17과 같이, 새 프런트 패널을 열고, 네 가지 파형 그래프와 하나의 디지털 컨트롤을 위치시켜라. 그림 9-18과 같이 블록 다이어그램을 작성하여라.

블록 다이어그램에서 다음의 세 가지 중요한 VI들을 사용한다.

① Hamming 창문. vi: 이 VI는 입력 파열에 Hamming 창문을 적용한다. 이 것은 그림 9-18에 보인 것과 같이 **함수 〉 신호처리 〉 창문** 팔레트에 위치한다. 입력 파열을 X(n개의 요소를 갖는)로 하고, Hamming 창문의 출력 파열을 Y로 하면,

$$\mathrm{Y}(i) = \mathrm{X}(i)\,[0.54 - 0.46\cos\omega]$$

여기서

$$\omega = \frac{2\pi i}{n}$$

이다.

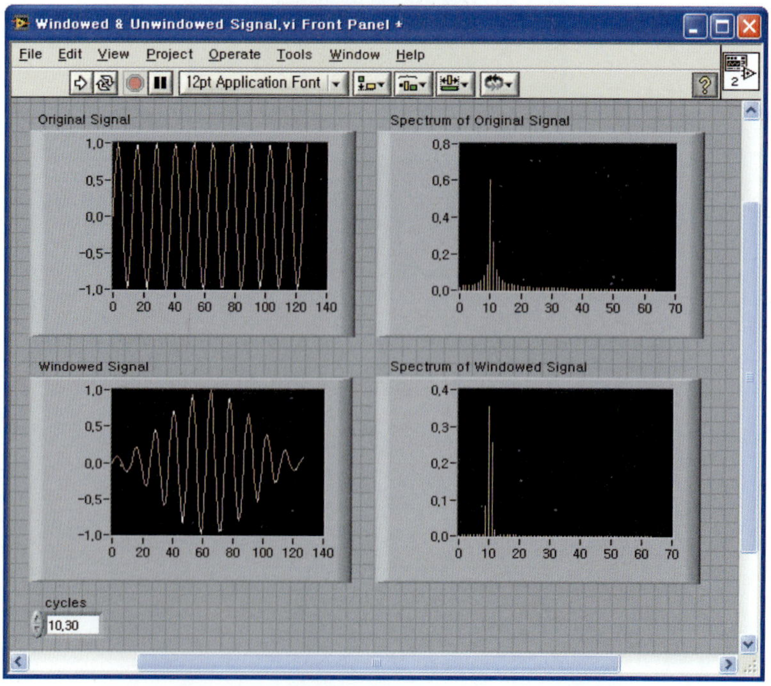

그림 9-17. 창문 사용 효과를 조사하기 위한 VI의 프런트 패널

② 진폭과 위상 스펙트럼.vi는 입력 파형에 창문화를 한 것과 창문화를 하지 않은 것에 대한 진폭 스펙트럼을 계산한다. 이 특별한 VI는 그림 9-18에 보인 **함수 > 신호처리 > 스펙트럼 분석** 팔레트에서 찾을 수 있다.

예제

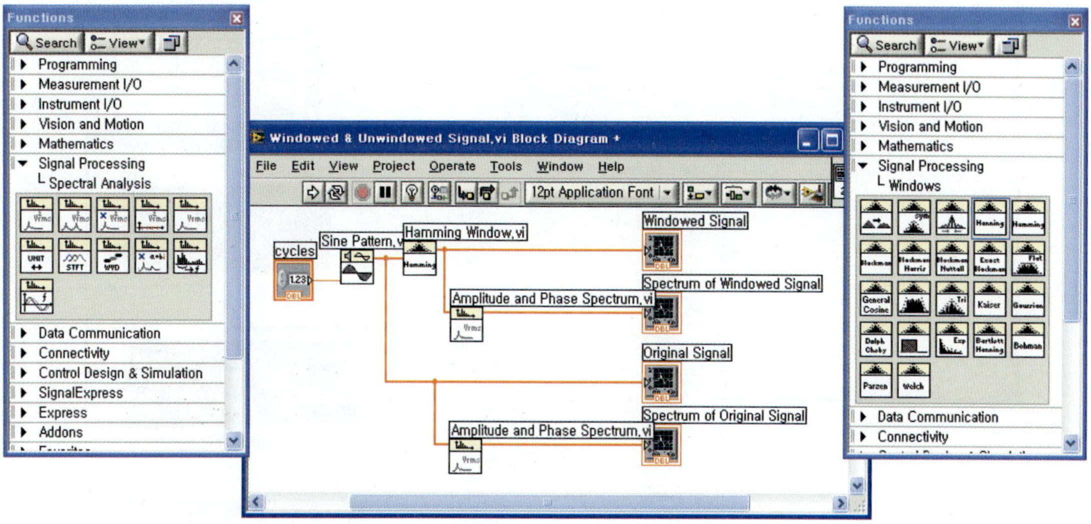

그림 9-18. 창문 사용 효과를 조사하기 위한 VI의 블록 다이어그램

③ 사인 패턴.vi는 cycles라는 이름이 붙은 컨트롤에서 지정된 사이클 수로 사인파를 생성한다. 이 VI는 **함수 > 신호처리 > 신호 발생** 팔레트에 있다.

흥미로운 수치적 실험으로, 다음의 두 가지를 실행해 보라.

④ 사이클 컨트롤을 10으로 설정하라. 이것은 정수 값이므로, 주기 파형을 만들기 위해서 파형을 반복할 때 어떤 불연속도 없을 것이다. 창문화를 한 파형과 하지 않은 파형의 스펙트럼 둘 다 10에 중심을 둘 것이며, 원 신호의 스펙트럼에도 스펙트럼 누설이 표시되지 않을 것이다.

⑤ 사이클 컨트롤을 10.25로 설정하라. 이것은 정수 값이 아니므로, 창문화를 한 파형과 하지 않은 파형의 스펙트럼이 서로 다른 것을 관찰하게 된다. 창문화를 하지 않은 파형의 스펙트럼은 불연속성 때문에 아주 뚜렷한 스펙트럼 누설을 나타낼 것이다. 창문화를 한 파형은 10에 중심을 둔 완벽한 스파이크는 아니더라도 매우 누설이 줄어든 것을 보여준다.

정상으로 작동하면, Windowed & Unwindowed Signal.vi로 위 VI를 저장하라.

예제

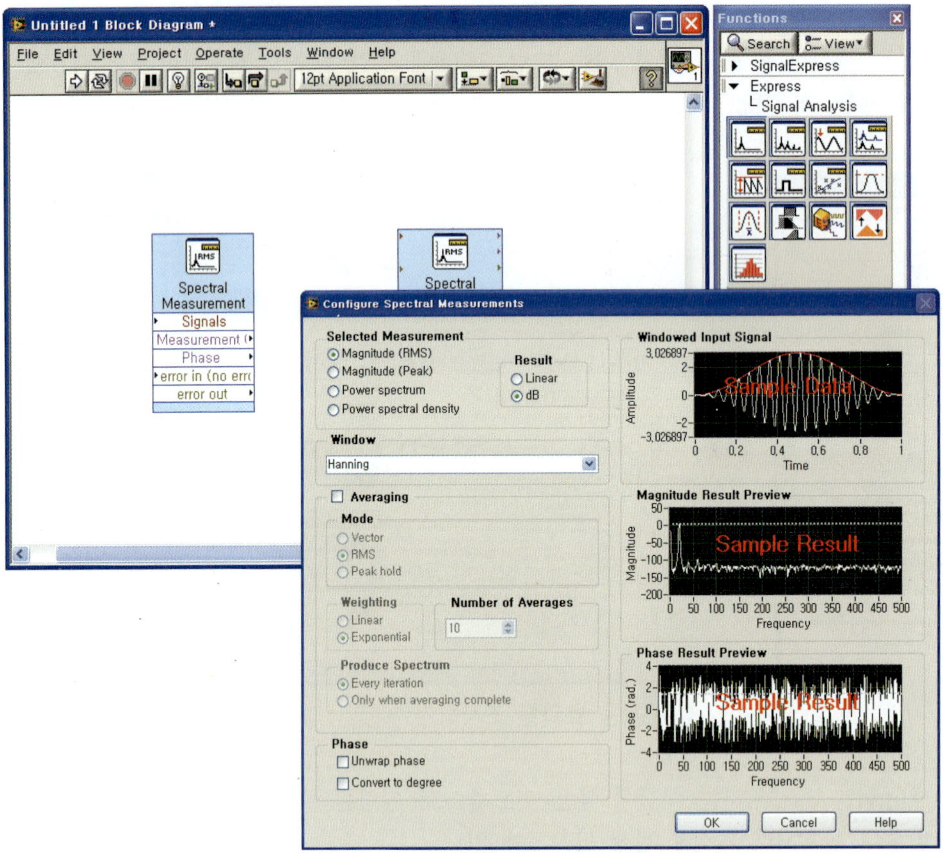

그림 9-19. 스펙트럼 측정 익스프레스 VI의 설정

9.4.3 스펙트럼 측정(Spectral Measurements) 익스프레스 VI

그림 9-5에 있는 **익스프레스 〉 신호 분석** 팔레트는 스펙트럼 분석 익스프레스 VI를 포함한다. 이 익스프레스 VI는 신호에서 스펙트럼의 출력밀도(spectrum power density)와 같은 스펙트럼 측정을 수행한다.

스펙트럼 측정 VI를 사용하기 위해 먼저 블록 다이어그램에 스펙트럼 측정 VI를 위치시킨다. 그림 9-19에 나타낸 바와 같이 스펙트럼 분석 익스프레스 VI가 블록 다이어그램에 놓일 때, VI를 설정하기 위해 대화상자가 자동으로 나타난다. 스펙트럼 측정 선택사항은 측정 형태를 포함하여, 출력 크기(첨두 혹은 RMS), 출력 스펙트럼, 출력 스펙트럼 밀도 및 Hanning, Hamming, Blackman-Harris, Low Sidelobe 등등의 창문 기술 선택 등을 포함한다. 그림 9-19에서 측정 형태에 따라 RMS 출력 크기를 선택하였고, 창문화는 Hanning 창문을 선택하였다. 스펙트럼 측정 VI가 설정되었으면, 블록 다이어그램으로 돌아가기 위해 OK를 클릭하라.

블록 다이어그램에서, 입력과 출력 단자들을 표시하기 위해 익스프레스 VI를 확장시킬 수 있다. 주요 입력은 신호(signal)이고, 주요 출력은 FFT-(RMS)와 같은 스펙트럼 측정이다. 신호 해석을 위한 스펙트럼 측정 VI가 이제 준비되었다.

예제 9-6 스펙트럼 측정 익스프레스 VI 연습

그림 9-20에 있는 VI를 고려하자. 블록 다이어그램에 두 개의 익스프레스 VI(스펙트럼 측정 익스프레스 VI와 신호 시뮬레이트 익스프레스 VI)가 사용되었다는 것에 주목하라. 이 VI는 사인파형 신호의 출력 스펙트럼 밀도를 조사하는데 사용할 목적으로 개발되었다.

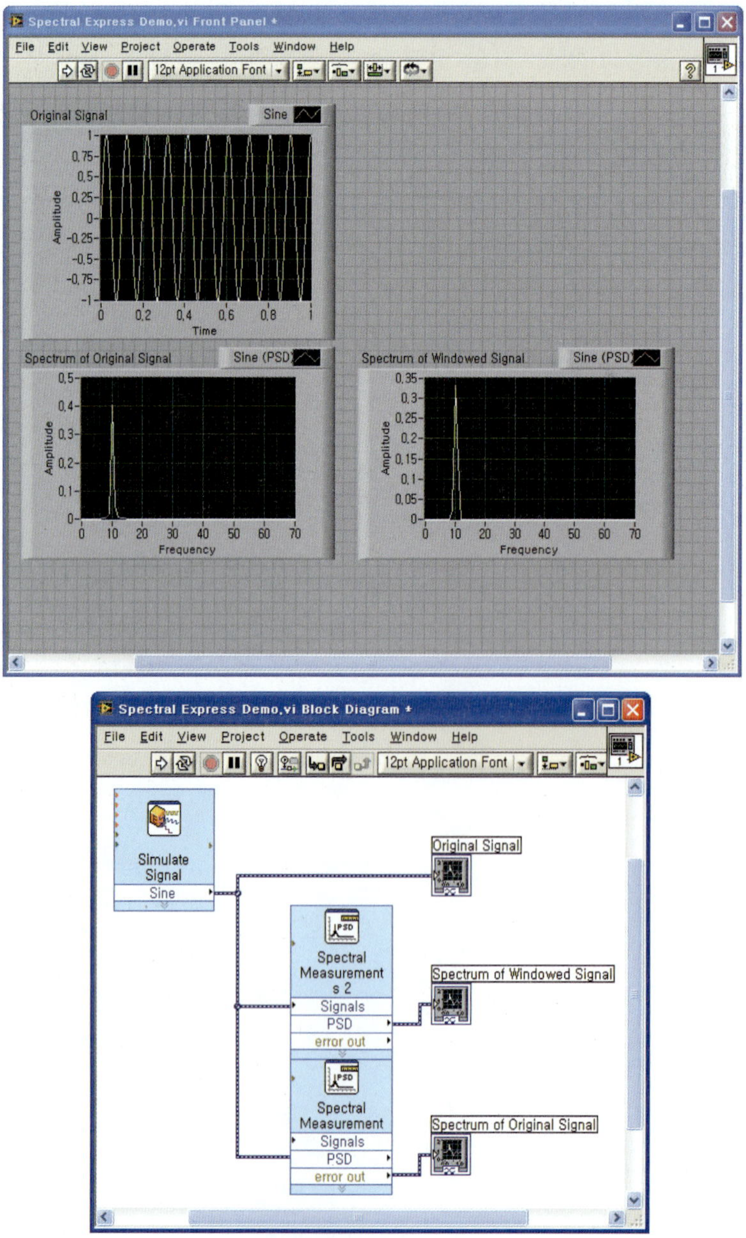

그림 9-20. 사인파형 신호의 출력 스펙트럼 밀도를 조사하기위해 만들어진 스펙트럼 익스프레스 VI

예제

블록 다이어그램에는 네 가지 요소가 있다.

- 두 개의 스펙트럼 측정 익스프레스 VI - 설정 대화상자를 호출하기 위해 아이콘을 더블 클릭함으로써 설정할 수 있다.
- 신호 시뮬레이트 익스프레스 VI - 여기에서 10.3 Hz 주파수에서 사인파형 신호를 제공하도록 설정되었다.
- 파형 그래프(waveform graph) - 창문화를 사용한 것과 사용하지 않은 버전 모두에 대한 사인파형 신호의 출력 스펙트럼 밀도를 그래프로 표시하기 위해 사용된다.

스펙트럼 익스프레스 데모 VI를 구동시키고, 파형 그래프의 결과를 관찰하라. 설정 대화상자를 호출하기 위해 신호 시뮬레이트 익스프레스 VI를 더블 클릭하라. 사인파 신호의 주파수를 50 Hz로 바꾸고, Spectral Express Demo.vi를 구동하라. 그리고 출력 스펙트럼 밀도에서 그 영향을 살펴보라. 그러면, 출력 스펙트럼 밀도의 피크 값이 50 Hz를 향해 이동함을 볼 수 있다. 다른 창문화 방법을 사용하여 VI를 시험해 보라.

9.4.4 필터링(Filtering)

필터에는 아날로그 형과 디지털 형의 두 가지가 있다. 아날로그 필터는 저항, 캐패시터, 인덕터 및 증폭기와 같은 아날로그 부품을 사용하여 만들 수 있다. 디지털 필터는 소프트웨어로 구현할 수 있는데, 즉석에서 프로그래밍으로 바꿀 수 있으며 외부 환경 조건에 따라 변화하지 않기 때문에 더욱 안정하고 예측 가능하다. 그리고 일반적으로 상대역인 아날로그 필터에 비해 가격대비 성능이 우수하다. 이 절에서는 디지털 필터만 고려하겠다.

LabVIEW는 디지털 필터를 적용시킬 수 있으며 또한 디지털 필터 변수들(필터 차수(filter order), 차단 주파수(cutoff frequency), 정지대역(stopband)과 통과대역(passband), 리플량, 및 정지대역 감쇄 등)을 제어할 수 있다. 데이터가 외부 공급원(가속계 센서 등)으로부터 얻어지는 LabVIEW 기반의 DAQ(data acquisition) 장치를 구성할 수 있으며, VI 소프트웨어로 필터도 할 수 있다. LabVIEW가 제공하는 그래프를 사용하여 결과들을 쉽게 분석할 수 있으며 고찰할 수 있다. 또한 스프레드시트로 출력할 수도 있다. LabVIEW를 사용하는 가장 중요한 요소는 디지털 필터를 사용할 수 있다는 것과 계산, 메모리 관리 및 실제 데이터에 대한 필터 등 디자인 요소들을 직접 다룰 수 있다는 것이다.

필터의 이론은 많으며 흥미로운 주제이나, 여기에서 깊게 다루지는 않겠다. 필터 이론을 깊게 알고 싶으면 다른 참고자료들을 참고하기 바란다. 그러나 필터 변수에 대해 더 잘 이해하려면 VI 입력과 어떻게 관련 있는지에 대해 알아야 되고 필터 용어에 대한 간략한 논의가 필요하다.

샘플링 정리는 샘플링 주파수가 최소한 시간 신호의 가장 큰 주파수의 두 배이면 이산적이고 등간격인 샘플로부터 재구성되는 연속-시간 신호를 기술한다. 샘플링 간격은 종종 δt로 표현된다. 샘플링 주파수는 다음과 같이 샘플링 간격의 역수로 계산된다.

$$f_s = \frac{1}{\delta t}$$

그러므로 샘플링 정의에 따르면, 필터가 적용될 수 있는 가장 높은 주파수 - 나이키스트 주파수 - 는 다음과 같다.

$$f_{nyq} = \frac{f_s}{2}$$

예를 들어 샘플링 간격이 δt = 0.01 초인 시스템이 있다고 생각하자. 그러면 샘플링 주파수는 f_s = 1/100 = 100 Hz 이다. 샘플링 정의로부터 시스템이 처리할 수 있는 가장 높은 주파수는 f_{nyq} = f_s/2 = 50 Hz 이다. 만일 우리가 처리해야할 신호가 50 Hz 보다 높은 주파수 성분을 갖고 있다고 한다면, 예를 들어 δt = 0.001 초와 같이 더 짧은 샘플링 간격을 갖는 시스템으로 업그레이드해야 한다. 이 경우 f_{nyq}는 얼마인가?

필터 사용에 가장 주된 이유는 일반적으로 잡음이 높은 주파수 이라면 신호로부터 원하지 않는 잡음을 제거하는 것이다. 동작 주파수 영역에 따라 필터는 입력 신호의 성분을 통과시키거나 감쇠시킨다. 필터는 다음과 같은 형태로 분류될 수 있다.

① 저역통과 필터: 저주파수를 통과시키고 고주파수를 감쇠시킨다. 이상적 저주파 필터는 차단 주파수 f_c 이하의 모든 주파수를 통과시킨다.
② 고역통과 필터: 고주파수를 통과시키고 저주파수를 감쇠시킨다. 이상적인 고역통과 필터는 f_c 이상의 모든 주파수를 통과시킨다.
③ 대역통과 필터: 특정한 밴드의 주파수를 통과시킨다. 이상적인 대역통과 필터는 단지 f_{c1}과 f_{c2} 사이의 모든 주파수를 통과시킨다.
④ 대역저지 필터: 특정한 밴드의 주파수를 감쇠시킨다. 이상적인 대역저지 필터는 단지 f_{c1}과 f_{c2} 사이의 모든 주파수를 감쇠시킨다.

이들 필터들의 이상적인 주파수 응답을 그림 9-21에 보였다.

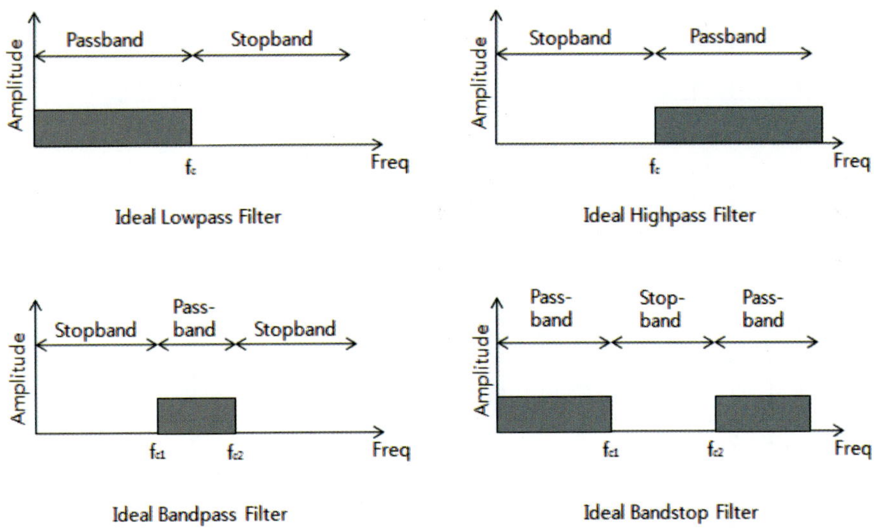

그림 9-21. 이상적 필터의 이상적 주파수 응답

주파수 점 f_c, f_{c1}, 및 f_{c2}는 차단 주파수로 알려져 있으며, 필터 설계 변수로 고려된다. 필터를 통과하는 주파수 영역은 필터의 통과대역으로 알려져 있다. 그 특정 주파수에서 필터의 이득은 일반적으로 데시벨(dB) 단위로 표현되는데, 여기서 dB는 $10\log_{10}$ (V_{out}/V_{in})으로 계산된다. 데시벨은 매우 큰 수와 매우 작은 수의 눈금에 사용되므로 그 값들을 한 그래프에 모두 그릴 수 있다. 예를 들어, dB = 0일 때 $V_{out} = V_{in}$으로 이득이 없음을 나타낸다. dB = 20이면 $V_{out} = V_{in} \times 100$으로 이득이 100인 것을 나타낸다. 이상적인 필터는 통과대역에서 이득이 1(0 dB) - 즉 출력 신호의 진폭이 입력 신호의 진폭과 같다. 마찬가지로 이상적 필터는 저지대역에서 신호를 완전히 감쇠시키는데 - 즉 저지대역 감쇠는 $-\infty$ dB이다. 저역 통과와 고역 통과 필터는 한 개의 통과 대역과 한 개의 저지 대역을 갖고 있다. 필터에서 저지되는 주파수 영역을 필터의 저지대역이라고 한다. 저지대역 주파수들은 필터에 의해서 제거되거나 감쇠된다. 서로 다른 형태의 필터에 대한 통과대역과 저지대역을 그림 9-21에 보였다. 대역통과 필터는 한 개의 통과 대역과 두 개의 저지 대역을 갖고 있다. 반대로 대역저지 필터는 두 개의 통과대역과 한 개의 저지대역을 갖고 있다.

1 Hz, 5 Hz 및 10 Hz의 성분 주파수를 포함하는 신호가 있다고 가정하자. 이 입력 신호는 저역통과, 고역통과 및 대역저지 필터를 각각 통과한다. 저역통과와 고역통과 필터가 3 Hz의 차단 주파수를 가지고, 대역통과와 대역저지 필터가 3 Hz와 8 Hz의 차단주파수를 가진다. 예상되는 신호의 주파수 내용이 어떠한가? 각각의 경우의 필터의 출력을 그림 9-22에 보였다. 저역통과 필터는 차단 주파수 3 Hz 보다 더 낮은 입력 신호의 주파수 성분이 단지 하나이므로 1 Hz 신호만 통과된다. 반대로 고역통과 필터는 1 Hz 성분만 감쇠시키고 5 Hz와 10 Hz 성분의 신호를 통과시킨다. 대역통과 필터는 5 Hz 성분 신호만 통과시키고, 대역저지 필터는 5 Hz 성분 신호만 제거하고 1 Hz와 10 Hz 주파수 성분의 신호를 통과시킨다.

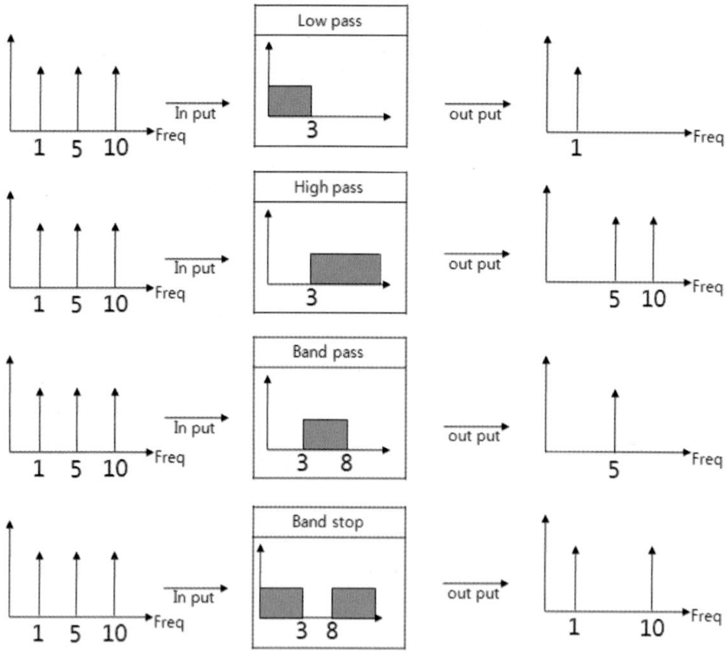

그림 9-22. 입력 신호가 1 Hz, 5 Hz 및 10 Hz의 주파수 성분을 가지는 경우 네 가지 필터의 출력 신호

실제의 경우 이상적 필터를 구할 수 없다. 통과대역에서 단위 이득(0 dB)과 저지 밴드에서 영 이득(-∞ dB)을 얻는 것이 불가능하므로 통과대역과 저지대역 사이에 항상 전이대역(transition band)이 있다. 실제 사용되는 필터는 그림 9-12에 설명된 것과 같이 통과대역, 저지대역 및 전이대역을 갖고 있다. 잘 알듯이 실제 필터는 통과대역을 통과할 때 단위 이득(0 dB)과 저지대역을 통과할 때 영 이득(-∞ dB)을 항상 얻을 수 없다. 통과 대역에서의 변이를 그림 9-23의 대역통과 필터에서 보인 통과대역 리플(δ_p)이라고 한다. 또한 그림에 기술된 저지대역 감쇠는 무한대(이상적 필터에서 얻어지는)가 아니다.

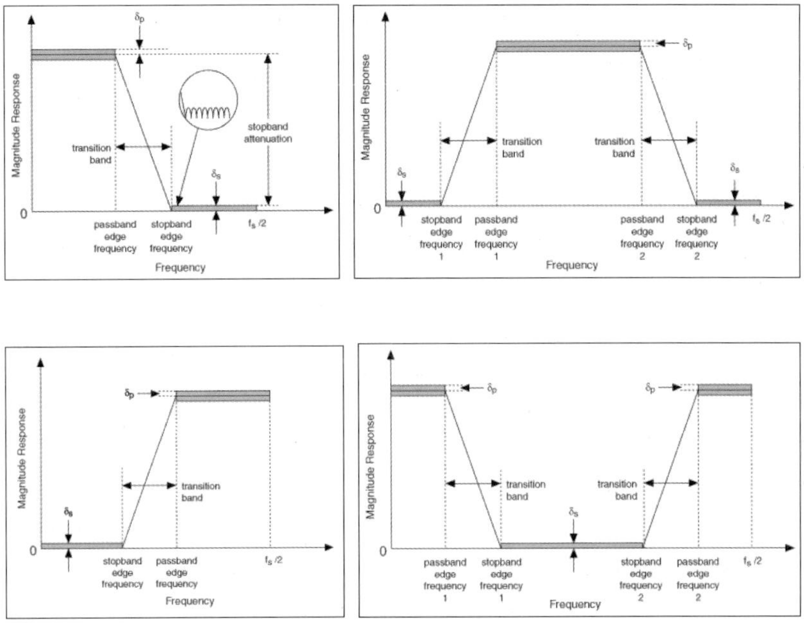

그림 9-23. 필터의 실제 주파수 응답

만일 필터를 선형 시스템으로 본다면, 여러 가지 형태의 입력에 대해 시스템(여기서 필터)이 응답을 고려할 수 있다. 여러 가지 입력 중 한 가지 흥미로운 입력은 임펄스 이다. 디지털 필터에 대한 입력이 수열 $x(0), x(1), x(2), \cdots,$ 이라면, 임펄스는 $x(0) = 1, x(1) = x(2) = \cdots = 0$로 주어진다. 필터의 임펄스 응답(입력이 임펄스일 때 필터의 출력)은 필터에 대한 다른 종류의 시스템을 제공한다. 임펄스 응답의 푸리에 변환은 주파수 응답으로 알려져 있다. 시스템의 주파수 응답은 서로 다른 주파수에서의 주기적 입력에 대해 어떻게 응답하는지를 포함한 시스템에 관하여 많은 정보를 제공한다. 그러므로 주파수 응답은 다음과 같은 필터 특성에 관해서 정보를 준다. 통과대역과 저지대역에서 필터 응답은 어떠한가? 필터가 고주파 성분을 정확하게 차단하고 감쇠시키는가?

모든 디지털 필터는 임펄스 응답에서 두 가지 중 한 개로 분류되는데, 하나는 유한 임펄스 응답(finite impulse response: FIR)이고 다른 하나는 무한 임펄스 응답(infinite impulse response: IIR)이다. IIR 필터의 경우 임펄스 응답은 무한히 연속되고(이론적으로), 출력은 입력 신호의 현재와 과거 값과 출력의 과거 값에 의존한다. 실제 응용에서, 안정된 IIR 필터에 대한 임펄스 응답은 정해진 시간 안에 영으로 감쇠한다. 그리고 출력은 입력 신호의 현재와 과거 값에만 의존한다. 고정된 목표에 대한 잡음 영역 측정 처리(즉, 거리 측정)에 관한 예를 들어보자. 고정된 목표에 대한 거리를 측정하기 원하고, 무작위 잡음이 끼어드는(대부분의 실제 센서에서 일어나는) 거리측정 장치가 있다고 가정하자. 거리를 측정하는 한 가지 방법은 일련의 거리 측정 $x(0), x(1), x(2), \cdots, x(k)$을 하고 다음과 같은 연속 평균 계산으로 잡음을 필터하는 것이다.

$$x_{ave(k)} = \frac{1}{k}\sum_{i=1}^{k} x(i)$$

필터의 출력은 $x_{ave}(k)$이다. 출력이 입력의 이전 값들($x(0), x(1), x(2), \cdots, x(k-1)$)과 입력의 현재값($x(k)$)에만 의존하기 때문에 이것은 FIR 필터이다. 이제 이 필터를 다음과 같이 다시 쓸 수 있다.

$$x_{ave}(k) = \frac{k-1}{k} x_{ave}(k-1) + \frac{1}{k} x(k)$$

출력이 출력의 바로 직전 값(즉, $x_{ave}(k-1)$ 항)뿐만 아니라 입력의 현재와 바로 직전 값에 의존하기 때문에 이것은 IIR 필터이다. 수학적으로 이 두 필터는 같은 출력을 제공하지만, 이들이 서로 다르게 적용된다. FIR 필터는 종종 비재귀적(nonrecursive)이라고 하며, IIR 필터는 재귀적(recursive) 필터로 알려져 있다.

IIR 필터의 단점은 위상 응답이 비선형이라는 것이다. 선형 위상 응답이 필요한 상황에서는 FIR 필터를 사용하여야 한다. IIR 필터의 가장 큰 장점은 필터가 재귀적이라는 것으로 메모리 사용량을 줄일 수 있다.

가장 일반적으로 사용되는 디지털 필터로는 Butterworh와 Chebyshev가 있는데, 아날로그 필터에서도 동일한 통과대역과 저지대역의 특성을 많이 가지고 있으므로 이 이름을 같이 사용한다. 다른 필터들은 독특한 디지털 필터이며, 아날로그에서 일반적으로 구현되어 있지는 않다. Kalman 필터가 그러한 것으로 잘 알려져 있는데, IIR 필터로 분류할 수 있다(실제로 IIR 필터보다 구현하기에 더 복잡하다). 그리고 이 필터는 아폴로 우주선에서 달로 가는 경로를 찾는 것과 달 주위에서 모선과의 랑데뷰에 사용하기 위해 획득한 운항 자료를 필터하는데 유용하게 사용되었다. LabVIEW는 그림 9-24에 보인 것과 같이 여러 가지의 다양한 형태의 필터를 제공한다.

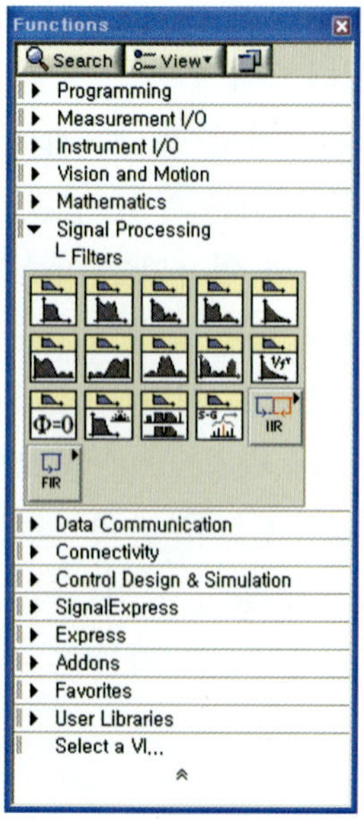

그림 9-24. 함수 팔레트에 있는 IIR 필터와 FIR 필터 함수

LabVIEW에서 사용할 수 있는 IIR 필터 VI들은 다음과 같다.

① Butterworth: 모든 주파수에서 평탄한 응답을 제공하고 특정 차단 주파수로부터 단조 감소한다. Butterworth 필터는 가장 평탄하다 - 통과대역에서는 단위 이득 그리고 저지대역에서는 영 이득의 이상적 응답이다 - 그러나 통과대역과 저지대역 사이에서 완만하게 떨어지기 때문에 이상적 필터 응답에 좋은 근사를 항상 제공하는 것은 아니다.

② Chebyshev: 원하는 필터 응답과 이상적 필터 사이의 차이의 최대 절대값 계산으로부터 통과대역 내에서 피크 오차가 최소이다(즉, 통과대역에서 가장 최적의 오차를 갖는다). Chebyshev 필터의 주파수 응답 특성은 통과대역에서 리플 진폭 응답(오차)이 같은 크기로 있으며, 저지대역에서 단조 감소의 진폭 응답이며, 그리고 Butterworth 필터에 비해 급격하게 떨어진다.

③ 역 Chebyshev: 또한 Chebyshev 필터 II로도 알려져 있다. 역 Chebyshev 필터가 (통과대역에 반대로) 저지대역에 오차가 분포하는 것과 (저지대역에 반대로) 통과대역에서 최대로 평탄한 것을 제외하고 Chebyshev 필터 특성과 유사하다. 역 Chebyshev 필터는 원하는 필터 응답과 이상적 필터 사이의 차이의 최대 절대값 계산으로부터 저지대역 내에서 피크 오차가 최소이다. 주파수 응답 특성은 저지대역에서 리플 진폭 응답(오차)이 같은 크기로 있으며, 통과대역에서 단조 감소의 진폭 응답이며, 그리고 Butterworth 필터에 비해 급격하게 떨어진다.

④ Elliptic: 통과대역과 저지대역에 걸쳐 피크 오차가 최소로 분포한다. 통과대역과 저지대역에 존재하는 동일 크기의 리플이 elliptic 필터의 진폭 응답의 특성이다. 같은 차수의 Butterworth나 Chebyshev 필터에 비해 elliptic 설계는 통과대역과 저지대역 사이에서 아주 급격한 전이를 제공한다. 이러한 이유로 elliptic 필터가 널리 사용된다.

⑤ Bessel: 모든 IIR 필터에 본질적으로 존재하는 비선형 위상 왜곡을 줄일 수 있다. Bessel 필터는 진폭과 위상 모두에서 최대로 평탄한 응답을 갖고 있다. 더 좋은 것은 관심 영역인 Bessel 필터의 통과대역에서 위상 응답이 거의 직선이라는 것이다. Butterworth 필터와 같이 Bessel 필터는 오차를 최소로 하기 위해서는 고차의 필터를 요구한다.

LabVIEW에서 사용할 수 있는 FIR 필터 VI들은 다음과 같다.

① Windowed: window 설계 방법은 선형-위상의 FIR 필터를 설계하는 방법 중 가장 간단하다. FIR Windowed Filter VI에서 windowed FIR 필터 - 저역통과, 고역통과, 대역통과 혹은 대역저지 - 중에서 원하는 형을 선택하면 된다.

② Parks-McClellan 알고리즘에 기초한 최적 필터: 주어진 필터가 복잡할 때 최상의 필터를 설계하도록 최적의 FIR 필터 설계 기술을 제공한다. 이러한 설계는 차단 주파수에서 나쁜 영향을 줄여준다. 또한 서로 다른 주파수 상에 존재하는 근사 오차를 조절(window 방법에서는 조절이 불가능한)할 수 있다. 사용할 수 있는 VI는 다음과 같다.

- 등리플 저역통과 (Equiripple Lowpass)
- 등리플 고역통과 (Equiripple Highpass)
- 등리플 대역통과 (Equiripple Bandpass)
- 등리플 대역저지 (Equiripple Bandstop)

예제 9-7 사인파 추출

이 예제에서는 잡음 섞인 사인파에서 필터를 통하여 순수한 사인파만 추출해내는 실험을 할 것이다. 새로운 빈 VI를 열고 프런트 패널을 그림 9-25와 같이 구성한다. 수치 컨트롤과, 두 개의 수직 슬라이드 및 두 개의 파형 그래프를 위치 시켜라.

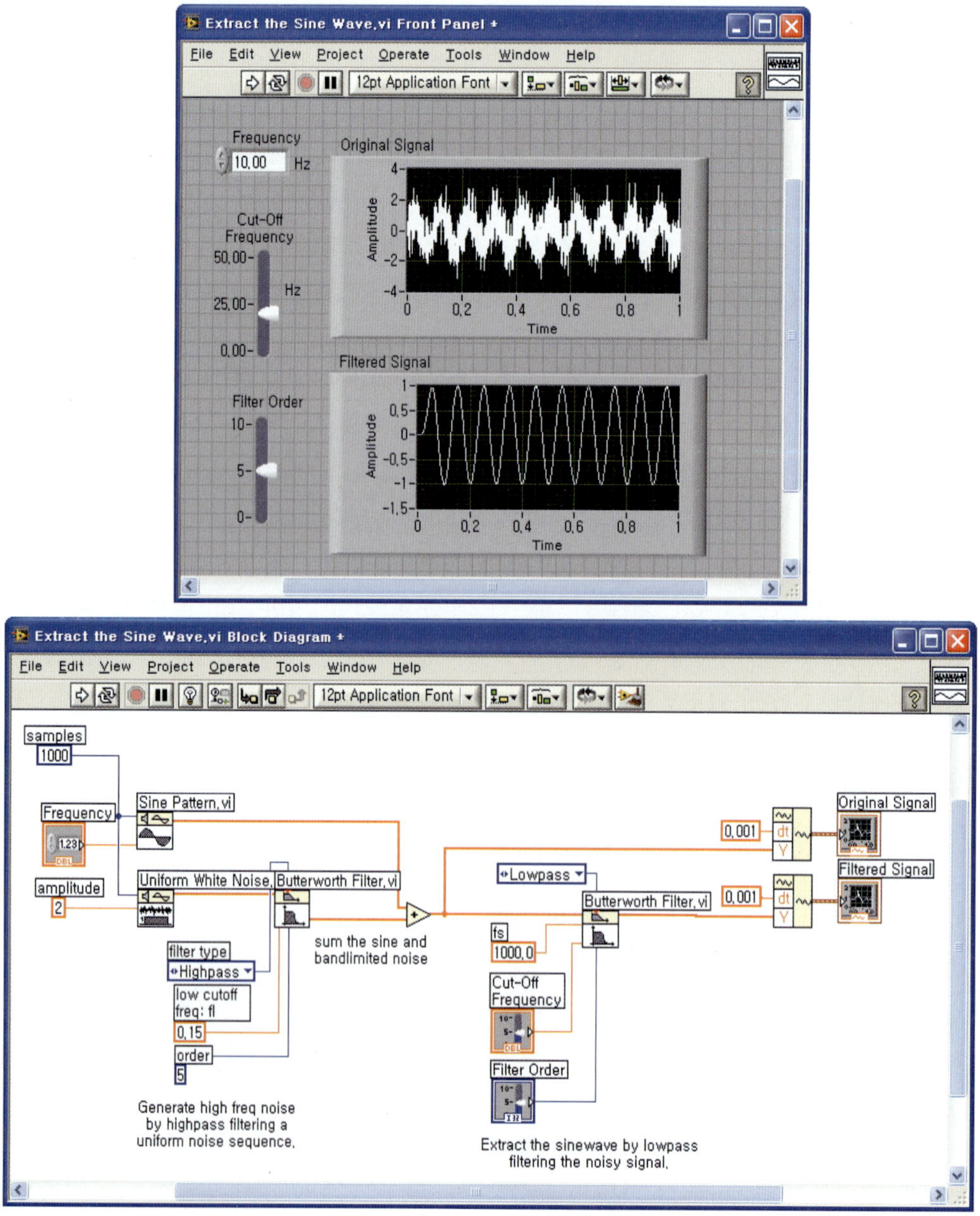

그림 9-25. 잡음 섞인 사인파 필터

예제

그림 9-25에 보인 것과 같이 블록 다이어그램을 구성하여라. 블록 다이어그램에서 다음의 세 가지 중요한 VI를 사용한다.

① Butterworth.vi: 이 VI는 잡음을 필터하는데 사용한다. 이것은 그림 9-24에 보인 **함수 > 신호처리 > 필터** 팔레트에 위치해 있다.
② Uniform White Noise.vi는 사인 신호위에 더해지는 백색 잡음(모든 주파수에 걸쳐 잡음이 발생하는 것)을 발생시킨다. 이 특별한 VI는 **함수 > 신호처리 > 신호 발생** 팔레트에 있다.
③ Sine Pattern.vi는 원하는 주파수의 사인파를 생성한다. 이것은 **함수 > 신호처리 > 신호 발생** 팔레트에 있다.

이 VI를 사용하여 10 사이클(이 값은 프런트 패널에서 변경 가능)의 사인파를 발생시키고, 샘플을 1,000개로 설정하여라. 차단 주파수는 25 Hz로 하고 필터 차수를 5로 하여라. 지금까지 논의한 적이 없는 이 필터 차수는 필터의 복잡성과 필터의 항수와 관련 있다. VI를 실행시켜라. 차단 주파수를 변경해보고 효과를 관찰해 보라. 차단 주파수를 50으로 하였을 때 어떻게 되는가? 필터된 신호에 잡음 성분이 섞여 있는가? 실험을 모두 마쳤으면 VI를 Extract Sine Wave.vi로 저장하라.

9.4.5 필터 익스프레스 VI

필터 익스프레스 VI는 그림 9-5에 보인 **함수 > 익스프레스 > 신호 분석** 팔레트에 위치한다. 이 필터 익스프레스 VI는 필터와 창문 함수를 통해 신호를 처리한다. 필터 선택항은 저역통과, 고역통과, 대역통과, 대역저지와 스무딩을 포함한다. 필터 익스프레스 VI를 사용하기 위해서, 먼저 VI를 블록 다이어그램에 위치시켜야 한다. 그림 9-26에 보인 것과 같이 필터 익스프레스 VI가 블록 다이어그램에 일단 놓이면, VI를 설정할 수 있도록 필터 설정(Configure Filter) 대화상자가 자동적으로 나타난다. 그림 9-26에 차단 주파수 100 Hz에서 저역통과로 선택한 필터를 보였다. 일단 필터 익스프레스 VI가 설정되었으면 OK를 클릭하여 블록 다이어그램으로 돌아가라. 필터 익스프레스 VI는 신호 분석을 위한 VI에서 사용될 준비가 되었다. 블록 다이어그램에서 입력과 출력을 나타내기 위해 필터 익스프레스를 확장할 수 있다. 입력 단자에는 신호를 연결하고 출력 단자에서는 필터된 신호가 출력된다.

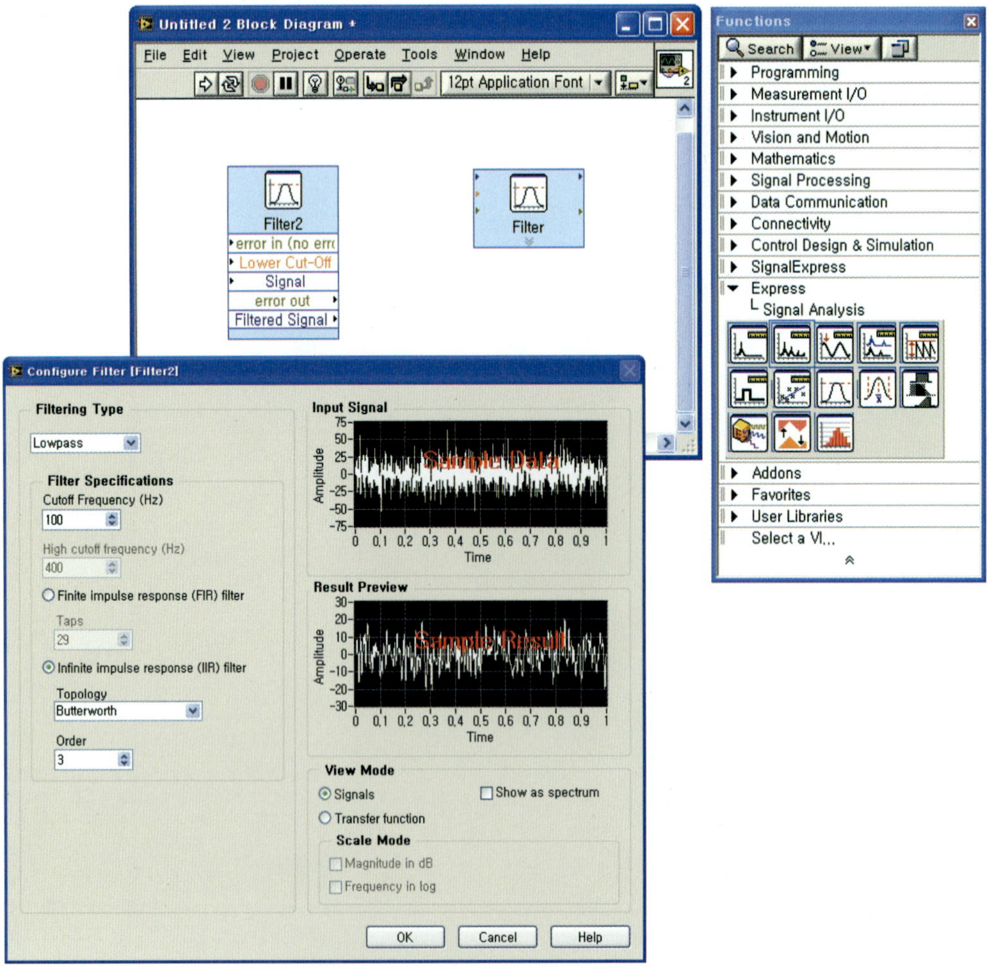

그림 9-26. 필터 익스프레스 VI의 설정

예제 9-8 필터 익스프레스 연습

그림 9-27에 보인 VI를 고려하자. 블록 다이어그램에서 주의 할 것은 세 가지 익스프레스 VI - 필터 익스프레스 VI, 신호 시뮬레이트 익스프레스 VI 및 스펙트럼 측정 익스프레스 VI - 이다. 필터 익스프레스 데모 VI는 사인 신호의 저역통과 필터를 고찰에 도움이 되도록 개발하였다.

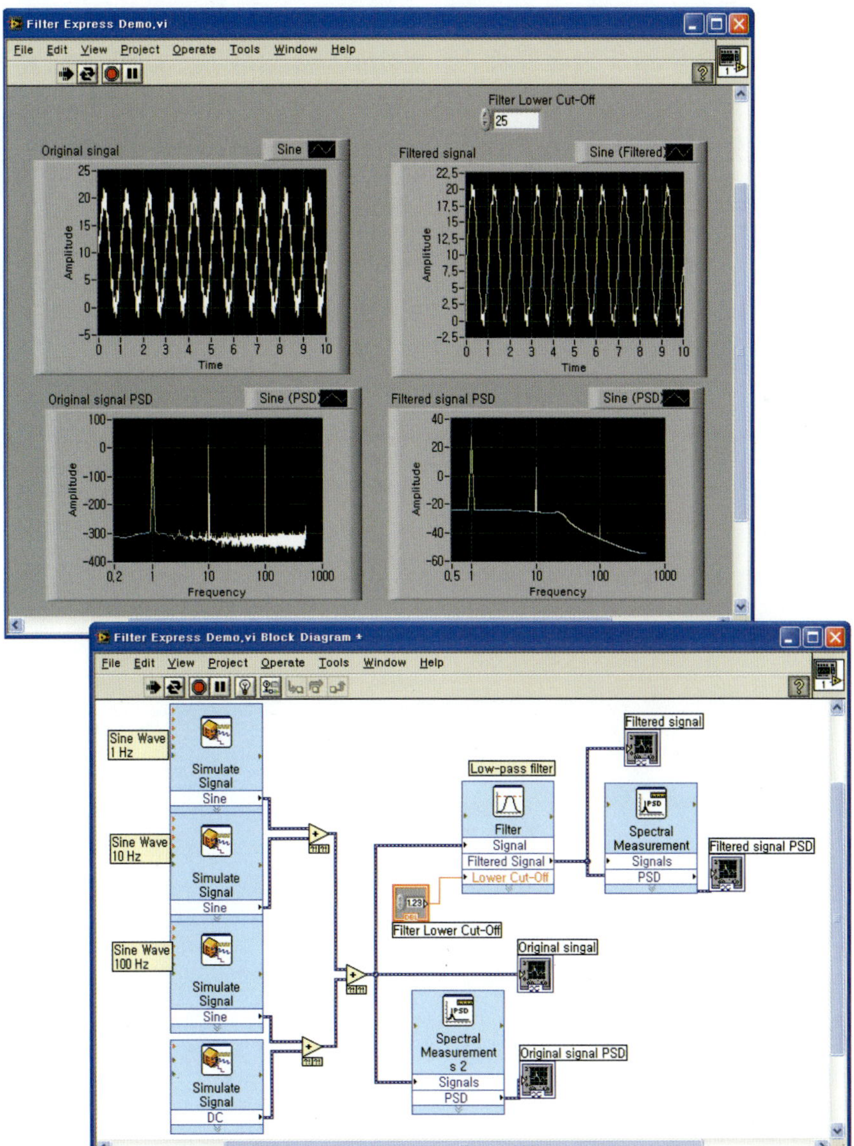

그림 9-27. 필터 익스프레스 VI 데모

예제

4개의 신호 시뮬레이트 익스프레스 VI는 1, 10 및 100 Hz의 주파수의 사인파 신호와 크기가 10인 DC 신호를 공급하도록 설정되어 있다. 필터된 사인 신호는 신호 시뮬레이트 익스프레스 VI로부터 출력된 4개의 독립된 신호의 합으로 되어 있다. 필터 익스프레스 VI는 기본으로 25 Hz의 차단 주파수에서 저역통과 필터를 공급하도록 설정되어 있다. 프런트 패널에서 차단 주파수를 직접 변경시킬 수 있도록 수치 컨트롤을 사용하였다. 그림 9-27에 보인 스펙트럼 측정 익스프레스 VI는 입력해 들어오는 신호의 출력 스펙트럼 밀도를 공급하도록 설정되어 있다. 파형 그래프는 필터된 사인 신호와 필터되지 않은 사인 신호의 출력 스펙트럼 밀도를 표시한다.

필터 익스프레스 데모 VI를 실행시키고 파형 그래프에 나타나는 결과를 관찰하여라. 차단 주파수가 기본값인 25 Hz로 설정되었을 때 100 Hz에서 주파수 성분이 아주 심하게 감소되는 것을 관찰하게 된다. 이것은 저역통과 필터가 사인파의 100 Hz 성분을 본질적으로 제거하였기 때문이다.

필터링 과정에서 저역통과 필터 차단 주파수를 변화시킬 때 나타나는 효과를 관찰할 수 있다. 프런트 패널에 위치한 수치 컨트롤은 저역통과 필터 차단 주파수를 변경시키는데 사용된다. 계속 실행 버튼을 눌러서 VI를 시작하라. 차단 주파수를 서서히 감소시키면서 필터된 신호의 출력 스펙트럼 밀도 그래프(블록 다이어그램의 우측하단에 위치)를 관찰하라. 차단 주파수를 10 Hz 이하의 값으로 감소시킴에 따라 10 Hz에 있는 필터된 사인파 신호의 성분이 대응하여 줄어든다.

저역통과 필터 차단 주파수를 100 Hz 이상 증가시키는 실험을 해보라. 필터된 신호 출력 스펙트럼 밀도가 100 Hz 성분을 보여주는 차단 주파수의 값을 발견할 수 있는가?

9.4.6 LabVIEW 디지털 필터 설계 도구키트(Digital Filter Design Toolkit)

National Instruments 디지털 필터 설계 도구키트는 LabVIEW의 함수들(팔레트에 설치된 LabVIEW VI들)을 확장시키고, 디지털 필터를 설계하고 분석하고 그리고 구현할 수 있는 대화형 도구를 제공한다. 디지털 필터에 대해 생소한 사용자들도 대화형 설계 도구를 사용하여 전통적 설계를 쉽게 달성할 수 있다. 반면에 유경험자들은 정수형과 부동소수점형 디지털 필터 모두를 설계하고, 모델링하고, 그리고 구현을 할 때 알고리즘과 필터 토폴로지와 그리고 분석 도구의 정수를 발견할 것이다.

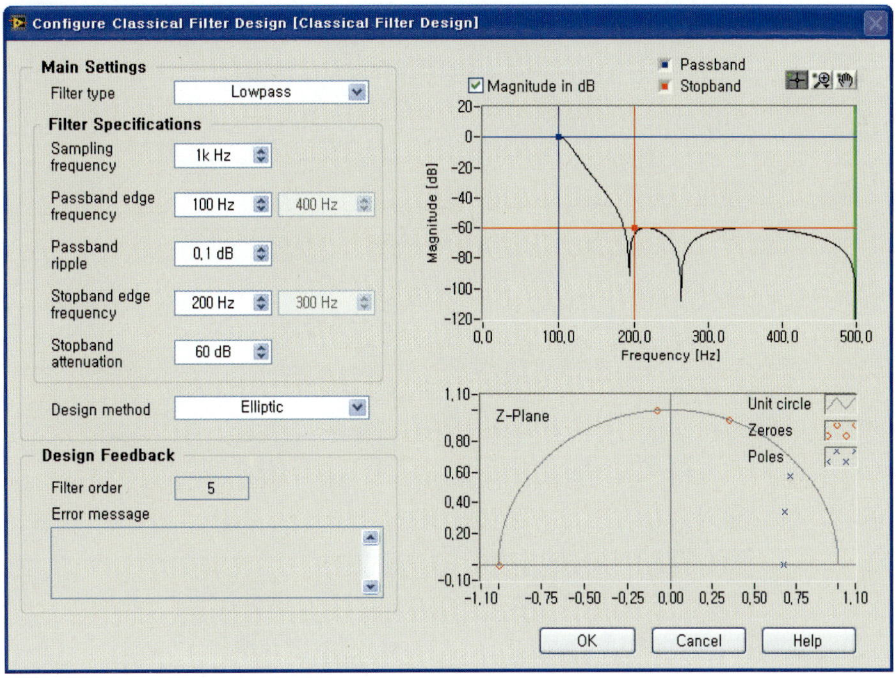

그림 9-28. 디지털 필터 설계 유틸리티

Note

10장 익스프레스(Express) 함수

▸ 요 약 ◂

이 장에서는 LabVIEW에서 제공되는 익스프레스 함수에 대하여 알아본다. 익스프레스 VI는 시뮬레이션, 신호 측정, 다양한 응용프로그램의 개발을 간소화하여 사용자와의 대화식 상호 작용할수 있는 VI를 생성하게 도와준다. 따라서 이런 익스프레스 VI들은 사용자와의 대화식과 쉬운 인터페이스를 제공한다.

10.1 익스프레스(Express) 란?

익스프레스 VI는 주로 측정 작업 및 시뮬레이션에 사용된다. 대화상자에서 **익스프레스** VI 하므로, **익스프레스**VI는 최소한의 와이어링을 요구하는 노드이다. **익스프레스** VI의 입력과 VI를 어떻게 설정하는지에 따라 결정된다. **익스프레스** VI는 파란색 영역으로 둘러싸인 아이콘을 가지는 확장 가능 노드로 블록 다이어그램(Block diagram)에 나타난다.

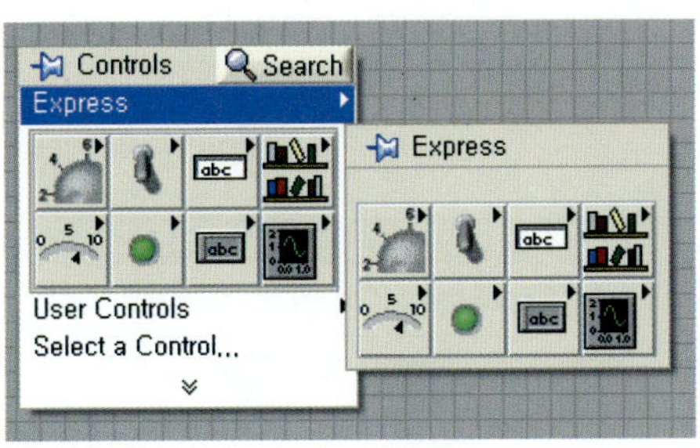

(a) 프런트 패널

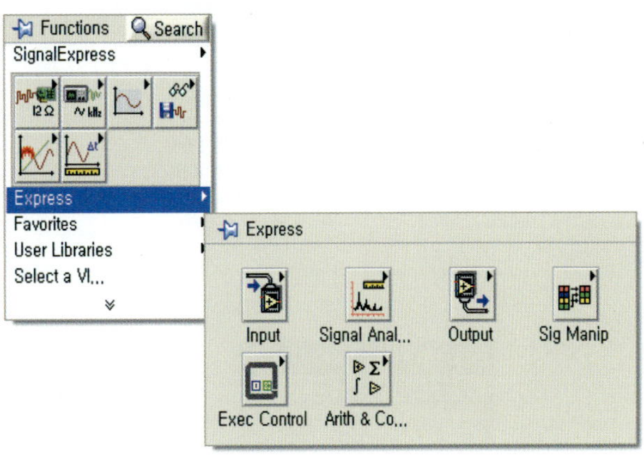

(b) 블록 다이어그램

그림 10-1. 익스프레스 VI

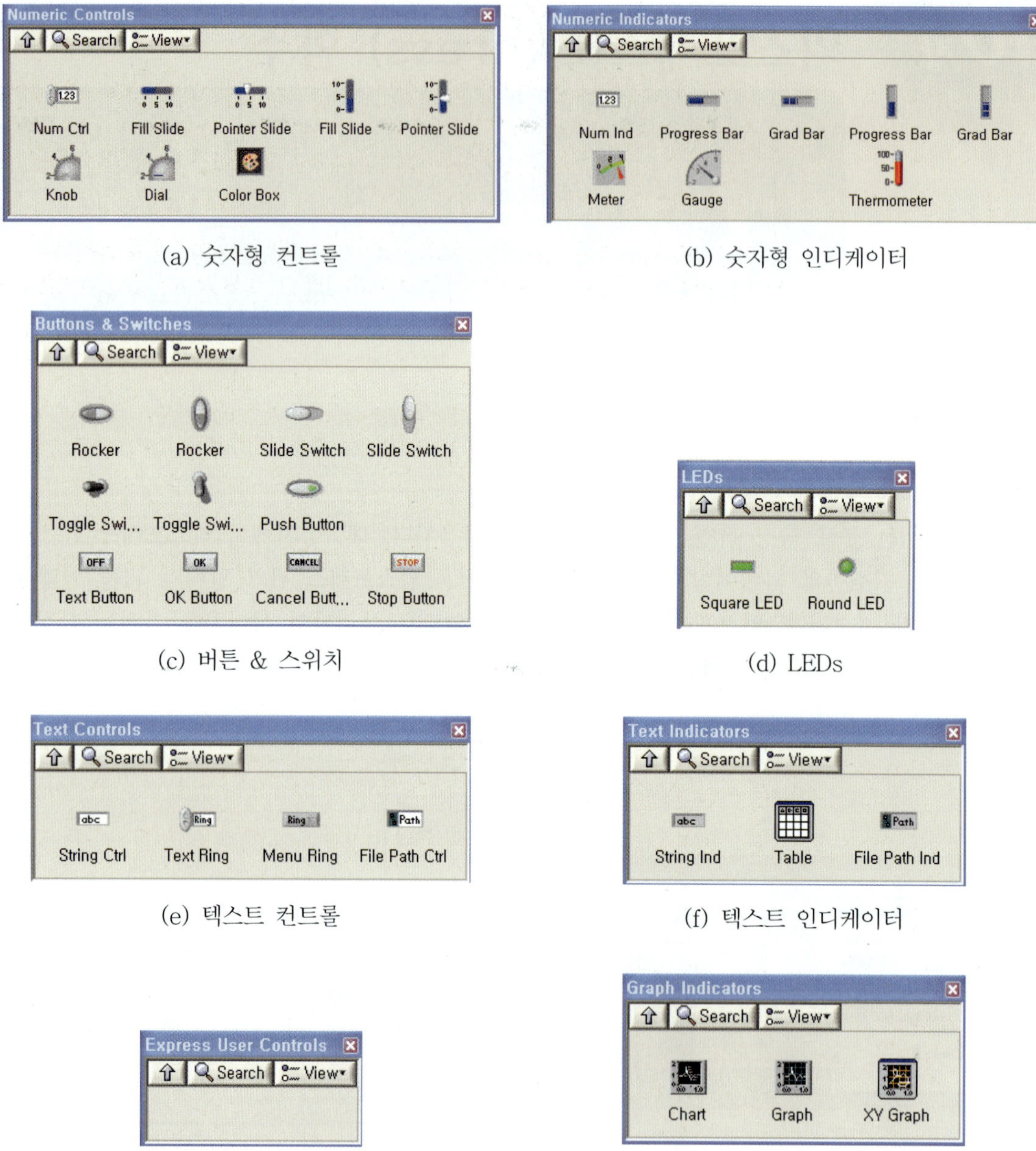

(a) 숫자형 컨트롤

(b) 숫자형 인디케이터

(c) 버튼 & 스위치

(d) LEDs

(e) 텍스트 컨트롤

(f) 텍스트 인디케이터

(g) 익스프레스 사용자 컨트롤

(h) 그래프 인디케이터

그림 10-2. 익스프레스의 프런트 패널 종류

10.2 익스프레스 함수

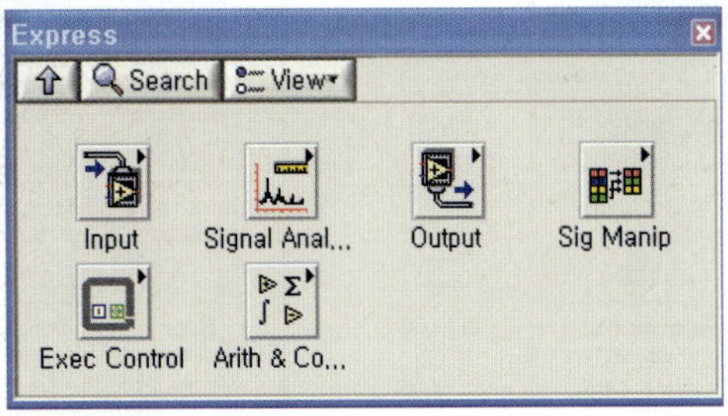

그림 10-3. 익스프레스의 블록 다이어그램

익스프레스 팔레트는 **6개의** Palette**로 이루어져 있으며** 그 내용은 아래와 같다.

- 입력(Input)
- 신호 분석(Signal Analysis)
- 출력(Output)
- 신호 조작(Signal Manipulation)
- 실행 컨트롤(Execution Control)
- 연산 & 비교(Arithmetic & Comparison)

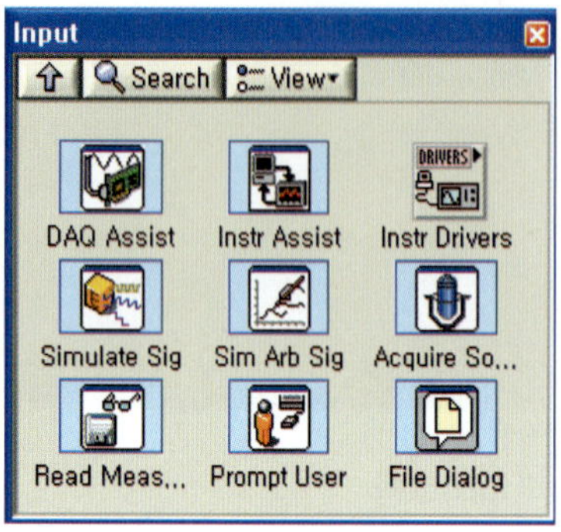

(a) 입력

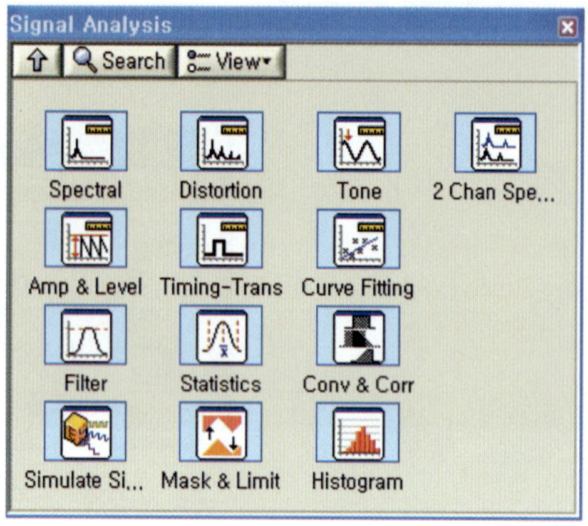

(b) 신호 분석

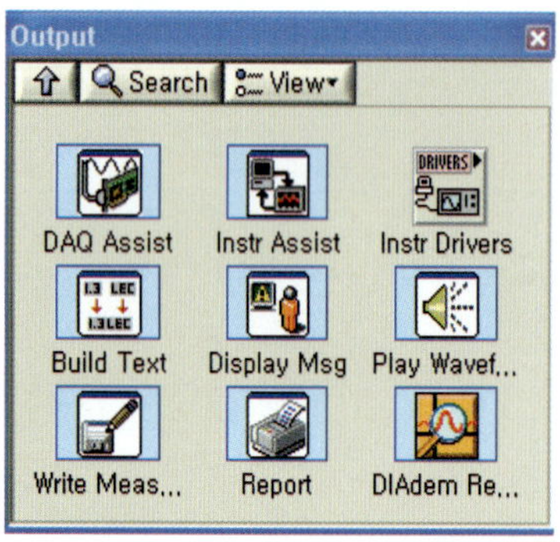

(c) 출력

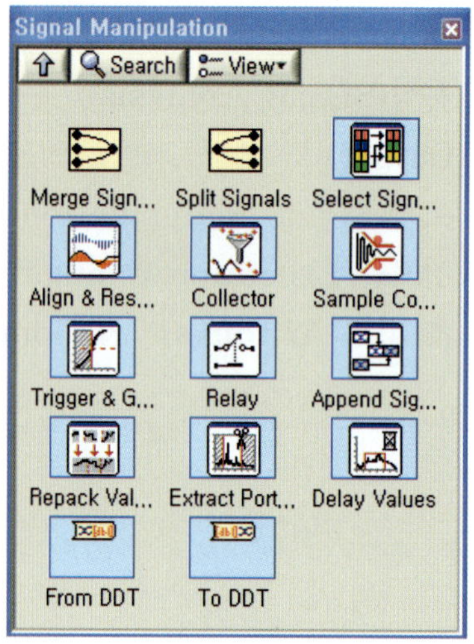

(d) 신호 조작

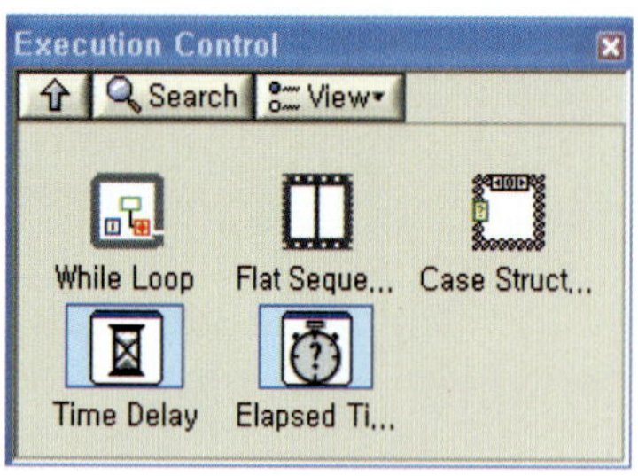

(e) 실행 컨트롤

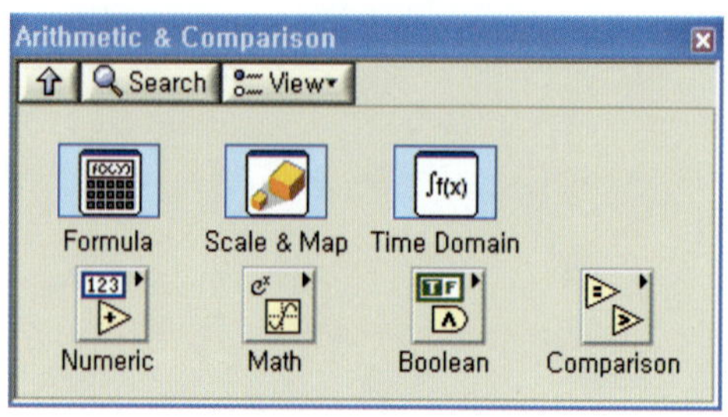

(f) 연산 & 비교

그림 10-4. 익스프레스의 블록 다이어그램의 종류

10.2.1 Input Palette (입력 팔레트)

입력 익스프레스 VI를 사용하여 데이터를 모으거나 신호를 수집 또는 시뮬레이션한다.

※ NI-DAQmx가 설치되어 있지 않으면 입력 팔레트에 DAQ 어시스턴트 (DAQ Assistant)가 나타나지 않는다.

표 10-1. 입력 팔레트 함수

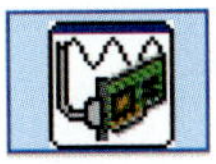	DAQ 어시스턴트 (DAQ Assistant)	DAQ Assistant를 이용하여 생성하거나 저장된 모든 task들을 보여준다.
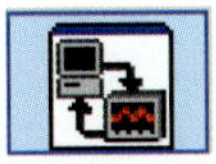	Instrument I/O Assistant	Instrument I/O Assistant를 실행한다.
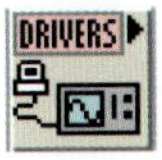	인스트루먼트 드라이버 (Instrument Driver)	Instrument I/O driver를 사용하여 GPIB, Serial, Modular, PXI 등과 같은 Instrument type를 설정 및 제어하여 데이터를 불러들인다.
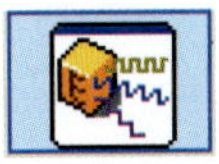	신호 시뮬레이션 (Simulated Signal)	Sine wave, Square wave, Triangle wave, Sawtooth Wave, Noise wave를 시뮬레이션 한다.
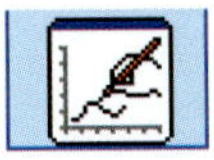	임의신호 시뮬레이션 (Simulate Arbitrary Signal)	정의하는 임의 신호를 시뮬레이션 한다.
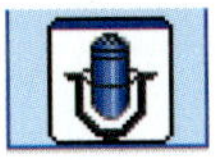	사운드 수집 (Acquire Sound)	사운드 장치로부터 데이터를 수집한다.
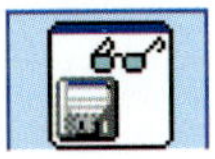	측정파일로부터 읽기 (Read From Measure ment File)	txt 측정파일(.lvm)이나 binary 측정파일(.tdlm/.tdms)로부터 데이터를 읽는다.
	사용자 입력 요청 (Prompt User for Input)	표준 대화상자를 디스플레이 한다.
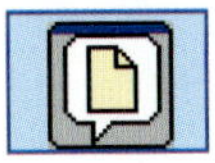	파일 대화상자 (File Dialog)	파일 대화상자는 파일의 경로(File path)와 디렉토리(directory)를 지정할 수 있다.

10.2.1.1 Simulated Signal (신호 시뮬레이션)

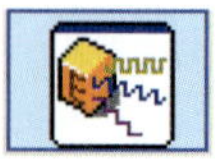	신호 시뮬레이션 (Simulated Signal)	· 함수(Functions) > 익스프레스(Express) > 입력(Input) 사인파(Sine wave), 사각파(Square wave), 삼각파(Triangle wave), 톱니파(Sawtooth wave), 노이즈(Noise wave)를 시뮬레이션 한다.

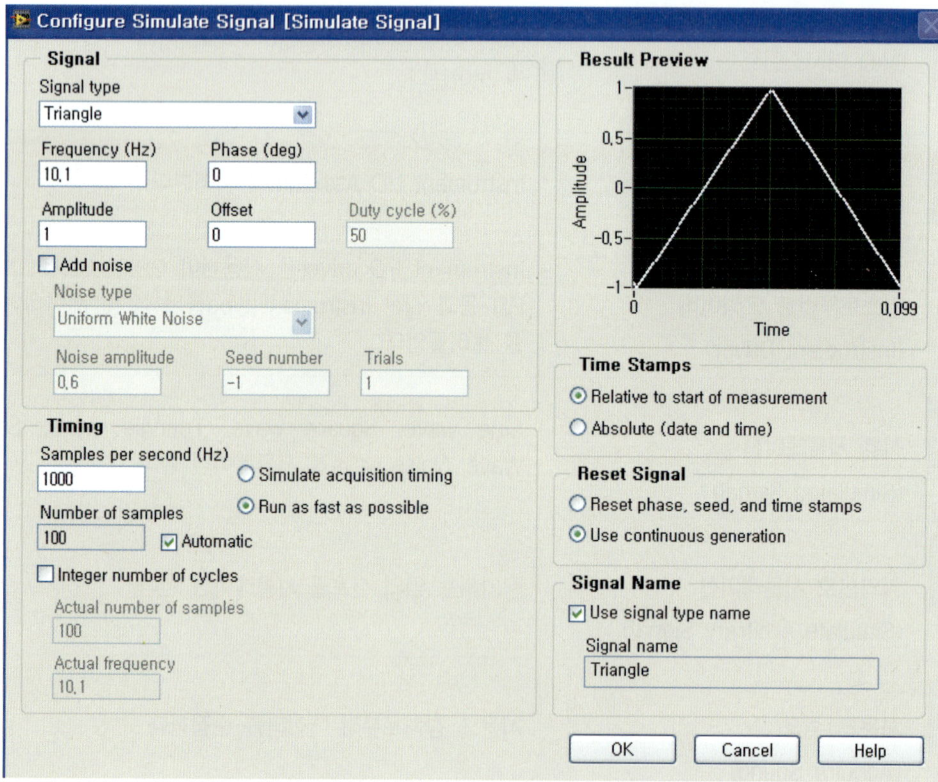

그림 10-5. 신호 시뮬레이션

1. 신호 (Signal)

- **신호 타입 (Signal type)**: 시뮬레이션 하려는 웨이브 폼(Waveform)의 타입을 설정한다.

사인파
사각파
삼각파
톱니파
DC

- **주파수 (Frequency)**: 시뮬레이션 하려는 Waveform의 타입을 설정한다. (6개 종류가 있다.)
- **위상/각도 (Phase / Degree)**: Waveform의 시작 위상을 나타낸다.
- **진폭 (Amplitude)**: 웨이브 폼(Waveform)의 진폭을 나타낸다.
- **오프셋 (Off set)**: 신호의 Off set값이다.
- **주기 점유율 (Duty Cycle)**: 사각파가 한 주기 동안 High(On)으로 머무는 시간의 퍼센트(%)이다.
- **노이즈 추가 (Add Noise)**: 시뮬레이션된 Waveform에 noise를 더한다.

> **균일한 화이트 노이즈**
> 가우스 화이트 노이즈
> 주기적인 임의의 노이즈
> 감마 노이즈
> 포아송 노이즈
> 이항 노이즈
> 베르누이 노이즈
> MLS 시퀀스
> 역 F 노이즈

- **노이즈 진폭 (Noise Amplitude)**: 노이즈 신호가 가질 수 있는 최대 절대값. 기본은 0.6이다.

2. Timing (타이밍)

- **초당 샘플(Sampling Rate, Sample/S, Hz)**: 초당 샘플개수로 표시되는 샘플링 속도. 기본은 1000이다.
- **샘플개수(Number of Samples)**: 신호의 샘플개수. 기본은 100이다.
  ※ 자동 : 샘플개수를 초당 샘플(Hz)의 10분의 1로 설정한다.
- **사이클의 정수배 샘플(Integer Number of Cycle)**: 가장 가까운 주파수와 샘플개수를 설정하여 웨이브 폼이 사이클의 정수배를 포함하도록 한다.

예제 10-1 주파수 분석

노이즈가 존재하는 신호의 FFT를 통하여 주파수 분석을 수행한 예제이다

① 블록 다이어그램(Block Diagram)에서 **While Loop**내부에 **신호 시뮬레이트(Simulated Signal)**를 놓는다.

② **신호 시뮬레이트(Simulate Signal)**를 선택하여 오른쪽 마우스를 클릭하고 속성(Properties)을 선택한 후, 신호타입(Signal type) = 삼각파(Triangle), 주파수(Frequency) = 30Hz, 진폭(Amplitude) = 1, 노이즈 타입(Noise type) = 가우스 화이트 노이즈(Gaussian White Noise)로 설정한다.

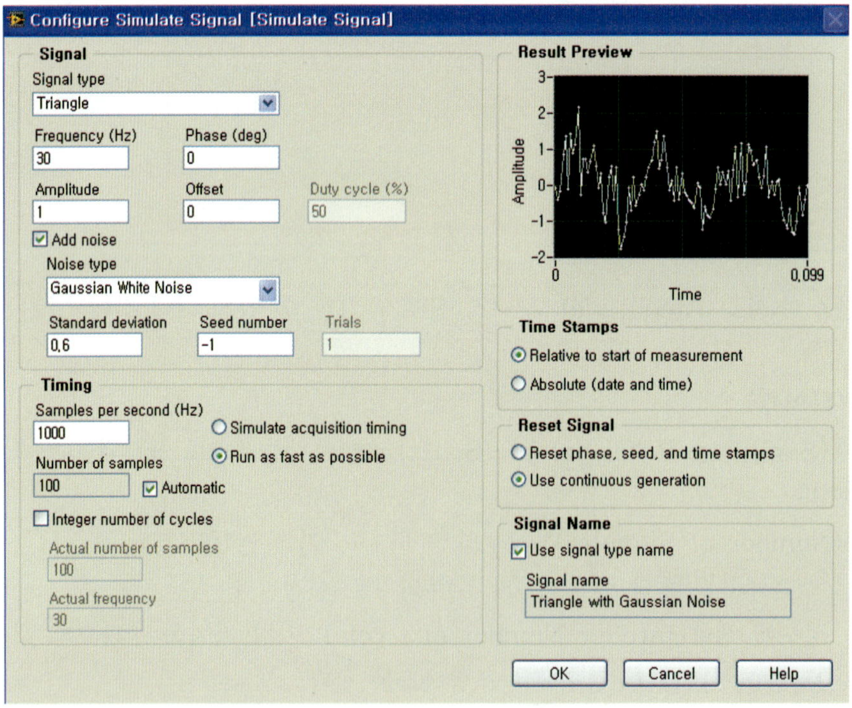

그림 10-6. 신호 시뮬레이트 속성

③ **신호 시뮬레이트**(Simulate Signal)을 선택한 후 **가우스 화이트 노이즈(Gaussian White Noise)**에 마우스를 놓은 후 **생성(Create)** > **웨이브폼(Waveform)**을 선택한다.

④ **스펙트럼 측정**(Spectral Measurement)을 블록 다이어그램에 놓고 와이어 도구를 사용하여 Sine with Gaussian noise와 연결한다. 이때 출력되는 신호를 확인하기 위하여 오른쪽 마우스를 클릭한 후 **생성(Create)** > **그래픽 인디케이터(Graph indicator)**를 생성한다. 에러 클러스터를 연결하여 While loop 외부로 연결한 후 **일반 에러 핸들러(General error handler)**와 연결한다. **일반 에러 핸들러는 함수 > 프로그래밍 > 다이얼로그 & 사용자 인터페이스에 있다.**

⑤ 아래와 같이 **스펙트럼 측정**(Spectral Measurement)을 설정한다. 선택된 측정(Selected measurement) = 파워 스펙트럼 밀도(Power spectral density(PSD)), 결과(Results) = 선형(Linear), 윈도우(Window) = 해닝 (Hanning)

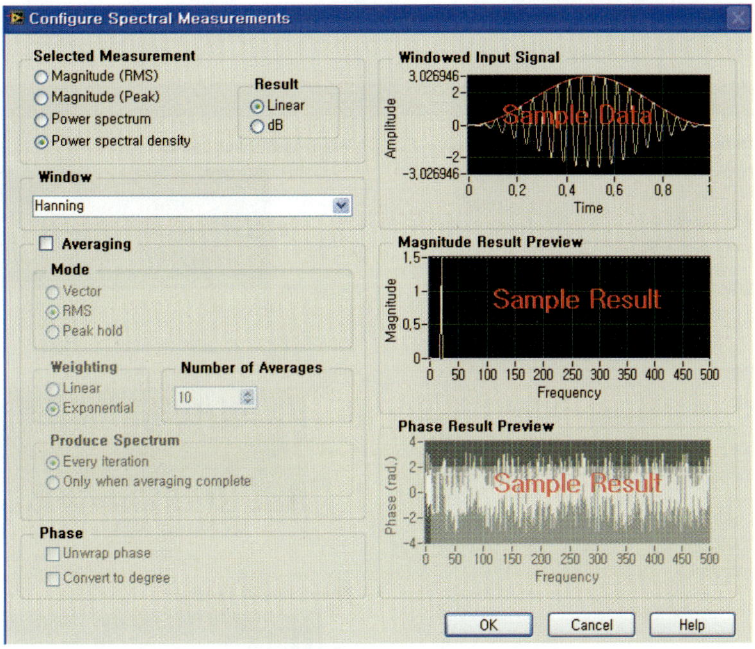

그림 10-7. 스펙트럼 측정 설정

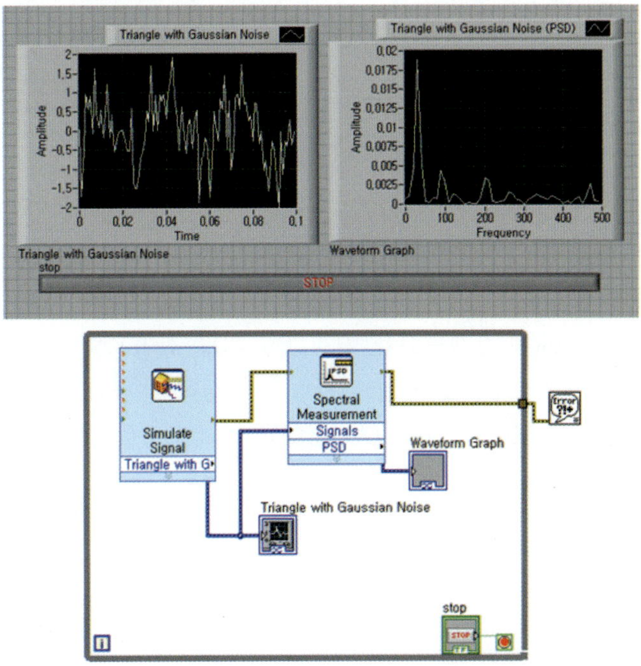

그림 10-8. 주파수 분석 결과

10.2.1.2 Spectral Measurements (스펙트럼 측정)

스팩트럼 측정 (Spectral Measurements)	· 함수 > 익스프레스(Express) > 신호분석 신호의 평균된 크기 스펙트럼, 파워 스펙트럼, 위상 스펙트럼 과 같은 FFT기반의 스펙트럼 측정을 수행한다.

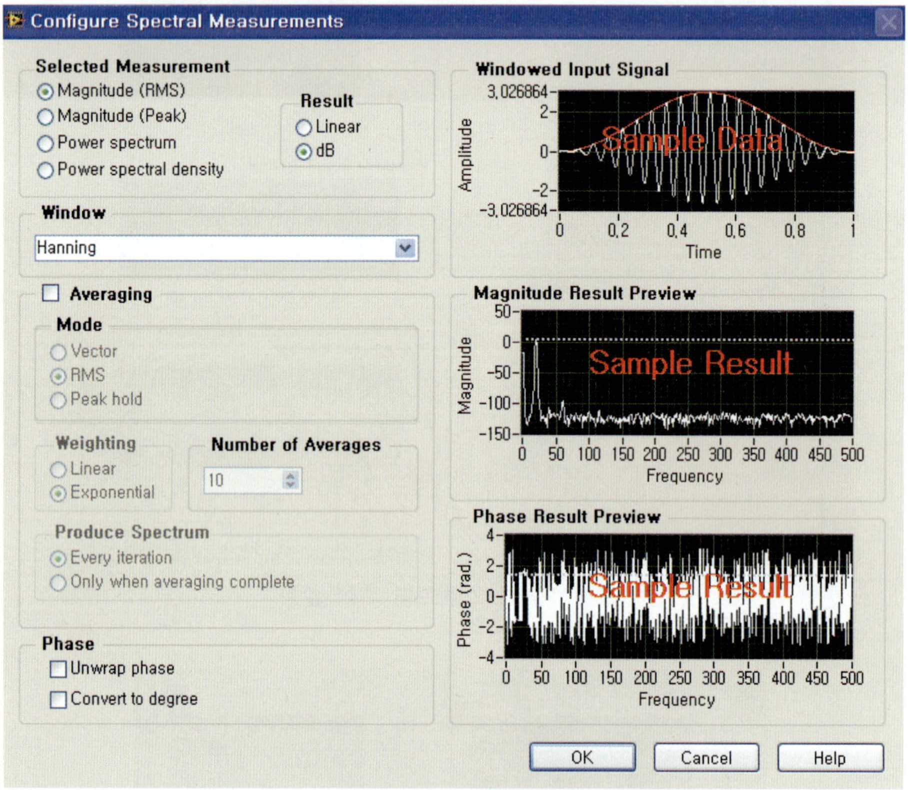

그림 10-9. 스펙트럼 측정

1. 선택된 측정 (Selected Measurement)

- **크기 (Magnitude, RMS)**: 스펙트럼을 측정하고 RMS로 결과를 나타낸다.
- **크기 (Magnitude, Peek)**: 스펙트럼을 측정하고 피크 진폭으로 결과를 나타낸다.
- **파워 스펙트럼 (Power Spectrum)**: 스펙트럼을 측정하고 파워로 결과를 나타낸다.
- **파워 스펙트럼 (Power Spectrum Density)**: 스펙트럼을 측정하고 파워 스펙트럼 밀도(PSD)로 결과를 나타낸다.

2. **윈도우 (Window): 신호에 적용할 윈도우(Window)를 지정한다.**

없음 해닝 해밍 블랙맨-해리스 정밀한 블랙맨 블랙맨 플랫 탑(Flat Top) 4항 블랙맨-해리스 7항 블랙맨-해리스 낮은 사이드로브

3. 모드(Mode)

- **백터 (Vector)**: 복소수 FFT 스펙트럼 양의 평균을 직접 계산한다. 백터 평균값 연산은 동기화된 신호에서 노이즈를 제거한다.
- RMS: 신호의 FFT 스펙트럼의 에너지 또는 파워를 평균한다.
- **피크 홀드 (Peak Hold)**: 각 주파수 라인마다 평균값 연산을 수행하고, 한 FFT 레코드에서부터 다음까지 피크 레벨을 유지한다.

4. 가중치 (Weighting)

- **선형 (Linear)**: 선형 평균값 연산을 지정하고, 가중하지 않는 방식으로 평균개수에서 지정한 패킷 수만큼을 평균한다.
- **지수 (Exponential)**: 지수 평균값 연산을 지정하고, 가중하는 방식으로 평균 개수에서 지정한 패킷 수만큼 평균한다.

5. 스펙트럼 생성 (Spectrum Produce)

- **반복마다 (Every Iterarion)**: 익스프레스 VI의 각 반복마다 스펙트럼을 반환한다.
- **평균값 연산이 완료되었을 때 (Only When averaging Complete)**: 익스프레스 VI가 평균개수에 지정한 패킷 수를 수집한 이후에만 스펙트럼을 반환한다.

6. 위상 (Phase)

- **위상 풀기 (Unwrap Phase)**: 출력 위상에 위상 풀기를 활성화한다.
- **각도로 변환 (Convert to degrees)**: 각도로 위상을 변환한다.

10.2.2 Output Palette (출력 팔레트)

출력 익스프레스 VI를 사용하여 데이터를 모으거나 신호를 수집 또는 시뮬레이션 한다.

※ NI-DAQmx가 설치되어 있지 않으면 입력 팔레트에 DAQ 어시스턴트 (DAQ Assistant)가 나타나지 않는다.

표 10-2. 출력

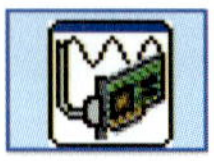	DAQ 어시스턴트 (DAQ Assistant)	DAQ Assistant를 이용하여 생성하거나 저장된 모든 taske들을 보여준다.
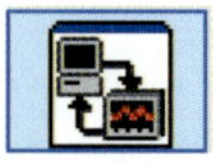	Instrument I/O Assistant	Instrument I/O Assistant를 실생한다.
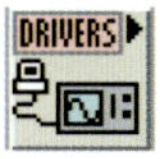	인스트루먼트 드라이버 (Instrument Driver)	Instrument I/O driver를 사용하여 GPIB, Serial, Modular, PXI 등과 같은 Instrument type를 설정 및 제어하여 데이터를 불러들이게 한다.
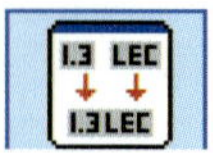	텍스트 만들기 (Build Text)	텍스트와 파라미터화 된 입력의 조합으로부터 출력문자열을 생성한다.
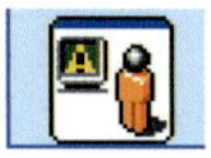	사용자에게 메시지 디스플레이 (Display Message to User)	사용자 경고와 메시지를 포함하는 표준 대화상자를 나타내나.
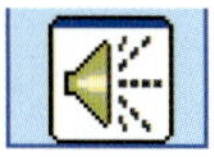	웨이브폼 재생 (Play Waveform)	유한 샘플링을 사용하여 사운드 출력 디바이스에서 데이터를 재생한다.
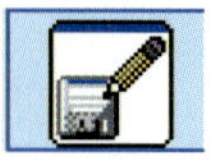	측정파일에 쓰기 (Write to Measurement File)	txt 측정파일(.lvm)이나 binary 측정파일(.tdlm/.tdms)에 데이터를 쓴다.
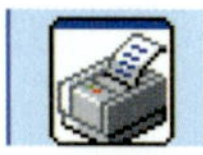	리포트 (Report)	VI 문서, VI가 반환한 데이터, 만든이, 회사, 페이지 수 같은 리포트 프로퍼티를 포함하는 미리 형식화된 리포트를 생성한다.
	Diadem 리포트 (Diadem Reprot)	Diadem을 사용하여 LabVIEW데이터로부터 리포트를 생성한다.

10.2.2.1 Build Text (텍스트 만들기)

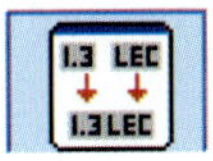	텍스트 만들기 (Build text)	· 함수(Functions) > 익스프레스(Express) > 출력(Output) Txt(텍스트)와 Parameter(파라미터)화 된 입력의 조합으로부터 출력 문자열을 생성한다.

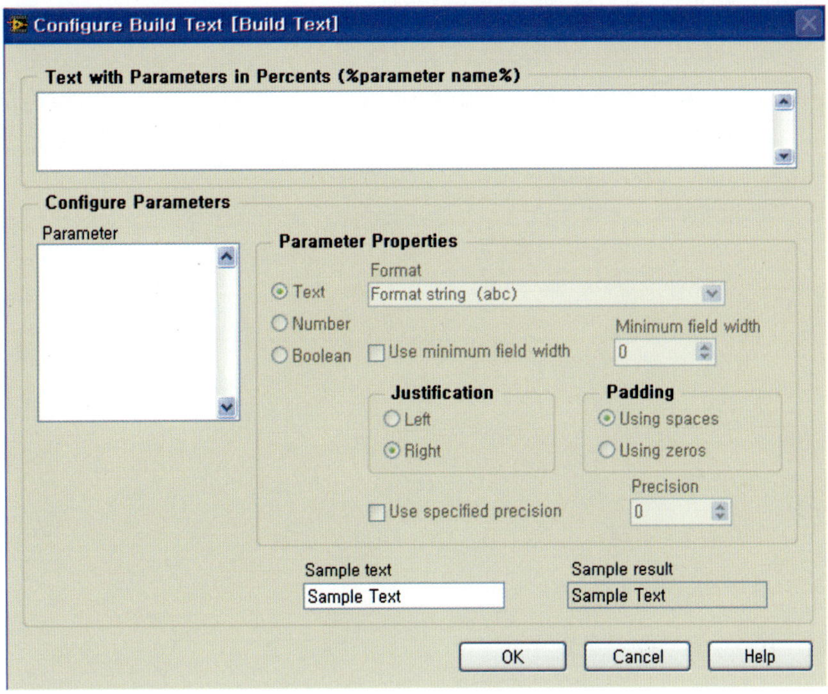

그림 10-10. 텍스트 만들기 설정

일정한 규칙성을 가지고 원하는 값이나 문자를 변수로 사용할 수 있게 한다.
퍼센트 내에 파라미터로 사용할 텍스트(**%파라미터 이름%**)로 사용한다.

① **파라미터 (Parameter)**: %내에 파라미터로 사용할 텍스트(%파라미터 이름%) 섹션에 정의된 모든 파라미터를 나열한다.

② **파라미터 프로퍼티 (Parameter Property)**

- **포맷 (Format)**: 데이터 타입을 기반으로 파라미터에 대한 포맷 옵션을 제공한다. 각 포맷의 예제는 포맷 이름 뒤의 괄호안에 나타난다.
- **최소 필드폭 사용 (Use minimum fieldwidth)**: 입력한 최소 폭에 도달할 때까지 텍스트, 숫자 또는 불리언의 왼쪽 또는 오른쪽의 남은 공간에 제로 또는 스페이스를 채운다.
- **자리맞춤 (Justification)**: 왼쪽/오른쪽으로 정렬한다.

· **채우기 (Padding)**: 0과 Space로 채워 넣는다.

③ **샘플 텍스트, 불리언, 숫자 (Sample txt / boolean / numeric)**: 파라미터 프로퍼티의 옵션 설정에 따라서 설정된 txt/Boolean/numeric를 나타낸다.

④ **샘플 결과 (Sample result)**: 파라미터 프로퍼티 섹션에서 선택한 옵션을 기반으로 Sample txt/boolean/numeric에 입력한 값을 나타낸다.

예제 10-2 텍스트 만들기

텍스트 만들기를 사용하여 순서와 난수로 생성된 값을 보여주는 예제이다

① While Loop를 블록 다이어그램(Block Diagram)에 놓은 후 **텍스트 만들기**(Build Text)를 While Loop 내부에 넣는다.

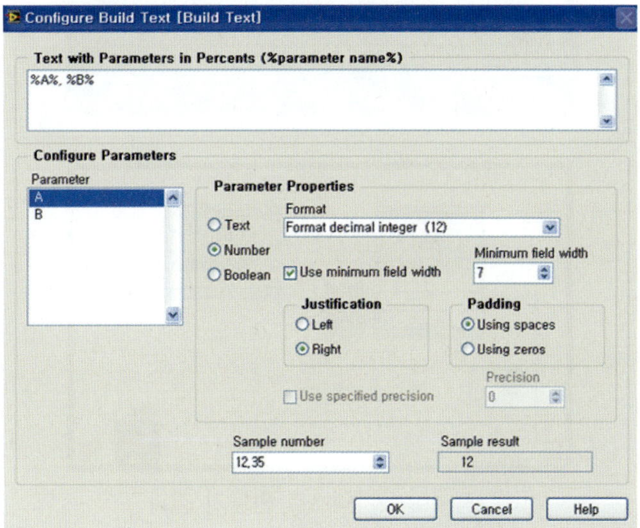

그림 10-11. 텍스트 만들기 A 설정

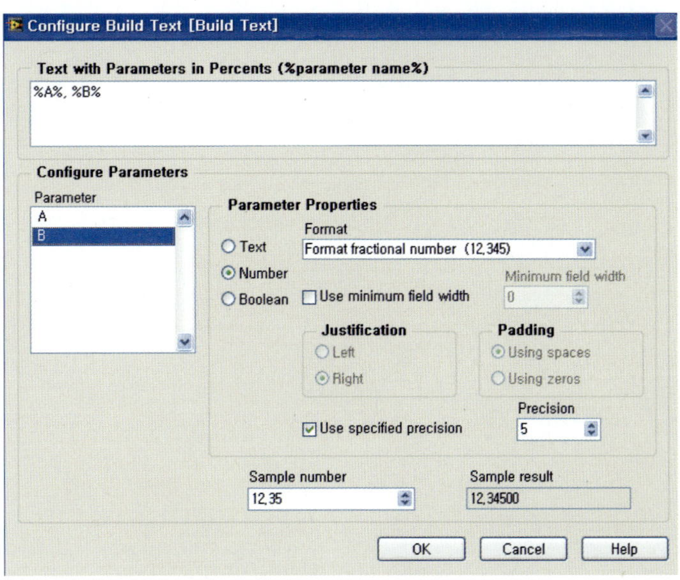

그림 10-12. 텍스트 만들기 B 설정

예제

② **난수**(Random Number)와 **시간 지연**(Time delay)를 블록 다이어그램(Block Diagram)에 놓는다.

③ **시간지연**(Time delay)을 1초로 놓고 텍스트 만들기의 결과를 선택한 후, 오른쪽 마우스를 클릭하고 **생성**(create) > **인디케이터**(indicator)를 선택하여 생성한다. **반복횟수**(Iteration)-A, **난수**(Random number)-B, **결과**-Result로 연결한다.

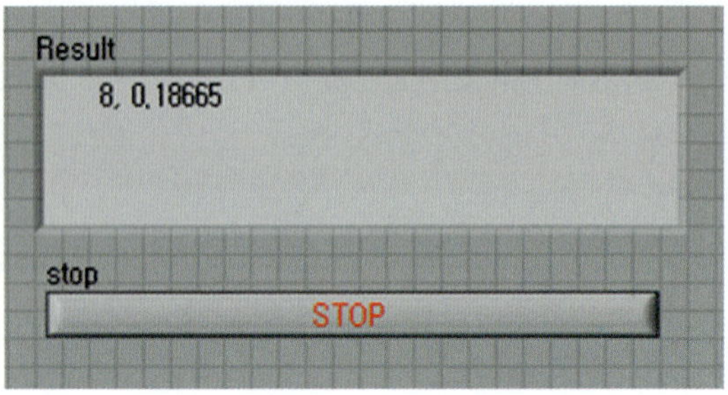

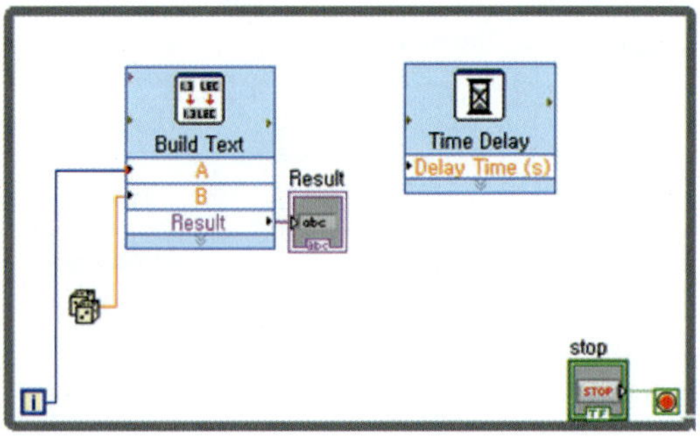

그림 10-13. 텍스트 만들기 결과

예제 10-3 PSD 결과 데이터 읽기

측정된 데이터를 읽어 오는 예제이다.

① **측정파일로부터 읽기**(Read From Measurement File)을 블록 다이어그램(Block Diagram)에 놓고 그림 10-14와 같이 설정한 후, **지금 파일 읽기**(read file now)를 누르면 test.lvm의 **샘플 데이터**(Sample data)에서 내용을 미리 볼 수 있다.

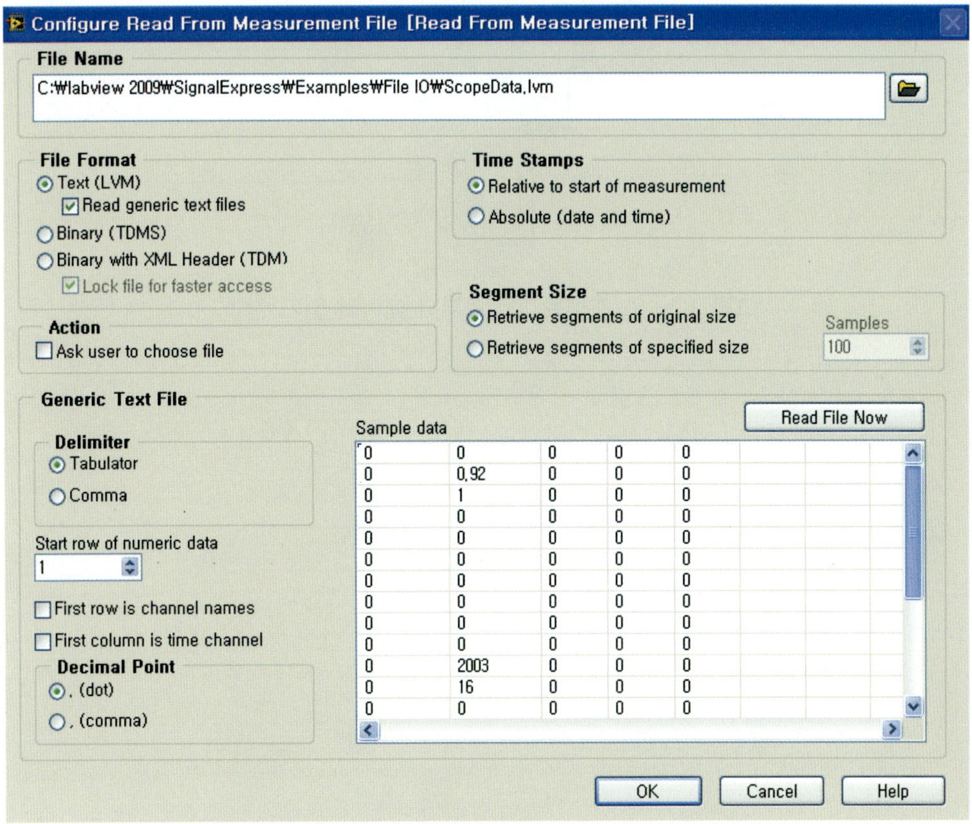

그림 10-14. 측정된 파일로부터 데이터 읽기

② **컨트롤 〉 익스프레스 〉 텍스트 인디케이터 〉 익스프레스 테이블**(Table)을 프런트 패널에 놓고 연결한다.

③ **함수 〉 익스프레스 〉 신호조작 〉 신호분리**를 블록 다이어그램에 놓은 후 이를 선택하여 아래로 늘린다(나누려는 신호의 개수만큼 늘리면 된다).

④ **컨트롤 〉 익스프레스 〉 익스프레스 XY 그래픽**을 블록 다이어그램(Block Diagram)에 놓고 연결한다.

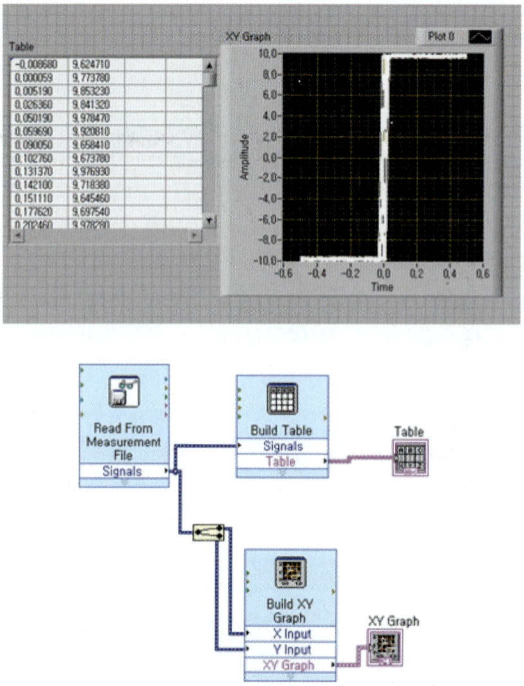

그림 10-15. 측정된 파일로부터 데이터 읽기 결과

10.1 익스프레스 VI를 이용한 신호 분석

신호 분석 익스프레스 VI에서 측정된 신호를 연산 & 비교 익스프레스 VI의 함수를 사용하여 비교 연산을 수행하고 측정된 값이 비교 값보다 크면 라운드 LED에 불이 켜지게 한다.

① **시작하기 윈도우**에서 **새로 만들기** > VI > **템플릿으로부터** > **길라잡이(시작하기)** > **생성, 분석 및 디스플레이**를 선택한다.

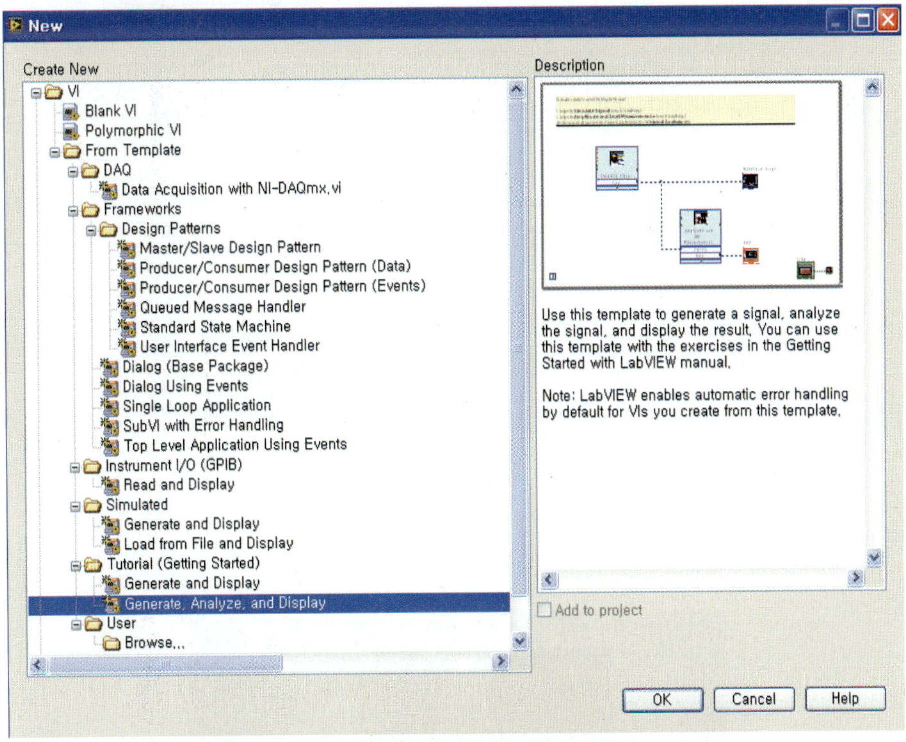

그림 10-16. 새로 만들기 템플릿으로부터의 VI 생성

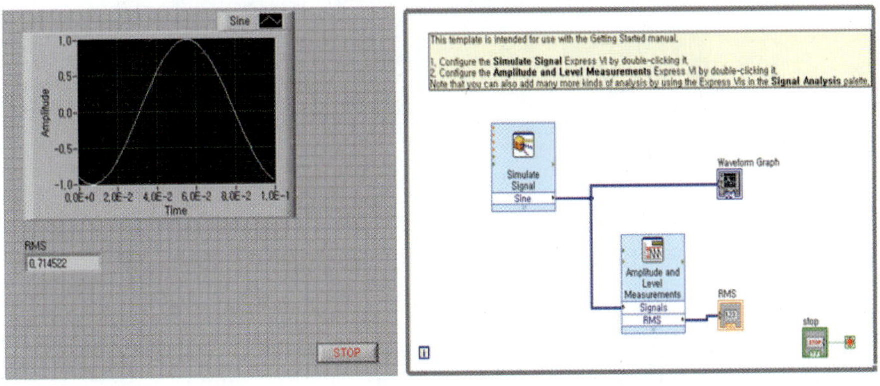

그림 10-17. 생성, 분석 및 디스플레이의 프런트 패널과 블록 다이어그램

연습문제

② 그림 10-17의 블록 다이어그램에서 신호 시뮬레이트를 더블 클릭하면 시뮬레이트 신호를 사용자 정의로 변경할 수 있는 대화상자가 나타난다. 그림 10-18의 대화상자에서 **노이즈 추가**를 체크하고 **노이즈 진폭**과 **시드 번호**를 설정한 다음 확인 버튼을 클릭한다.

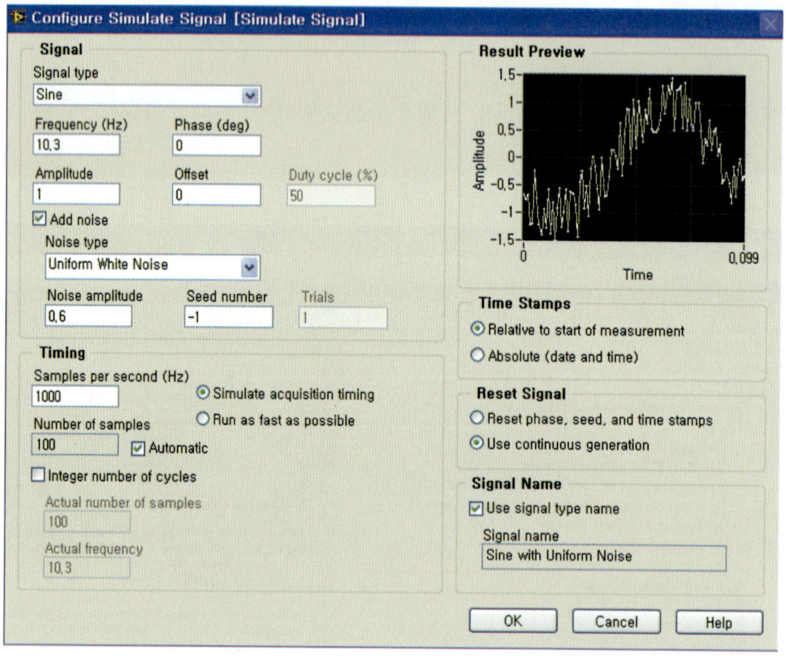

그림 10-18. 신호 시뮬레이트 설정 대화상자

③ 프런트 패널로 이동하여 실행을 수행한다.

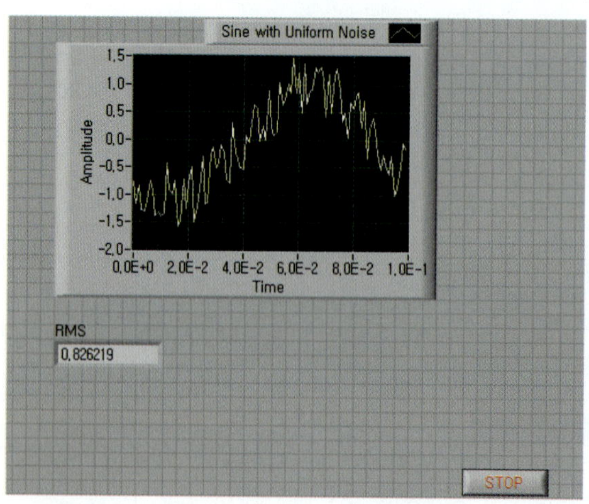

그림 10-19. 생성, 분석 및 디스플레이 실행 화면

④ 메뉴에서 **파일 > 저장**을 선택하고 파일명을 Signal Analysis.vi로 저장한다.

⑤ 프런트 패널로 이동하여 **컨트롤 > 익스프레스 >** LED 팔레트의 **라운드** LED를 선택하여 위치시

키고 라벨을 **신호 비교 등**으로 지정한다.

⑥ 블록 다이어그램으로 이동하여 **진폭과 레벨 측정**을 더블 클릭하고 대화상자를 연다. 신호의 진폭을 분석하기 위해서 그림 10-20과 같이 **피크에서 피크**만을 체크한 다음 확인 버튼을 클릭한다. 그러면 10-17의 블록 다이어그램에서 RMS 인디케이터의 와이어가 깨어지므로 RMS 인디케이터를 삭제한다.

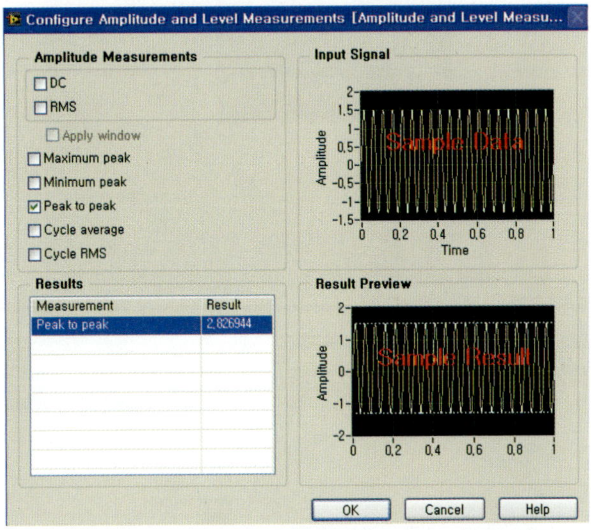

그림 10-20. 진폭과 레벨 측정 설정 대화상자

⑦ **함수 > 익스프레스 > 연산 & 비교 > 익스프레스 비교** 팔레트에서 **비교**를 선택하여 위치시킨다. 비교를 더블 클릭한 다음 그림 10-21의 비교 설정 대화상자에서 비교 조건을 **크거나 같음 함수를** 선택하고 비교 입력 항목에 값을 3으로 설정한다.

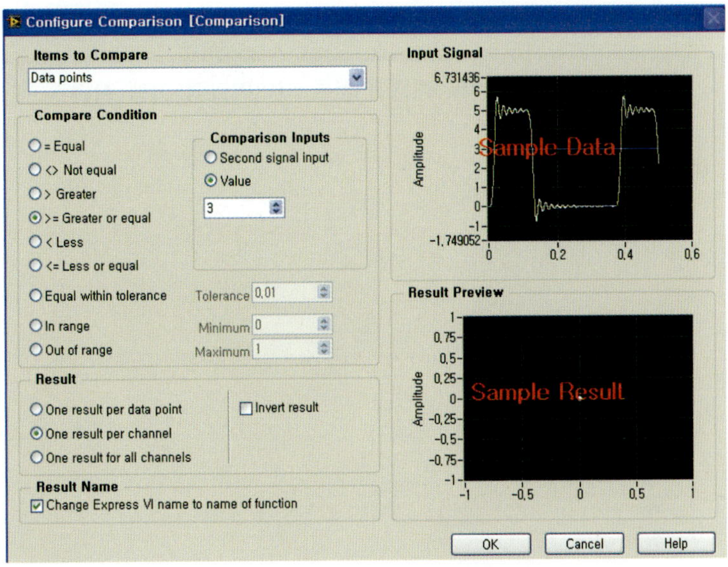

그림 10-21. 비교 설정 대화상자

⑧ 진폭과 라벨 측정의 **피크에서 피크**에 단축메뉴의 **생성 > 숫자형 인디케이터**를 클릭한다. 피크에서 피크의 출력 터미널과 비교 익스프레스 VI의 피연산자 1터미널에 와이어 한다.

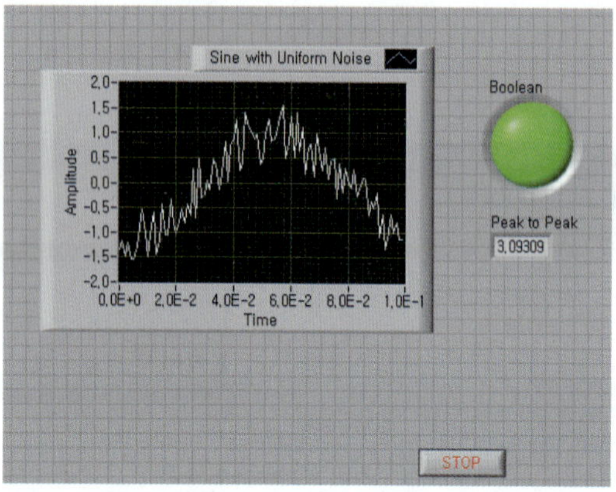

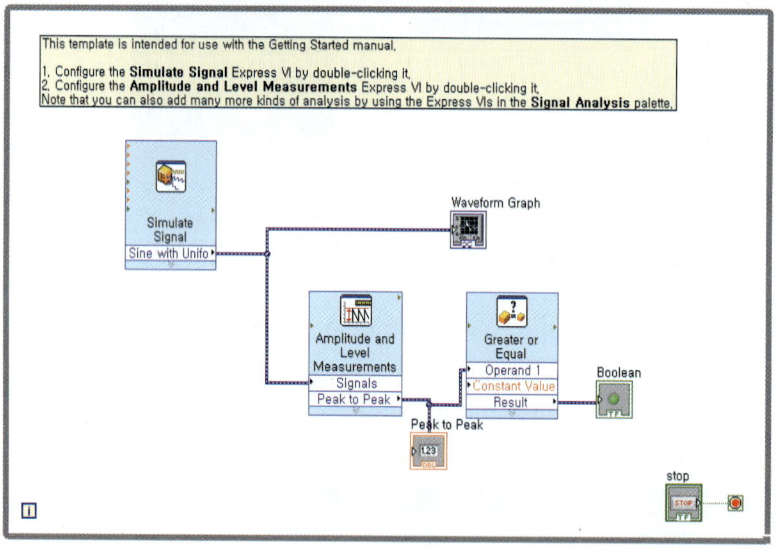

그림 10-22. 프런트 패널과 블록 다이어그램 실행 화면

⑨ 실행하면 그림 10-22와 같이 동작할 것이다.

Note

Note

11장 DAQ 시스템

▸ 요 약 ◂

이 장에서는 데이터 수집 보드를 이용하여 Data Acquisition하는 프로그램을 LabVIEW로 작성하는 방법에 대하여 배울 것이다.

11.1 DAQ (Data Acquisition)

11.1.1 신호

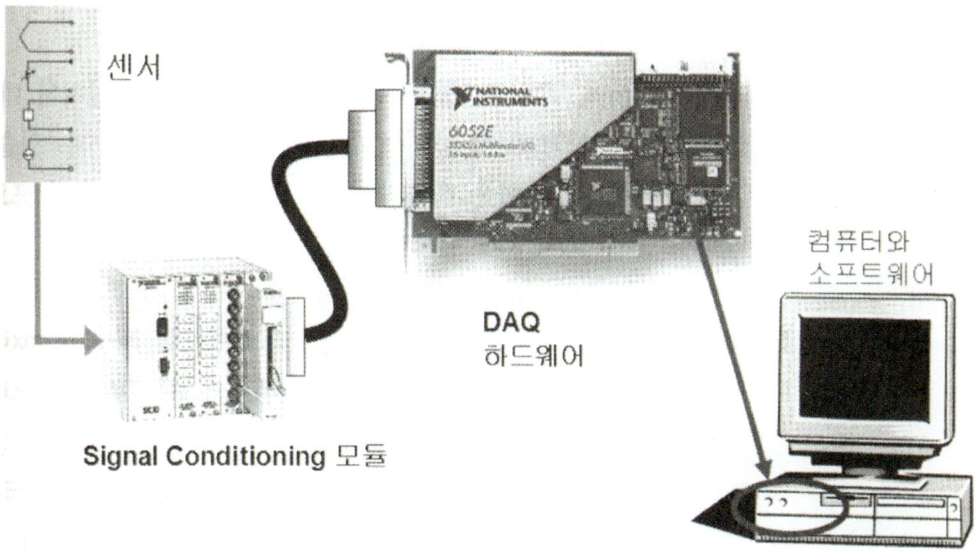

그림 11-1. 측정 시스템

데이터 수집 시스템(Data Acquisition System)이란 실 세계의 신호 즉 아날로그 신호나 디지털 신호를 입력 받아 디지털로 변환하고, 이 변환된 데이터를 사용자의 요구에 맞게 분석하는 시스템을 말한다. 이 시스템은 그림 11-1에서처럼 물리적 현상을 측정 가능한 신호로 바꾸어주는 각종 트랜스듀서(transducer: 온도, 압력, 속도… 등을 전기적 신호로 변환한다. 통상 이것을 센서(Sensor)라 하기도 한다.)를 통해 입력 및 출력신호를 분석하는 용도에 대부분 이용되고 있으며, 계측기나 분석기기 등에서 출력되는 전압 신호로 입력 받아 분석하는데도 사용되고 있다.

이러한 시스템은 주로 공장자동화나 대규모의 데이터 수집 시스템(DAQ System) 또는 제품 검사(Test)와 측정(Measurement)시스템 등에 활발히 사용되고 있다.

기존에는 데이터 획득 소프트웨어(Data Acquisition Software)를 소수의 전문가들이 사용하였으나 요즘에는 비전문가도 쉽고 빠르게 프로그래밍을 할 수 있는 소프트웨어인 G코드들을 이용하여 프로그래밍 하여 사용하고 있다. 물론 전문가도 제한된 시간 내에 신속하게 프로그램을 작성할 수 있어서 자주 사용하고 있다.

신호들을 수집하여 분석하기 위하여, 크게 아날로그 신호와 디지털신호로 나눌 수 있다. 또한 신호 정보에 따라 상태(state), 비율(Rate), 레벨(Level), 형태(Shape), 주파수(Frequency) 등과 같이 5가지로 분류할 수 있다.

- 직류(DC): ADC/DAC(저속), (**레벨**, Level)
- 시간영역(Time Domain): ADC/DAC(고속), (**형태**, Shape)
- 주파수 영역(Frequency Domain): ADC Analysis(고속), (**주파수**, Frequency)
- On/Off: TTL 신호를 사용(**상태**, State)
- 펄스 열(Pulse Train): Counter/Timer 사용, (**비율**, Rate)

11.1.2 신호 조절

DAQ 장치에서 항상 신호를 그대로 사용할 수 있는 것이 아니며, 이를 DAQ장치에서 사용할 수 있도록 신호를 변경하는 것을 말한다. 이러한 신호 조절(signal conditioning)은 대표적으로 5가지 방법을 이용한다.

① **증폭(amplification)**: 센서로부터 입력된 전기신호는 일반적으로 그 크기가 작아 신호의 전달시 노이즈에 영향을 받기 쉬우므로 증폭하여 전달하면 노이즈 레벨이 상대적으로 감소하게 된다.

② **Transducer excitation**: 특정 transducer들을 구동하기 위하여 외부에서 인가해 주는 전압이나 전류를 말한다.

③ **선형화(Linearization)**: 대부분의 transducer는 측정한 물리적 현상의 변화가 선형적이지 않으므로 선형화가 필요하게 된다. 이러한 과정을 **스케일링(Scaling)**이라고 한다.

④ **절연(Isolation)**: 불필요한 전원이나 신호 및 노이즈가 DAQ 장치로 유입될 경우 오동작 시키거나 파괴 할 수 있으므로 이를 차단하는 것을 말한다.

⑤ **필터링(Filtering)**: 신호의 불필요한 부분을 제거하는 것을 말한다. 필요에 따라 저대역 필터, 고대역 필터 등 다양한 필터를 선택 사용하여 제거한다.

11.1.3 데이터 수집에 등장하는 용어 정리

① **샘플링 주파수(Sampling Frequency)**: 신호의 기본성질을 보존하면서 부하를 줄일 수 있는 최적화된 Sampling 주파수를 결정하는 이론(샤논의 정리)이 있다.

- 나이키스트 샘플링 판별 기준(Nyquist Sampling Criterion)이라고 하며 "샘플링을 수행할 경우 얼라이어싱(aliasing, 신호의 왜곡)현상을 막는 샘플링 속도는 측정하고자 하는 신호원의 최고 주파수(fmax)보다 2배 이상이 되도록 해야 한다"는 내용이다. 그러나 일반적으로 안정성을 고려하여 2배 이상인 5~10배 정도로 크게 잡는다.

Aliasing : when $f_s < 2f_{max}$

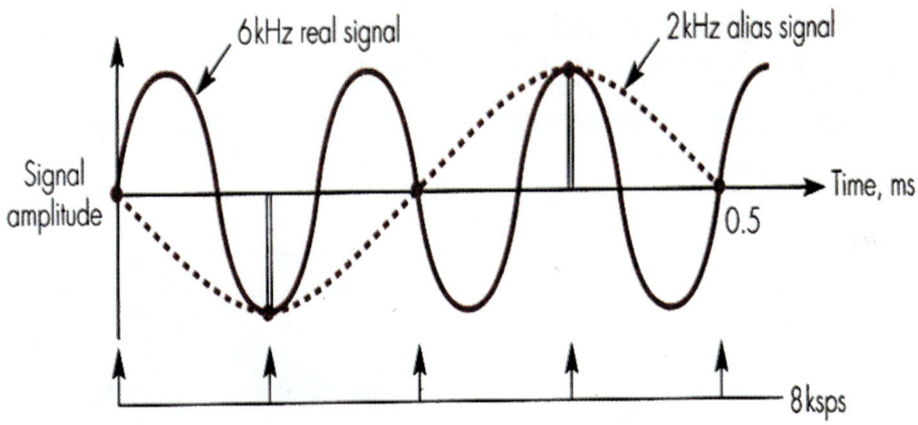

그림 11-2. Aliasing

분석하고자 하는 신호를 샘플링 주파수(fmax)로 샘플링하여 주파수분석을 하였을 때 샘플링 주파수의 절반(fmax, Nyquisy Frequency)이상에 해당하는 주파수성분이 나이키스트 주파수 성분으로 겹쳐 나타나게 되는 현상을 얼라이어싱(Aliasing)이라 한다.

이러한 현상을 피하기 위해서는 샘플링 주파수를 최대 분석 주파수의 2배 이상으로 하고 또한 샘플링하기 전에 저대역 필터를 사용하여 최대 분석 주파수 이상의 신호를 소거해야 한다.

② **입력 형태(Input Type): Analog input / Digital input**

입력 형태에는 일반적인 Conventional과 SS&H(Simultaneous Sample and Hold) 그리고 Delta Sigma 등이 있으며, Conventional은 SE(Signal-Ended)와 DI(Differential Input)로 나눠지는데, SE는 모든 채널의 접지를 공통으로 사용하는 데 비해 DI는 채널 마다 서로 다른 접지를 가지고

있다. 따라서 DI는 잡음에 강한 반면 SE는 상대적으로 약하다고 평가된다.

SE나 DI는 멀티플렉서(Multiplexor)와 S/H(Sample and Hold)를 통해 아날로그 데이터를 지정된 채널 순서에 따라서 수집하지만, SS&H는 멀티플렉서(Multiplexor)앞에 채널마다 S/H 회로가 준비되어 있어서 모든 채널을 동시에 입력 받을 수 있다.

③ **입력 범위**(Input Range): 입력 범위는 입력 받는 신호의 범위를 말한다. 입력 범위는 데이터의 단방향성, 양방향성에 따라 유니폴라와 바이폴라로 나눠지고, 데이터 변환 제품의 경우 **PGH (Programmable Grain High)**, **PGL(Programmable Grain Low)**로도 나눌 수 있다. 아날로그-디지털 변환기(A/D Converter)는 기본적으로 0~10V나 ±10V를 Full Scale Range로 지정하고 있으나 입력 센서 들에는 이보다 작은 신호를 출력하는 경우가 많다. 특히 0~0.1V의 신호를 출력하는

Low-Cost E Series Multifunction DAQ – 12 or 16-Bit, 200 kS/s, 16 Analog Inputs

NI E Series – Low-Cost

- 16 analog inputs at up to 200 kS/s, 12 or 16-bit resolution
- Up to 2 analog outputs at 10 kS/s, 12 or 16-bit resolution
- 8 digital I/O lines (TTL/CMOS); two 24-bit counter/timers
- Digital triggering
- 4 analog input signal ranges
- NI-DAQ driver that simplifies configuration and measurements

Families

- NI 6036E
- NI 6034E
- NI 6025E
- NI 6024E
- NI 6023E

Operating Systems

- Windows 2000/NT/XP
- Real-time performance with LabVIEW
- Others such as Linux® and Mac OS X

Recommended Software

- LabVIEW
- LabWindows/CVI
- Measurement Studio
- VI Logger

Other Compatible Software

- Visual Basic, C/C++, and C#

Driver Software (included)

- NI-DAQ 7

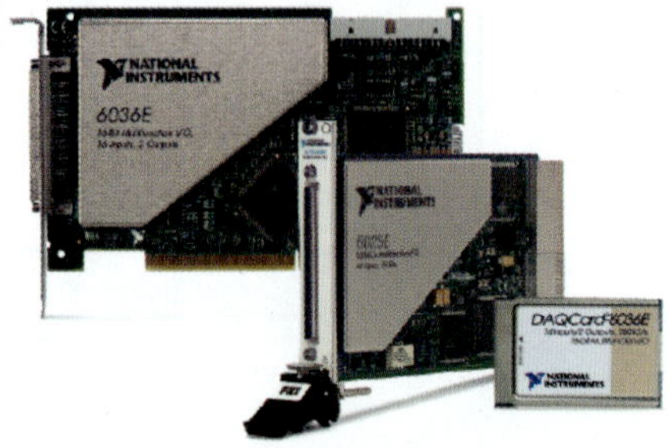

Family	Bus	Analog Inputs	Input Resolution	Max Sampling Rate	Input Range	Analog Outputs	Output Resolution	Output Rate	Output Range	Digital I/O	Counter/Timers	Triggers
NI 6036E	PCI, PCMCIA	16 SE/8 DI	16 bits	200 kS/s	±0.05 to ±10 V	2	16 bits	10 kS/s[1]	±10 V	8	2, 24-bit	Digital
NI 6034E	PCI	16 SE/8 DI	16 bits	200 kS/s	±0.05 to ±10 V	0	–	–	–	8	2, 24-bit	Digital
NI 6025E	PCI, PXI	16 SE/8 DI	12 bits	200 kS/s	±0.05 to ±10 V	2	12 bits	10 kS/s[1]	±10 V	8	2, 24-bit	Digital
NI 6024E	PCI, PCMCIA	16 SE/8 DI	12 bits	200 kS/s	±0.05 to ±10 V	2	12 bits	10 kS/s[1]	±10 V	8	2, 24-bit	Digital
NI 6023E	PCI	16 SE/8 DI	12 bits	200 kS/s	±0.05 to ±10 V	0	–	–	–	8	2, 24-bit	Digital

[1]10 kS/s typical when using the single DMA channel for analog output. 1 kS/s maximum when using the single DMA channel for either analog input or counter/timer operations. 1 kS/s maximum for PCMCIA DAQCard devices in all cases.

Table 1. Low-Cost E Series Model Guide

④ **데이터 수집 속도**(Sampling Rate): 데이터 수집 시스템(DAQ System)에서 입력 장비로부터 데이터를 초당 몇 개씩 받을 것인가는 상당히 중요하다. 보통 속도는 수집 시간(Acquisition Time), 변환 시간(Translation Time), 전송시간(Transfer Time)으로 분류하지만 일반적으로 처리 시간(Throughout)으로 결정한다. 처리 시간은 초당 몇 개의 데이터를 센서로부터 수집하여 메모리에 저장하는가를 나타내며, 단위는 Hz나 초당 샘플 수 S/sec 나타낸다.

⑤ **해상도/분해능(Resolution)**: 신호를 몇 등분으로 구분할 수 있는지를 나타내는 척도로서 해상도가 높을수록 더욱 정밀하게 실제 신호를 디지털화 할 수 있다.

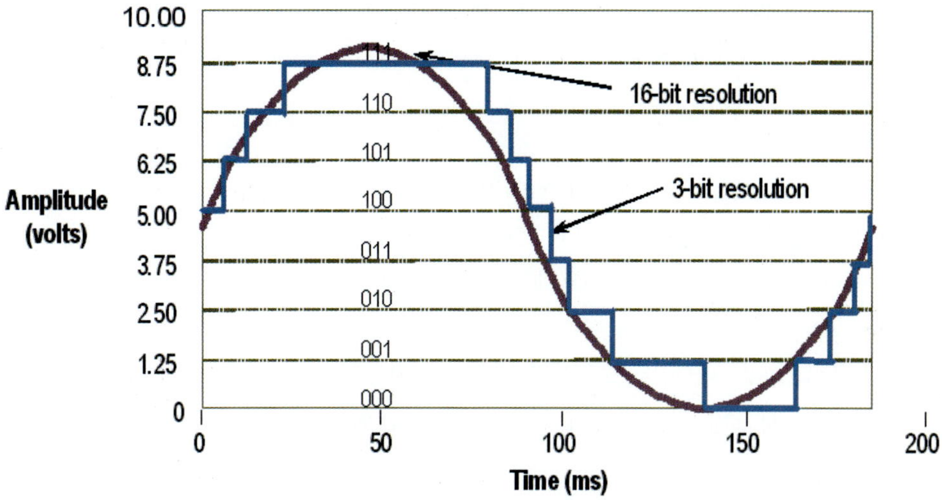

그림 11-3. 해상도(Resolution)

⑥ **DMA(Direct Memory Access)**: DMA(Direct Memory Access)는 좀더 발전된 시스템에서 사용하는 데이터 취득 방식이다.

일반적으로 DAQ 시스템에서는 데이터 변환을 명령하고, 변환된 신호가 들어오면 원하는 포트(Port)의 값을 읽는 방식을 사용하는데 반해, DMA를 사용하면 매번 데이터를 가지러 가는 불편함 없이 변환하여 바로 메모리에 쓰고 메모리 버퍼가 차면 가져와서 후 처리를 하는 방식이다.

이 DMA방식을 사용하면, PC에서는 DAQ에 대해 신경 쓰지 않고 작업을 할 수 있어 고속의 데이터처리에 적합하다. 그러나 이 방식은 데이터 취득 도중 그 값에 따라 어떤 행동을 해야 하는 방식의 처리방식에는 적합하지 않다. 즉 A/D로 입력을 받아 변환하여 그 결과에 따라 D/A 변환을 통해 어떤 Actuator를 작동시키는 작업이라면 이 방식은 곤란하다. 그러나 소음/진동과 같이 고속의 데이터를 짧은 시간에 획득하는 방식이라면 유용하다.

⑦ **절연(Isolate)**

DAQ분야에서 고려해야 할 사항 중 중요한 것 중 하나는 신호선을 거쳐 유입되는 높은 전압에 대한 고려가 필요하다. 높은 전압에 대한 보호는 일반적인 DAQ 보드는 35V정도이므로 일반적인 DAQ 보드에서는 35V 정도로 낮으므로, 이보다 높은 전압에 대해 안전하게 시스템을 보호하려면, Isolate된 신호처리 모듈(Signal Conditioning Module)을 구입해서 사용하는 것이 좋다.

⑧ **트리거(Trigger)**: 트리거라고 하는 것은 일반적인 A/D 보드에서는 데이터를 받도록 명령하는 신호라고 생각하면 된다.

- **Software Trigger**: 소프트웨어적으로 데이터를 받으라고 명령을 주는 것을 말한다. 예를 들면 프로그램에서 시작 버튼을 누르면 그때 A/D를 하게 되는데 이런 방식을 Software Trigger방식이라고 한다.

- **Timer Trigger**: A/D보드 내부에는 어떤 주기의 펄스를 생성하는 크리스탈이 있다. 이 크리스탈에서 발생하는 일정한 주기의 신호를 나누어서 원하는 주기의 다른 신호를 만들어 낼 수 있다. 이러한 일정한 주기의 신호에 맞추어 데이터를 받는 것을 Timer Trigger라고 한다.

- **External Trigger**: 타이머 트리거와 유사하지만 주기의 신호가 A/D보드 내부에서 발생되는 것이 아니라, 보드의 외부에서 원하는 주기의 신호를 발생시킨다는 것이 다르다.

이 신호를 A/D 보드의 External Trigger 단자에 입력한 후, 보드를 External Trigger에 맞추어 작동하도록 세팅하여 데이터를 받는 방식이다. Timer 트리거는 데이터를 받는 중에 마음대로 주기를 바꿀 수 없다. 그러나 External Trigger방식은 외부에서 신호가 주어지므로 얼마든지 사용자가 바꿀 수 있다.

⑨ **노이즈(Noise)**

신호를 측정하다 보면 대부분 원하지 않은 노이즈 때문에 문제가 발생하게 된다. 일반적으로 신호를 전압방식으로 받으면 노이즈에 영향이 적겠지만, 전류형태로 받을 경우는 반드시 노이즈의 영향을 받게 된다. 대부분의 노이즈는 적합한 접지나 신호선의 차폐(Shield)로 해결이 가능하다. 그러나 만약 이와 같은 방식을 사용해도 노이즈를 제거 할 수 없다면 필터링(Filtering)을 수행하여야 한다.

시판되는 노이즈 필터를 전원부에 사용하여 전원의 노이즈를 제거하고, 특별하게 제작된 고대역 통과 필터나 저대역 통과를 사용하여 원치않는 주파수를 제거하는 하드웨어적인 방법이 있고, 소프트웨어에 평균값을 취하거나, 분포를 이용한 처리, 또는 축정하여 평균을 내는 방식 등을 이용한 소프트웨어적인 알고리즘을 이용한 필터링을 이용해야 한다.
그러나 소프트웨어적인 필터링은 프로그램에 많은 무리가 따라 처리속도가 저하 되므로 외부에서 근본적으로 노이즈를 제거하는 노력이 필요하다.

⑩ **RTSI(Real-Time Integration bus)**: NI의 timing 버스로서 DAQ, Motion, Vision 등과 같은 장치를 연결하며 이들 장치와 동기화 할 때 사용한다.

⑪ **TTL(Trangister-Trangister logic)**: High/Low level의 두 가지 이산 레벨을 가지고 있는 이 신호는 다음과 같이 구분 할 수 있다.

· Logic High(로직 하이): 2V ~ 5V의 범위
· Indeterminate(지정되지 않음): 0.8V ~ 2V의 범위
· Logic Low(로직 로우): 0V ~ 0.8V의 범위

⑫ **주기 점유율(Duty Cycle)**: Pulse의 특징으로써 아래의 방정식을 사용하여 High Time과 Low Time이 같지 않는 Pulse의 Duty Cycle(주기점유율)을 계산한다.

Duty Cycle(주기 점유율) = High Time/Pulse Period

주기점유율은 0과 1사이이며 보통 %로 표시된다.

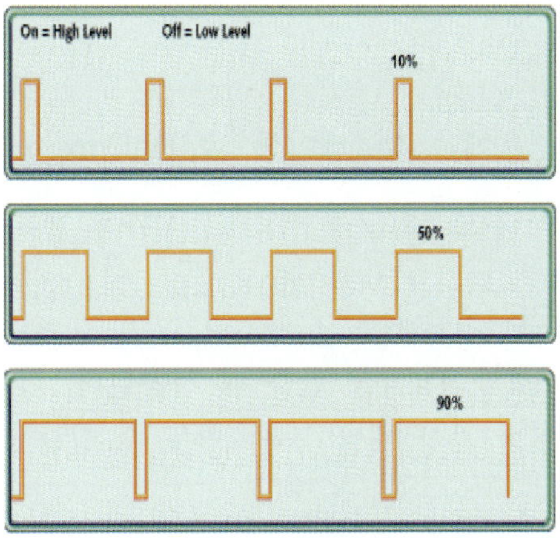

그림 11-4. Duty Cycle

11.2 Measurement and Automation Explorer

Measurement and Automation Explorer를 약자로 MAX라고 부른다. DAQ 하드웨어 드라이브를 설치하면 NI-DAQmx 드라이브와 함께 MAX가 설치된다. MAX를 이용하여 DAQ 하드웨어를 설정하고, 태스크(Task)와 채널(Channel)등을 만들 수 있다.

11.2.1 디바이스와 인터페이스

디바이스와 인터페이스는 지원하는 모든 하드웨어의 상태 확인, 설정, 리셋, 그리고 테스트 패널 등을 할 수 있게 한다.

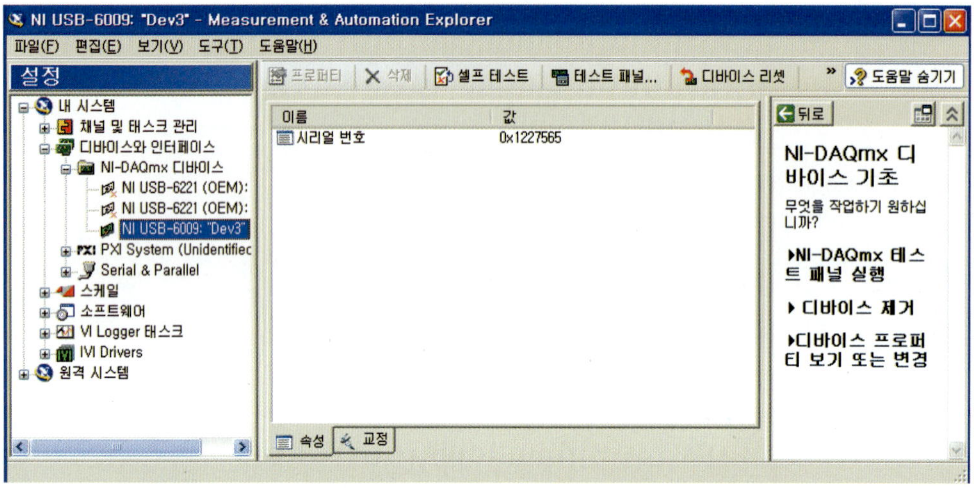

그림 11-5. Measurement and Automation Explorer(NI USB-6009)

NI USB-6009: "Dev3"을 선택하면 하드웨어 정보를 오른쪽 창에서 확인할 수 있다. 그리고 상단 메뉴에서 셀프 테스트와 테스트 패널과 같은 옵션을 선택할 수 있다. 여기에서 Dev3는 하드웨어의 이름이다.

실제 DAQ 하드웨어가 없을 경우에는 시뮬레이션으로 DAQmx 하드웨어를 만들어 LabVIEW에서 사용할 수 있다.

11.2.2 채널 및 태스크 관리

채널 및 태스크 관리는 Channel과 Task를 만들 때 사용한다. 단축메뉴에서 **새로 생성…**를 선택하면, NI-DAQmx 태스크와 글로벌 가상 채널 등을 만들 수 있는 대화상자가 나타난다.

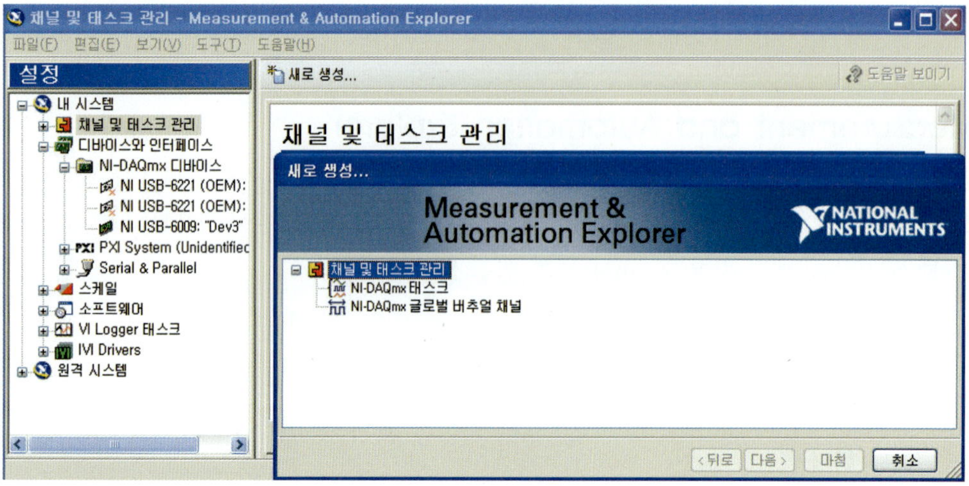

그림 11-6. 채널 및 태스크 관리

11.2.3 스케일

수집한 데이터에서 간단한 연산을 통하여 설정한 스케일을 수정 및 변경할 수 있다. 특히 스케일은 Transducer들이 대부분 선형이 아니기 때문에 이를 보정 및 물리적 스케일을 부여하기 위하여 이용된다.

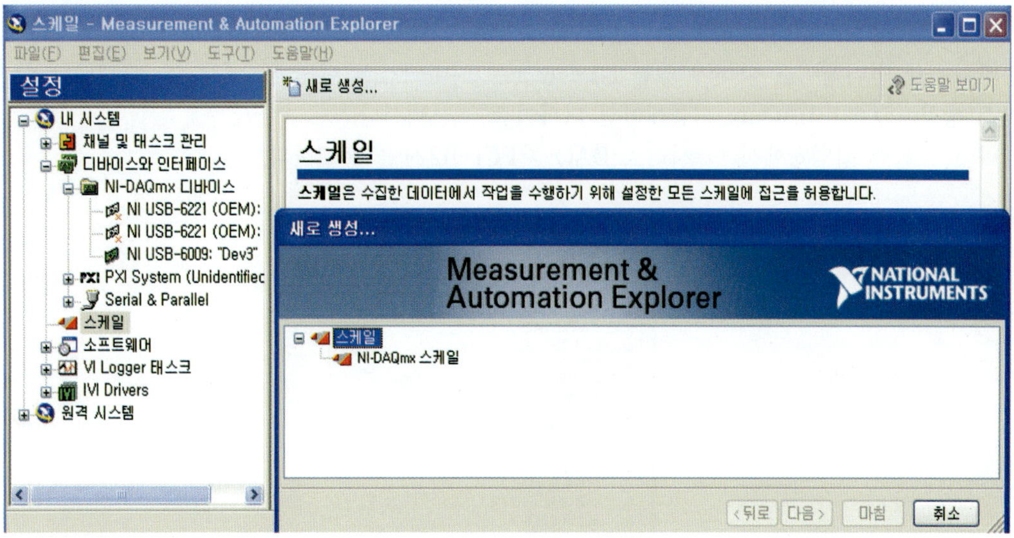

그림 11-7. 스케일

예제

예제 11-1 시뮬레이션 디바이스 만들기

NI-DAQmx 시뮬레이션 디바이스 기능을 이용하여 PCI-6221을 시뮬레이션으로 만들어 사용해본다.

① 디바이스와 인터페이스 아래에 있는 NI-DAQmx 디바이스의 단축메뉴에서 **새 NI-DAQmx 디바이스 생성… > NI-DAQmx 시뮬레이션 디바이스**를 선택한다.
② 디바이스 선택 팝업창에서 M 시리즈 DAQ > PCI-6221을 선택한다.

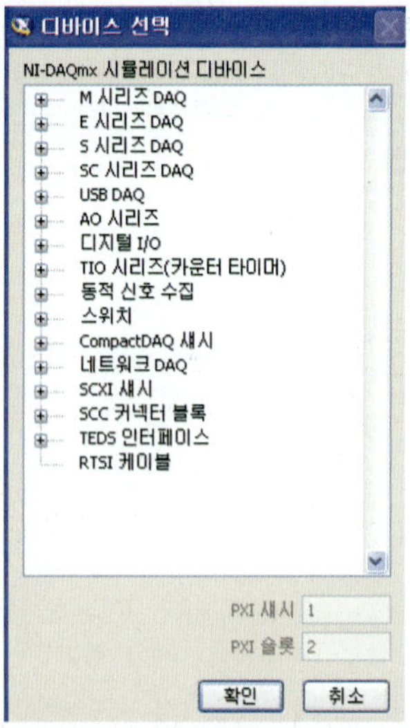

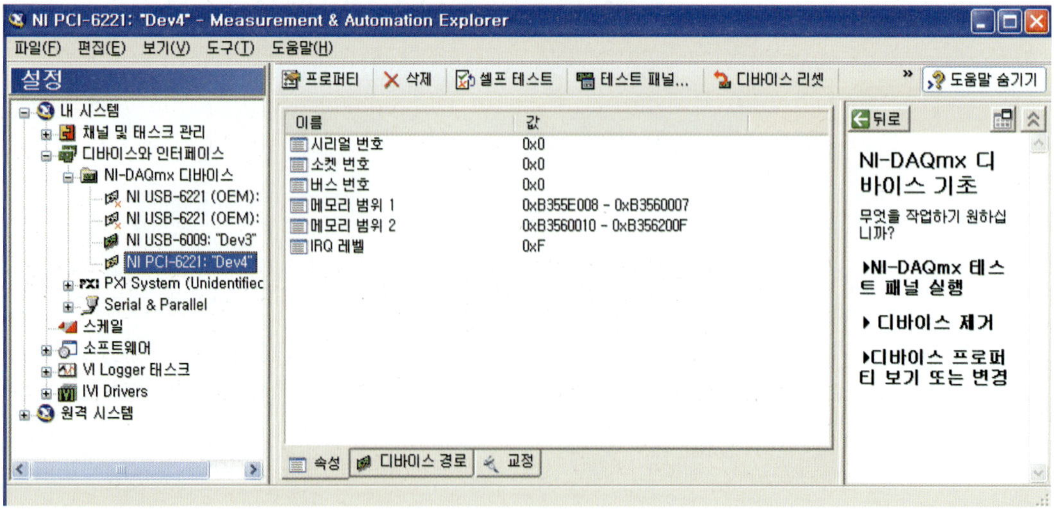

NI-DAQmx 디바이스 아래에 노란색 아이콘으로 PCI-6221: “Dev4”가 생성되었음을 확인할 수 있다. PCI-6221에 대한 자세한 정보는 www.ni.com에서 확인할 수 있다.

③ **채널 및 태스크 관리**의 단축메뉴에서 **새로 생성…**를 선택하여 **[새로 생성…]**팝업창을 띄운다.

④ NI-DAQmx **태스크를 선택**하고, 다음 버튼을 클릭한다.

⑤ NI-DAQmx **태스크 새로 생성** 창에서 신호수집 > 아날로그 입력 > 전압을 선택한다.

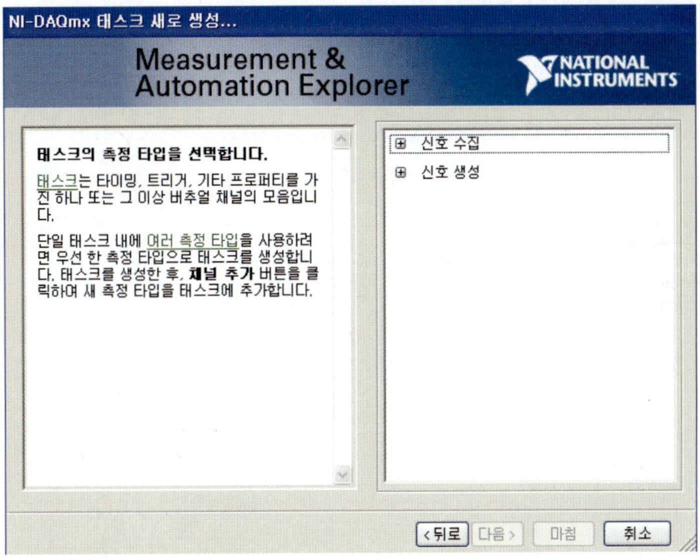

⑥ 지원되는 물리적인 채널에서 Dev4(PCI-6221) > ai0을 선택하고 다음 버튼을 클릭한다. 아날로그 입력 0번 채널을 의미한다. 여러 채널을 선택하고자 할 경우에는 <Shift> 키나 <Ctrl>키를 누른 상태에서 선택한다.

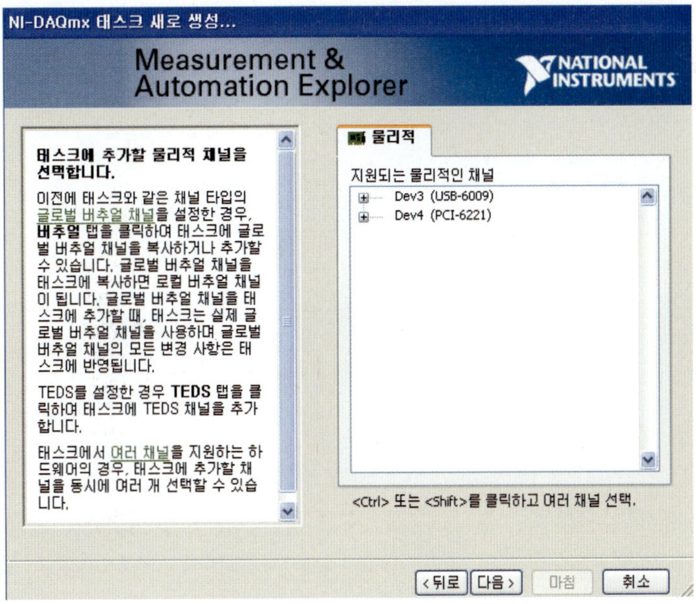

예제

예제

⑦ 기본 값인 “**내 전압 태스크**”로 두고 마침 버튼을 클릭한다.

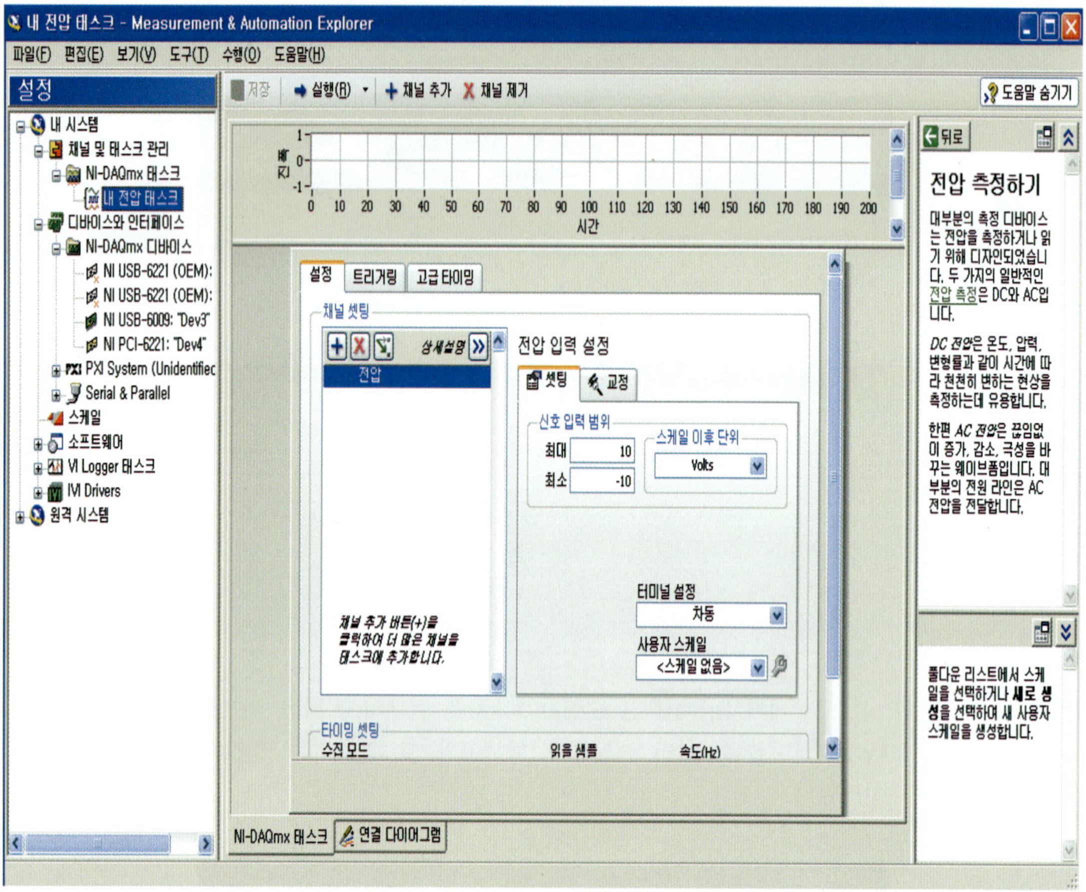

11.3 NI USB-6009 설치

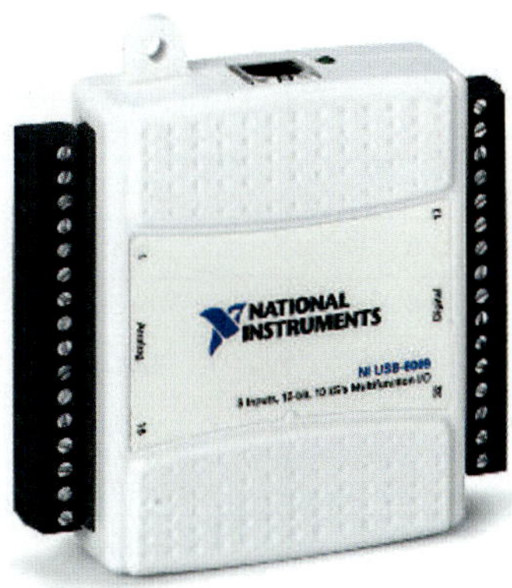

그림 11-8. NI USB-6009

NI USB-6009를 구입하면 CD 1장(NI-DAQmx Base software), USB 케이블, Signal Label등이 있다.

① MAX(Measurement and Automation Explorer)를 실행하고 NI-DAQmx 디바이스를 선택한다.
② NI USB-6009를 선택하고 오른쪽 마우스를 클릭한다.
③ **셀프 테스트**(Self test)를 선택하여 장치의 이상유무를 확인한다.

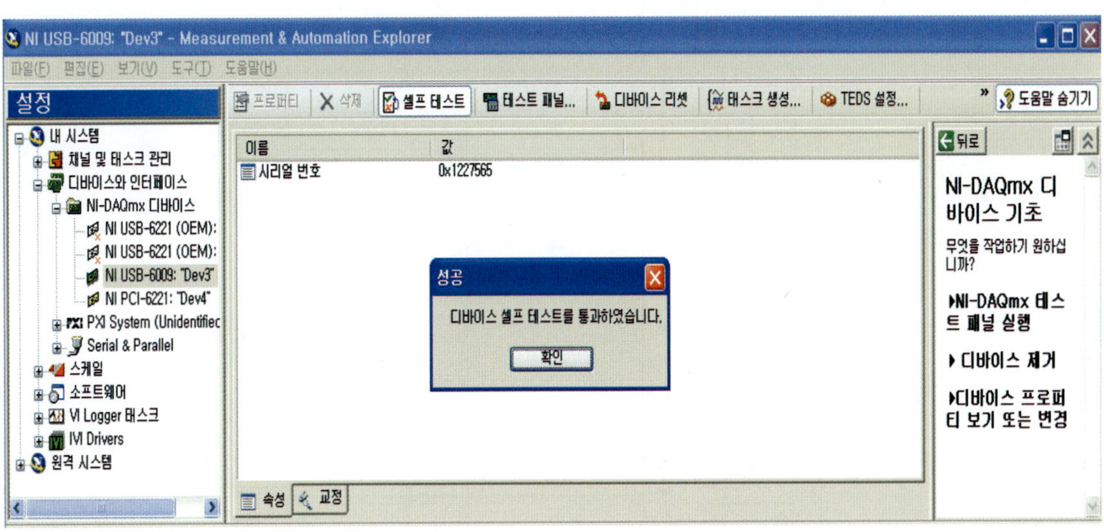

그림 11-9. 디바이스 셀프 테스트

표 11-1. NI USB-6009의 아날로그 터미널 할당

모듈	터미널	신호, 단일-종단형 모드	신호, 차동 모드
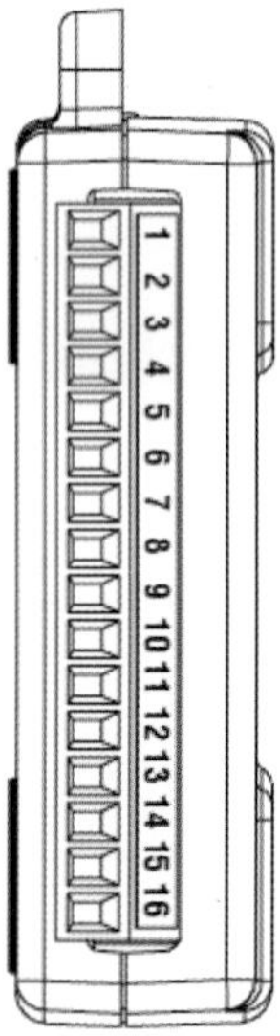	1	GND	GND
	2	AI 0	AI 0+
	3	AI 4	AI 0–
	4	GND	GND
	5	AI 1	AI 1+
	6	AI 5	AI 1–
	7	GND	GND
	8	AI 2	AI 2+
	9	AI 6	AI 2–
	10	GND	GND
	11	AI 3	AI 3+
	12	AI 7	AI 3–
	13	GND	GND
	14	AO 0	AO 0
	15	AO 1	AO 1
	16	GND	GND

표 11-2. NI USB-6009의 디지털 터미널 할당

모듈	터미널	신호
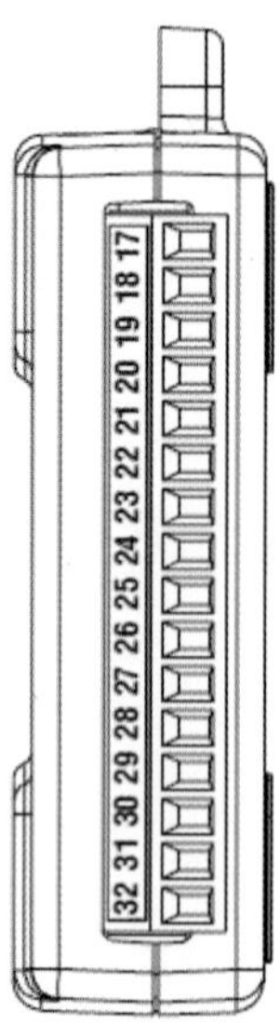	17	P0.0
	18	P0.1
	19	P0.2
	20	P0.3
	21	P0.4
	22	P0.5
	23	P0 6
	24	P0.7
	25	P1.0
	26	P1.1
	27	P1.2
	28	P1.3
	29	PFI 0
	30	+2.5 V
	31	+5 V
	32	GND

11.3.1 Analog Input 확인하기

① 아날로그 2번핀(AI0) - 디지털 30번핀(+2.5V)를 연결하고 아날로그 3번핀(AI4) - 디지털 32번핀(Ground)를 연결한다.

② **테스트 패널에서 아날로그 입력**을 선택하고 아래와 같이 설정한다.

- 채널이름: Dev3/ai0, 신호입력범위: −10~10V
- 터미널 설정: 차동
- 수집모드: 연속샘플
- 읽을 샘플: 1k(1000),속도(Rate, Hz) = 1k(1000)

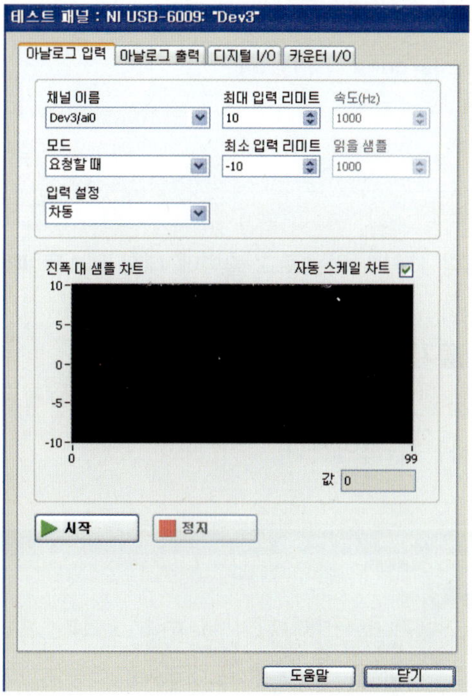

그림 11-10. 아날로그 입력에 대한 테스트 패널

③ 시작을 눌러서 입력 값이 제대로 동작하는지 확인한다.

11.3.2 Analog Output 확인하기

① 아날로그 14번핀(AO0) - 2번핀(AI0)를 연결하고 아날로그 16번핀(Ground) - 디지털 32번핀(Ground)를 연결한다.

② 아날로그 출력을 작성하고 실행하여 이전에 테스트 했던 아날로그 입력과 비교해 본다.

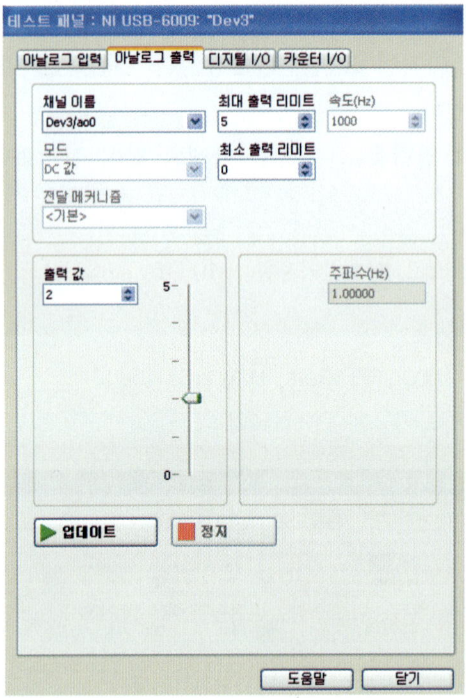

그림 11-11. 아날로그 출력에 대한 테스트 패널

11.3.3 DAQmx Task 만들기

① MAX(Measurement & Automation Explorer)를 실행하고 NI-DAQmx 디바이스에 NI-6008/9 장치가 존재하는지 확인한다.

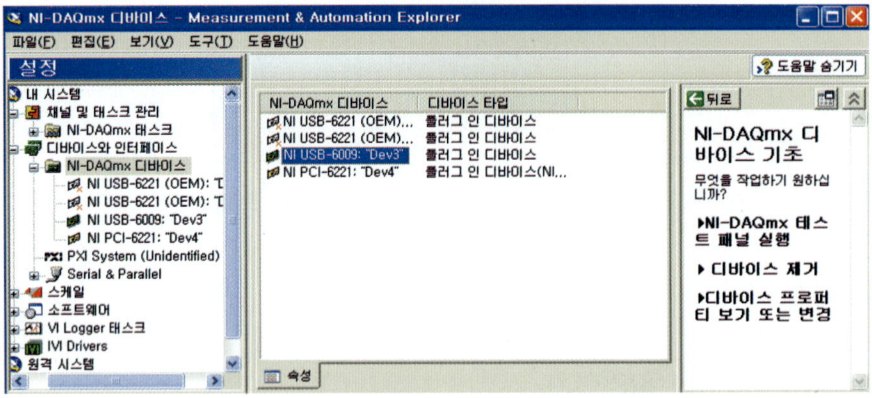

그림 11-12. Measurement & Automation Explorer

② **채널 및 디바이스에서 새로 생성**(Create New)**를 한 후** 그림 10-13과 같이 NI-DAQmx 테스크(Task)를 선택하고 다음(Next) 버튼을 클릭한다.

③ **신호수집**을 클릭하면 하위 옵션들이 나타난다.

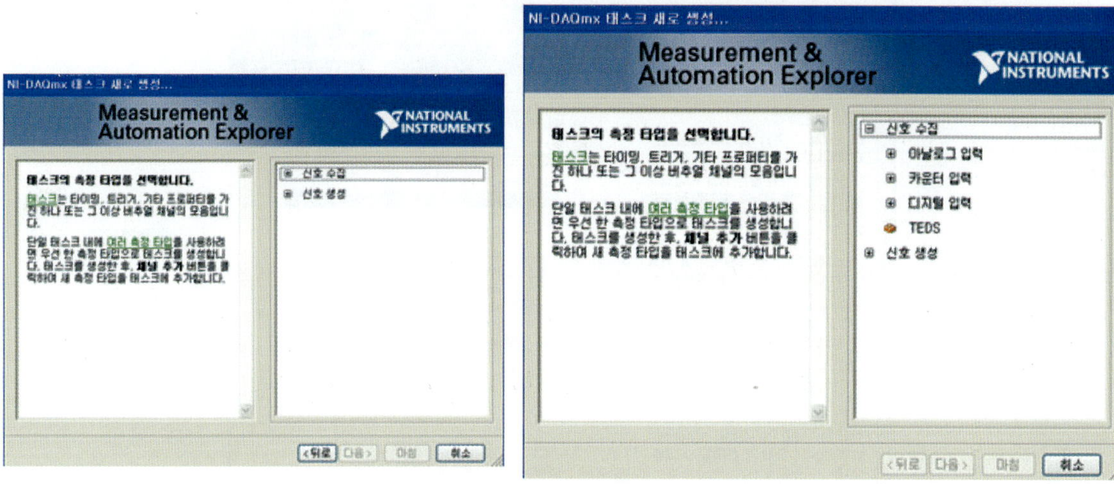

그림 11-13. 신호 수집

신호수집을 선택하면 가장 기본적인 것이 그림 11-14처럼 아날로그 입력, 카운터 입력, 디지털 입력, TEDS 등이 있다. 여기서 전압을 선택한다.

※ TEDS(Transducer Electronic Data Sheet): NI-DAQmx 디바스에 호환 가능한 센서에 관한 정보를 추가하고 제거할 수 있다.

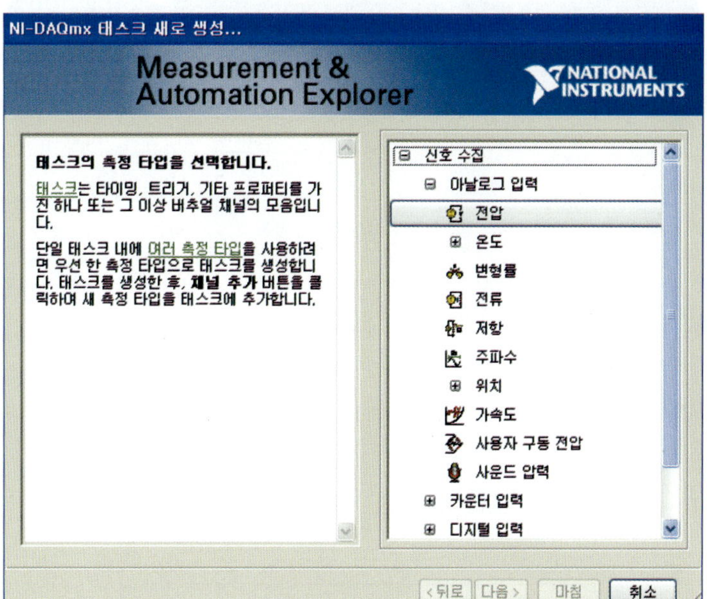

그림 11-14. 전압 모드

④ 물리적인 채널(Physical channel)을 선택한다. Dev3(USB-6009)의 ai0을 선택하고, 다음(Next) 버튼을 클릭한다.

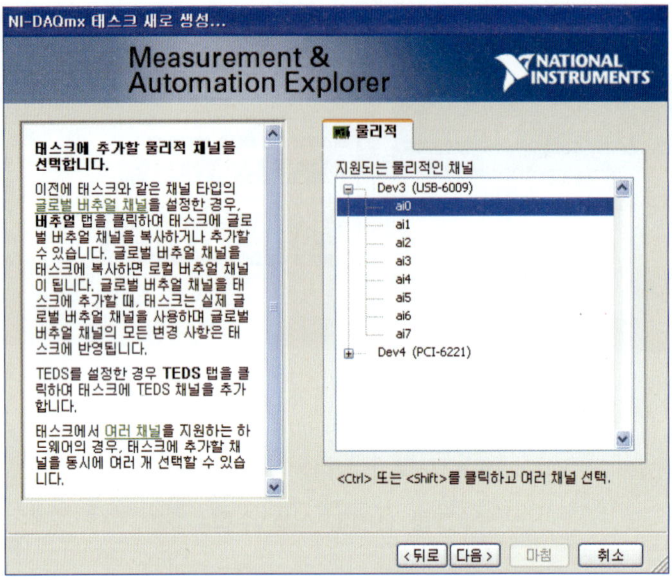

그림 11-15. 아날로그 입력 채널 선택

⑤ **이름 입력에 원하는 문구를 입력**(ex: HJHJ Task)하고 **마침(Finish) 버튼**을 클릭한다.

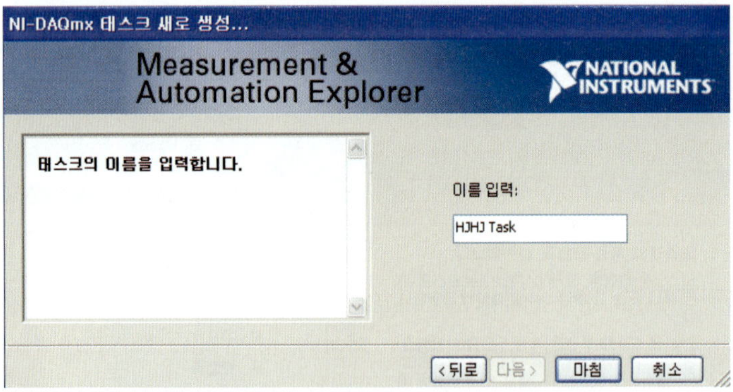

그림 11-16. 새로운 태스크 생성

채널 및 태스크 관리에서 NI-DAQmx Task 아래에 "HJHJ Task"가 생성된다.

⑥ "HJHJ Task"의 여러 설정 값들을 아래에 맞추어 설정한다.

- 신호입력범위(Input Range): −10~10V
- 터미널 설정(Terminal Configuration): RSE(Reference Single Ended)
- 수집모드(Acquisition Mode): 연속샘플(Continuous)
- 읽을 샘플(Samples To Read): 1k(1000), 속도(Rate, Hz) = 1k(1000)

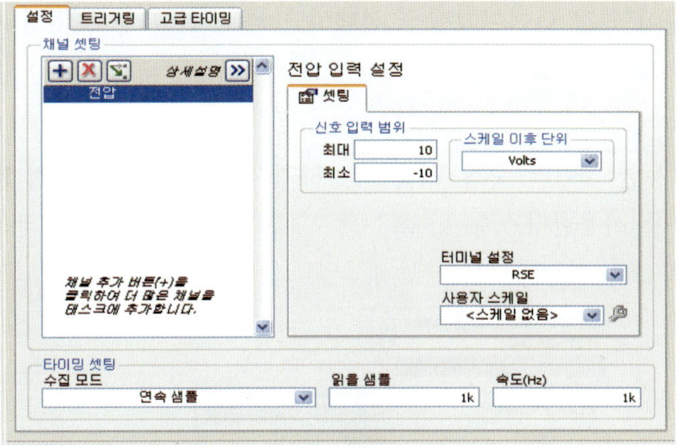

그림 11-17. HJHJ Task

⑦ **저장**(Save Task)를 클릭하여 바뀐 Task 정보를 다시 저장한다.

⑧ **실행**(Run) **버튼**을 클릭하여 "HJHJ Task"를 테스트해볼 수 있다.

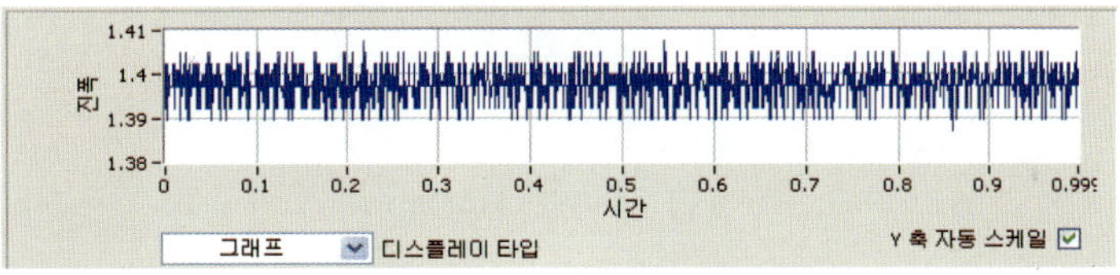

그림 11-18. 실행 태스크

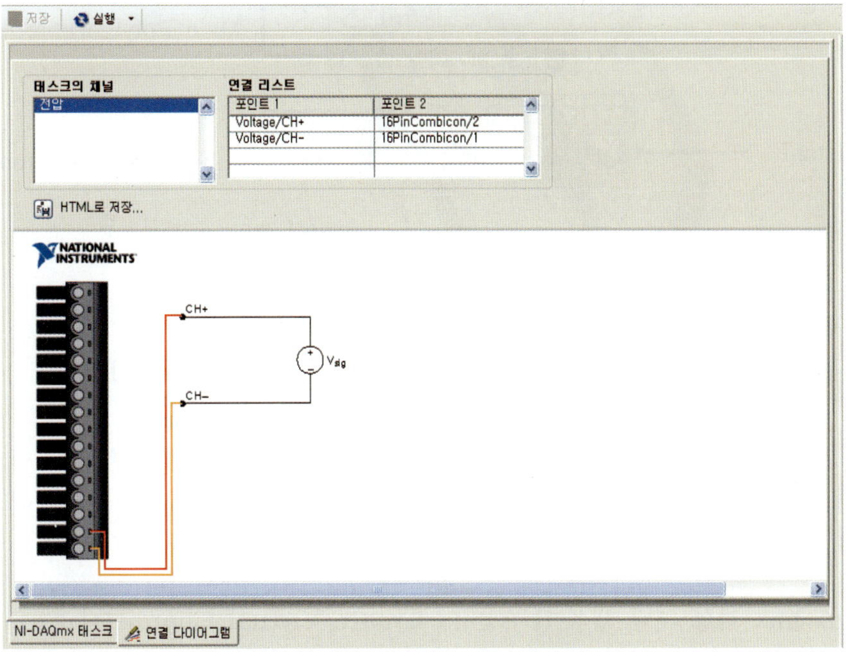

그림 11-19. 디바이스 연결 다이어그램

⑨ 그림 11-19와 같이 연결 다이어그램을 선택하면 바로 연결 정보를 알 수 있다.

11.4 DAQmx

DAQ 하드웨어를 이용한 데이터 수집 VI를 작성하기 위하여 **함수 〉 측정** I/O 〉 DAQmx - **데이터 수집 팔레트**의 함수를 사용한다.

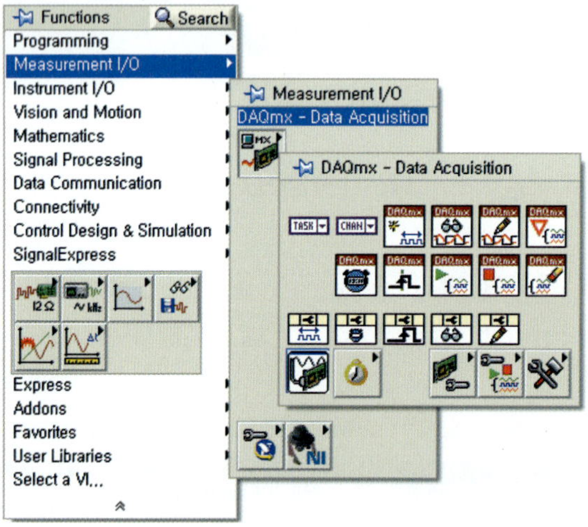

그림 11-20. DAQmx

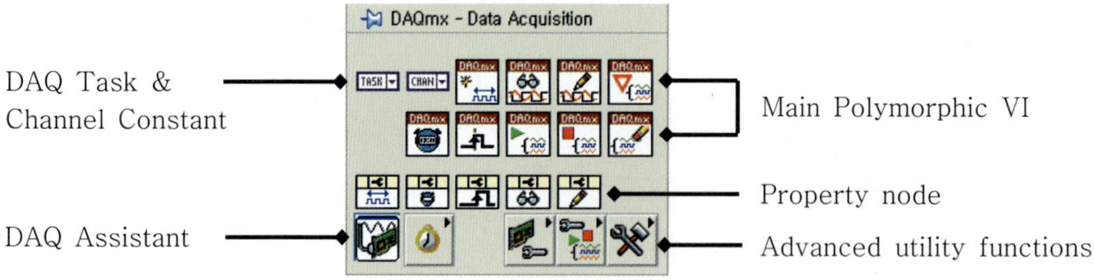

그림 11-21. DAQmx - 데이터 획득

· 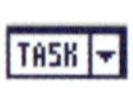[DAQmx 태스크 이름 (DAQmx Task Name)]

✓ DAQ Assistant를 이용하여 생성하거나 저장된 모든 task들을 보여준다.

· 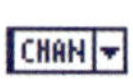 [DAQmx 글로벌 채널 (DAQmx Global Channel)]

✓ DAQ Assistant를 이용하여 생성하거나 저장된 모든 NI-DAQmx Global Channel들을 보여준다.

· 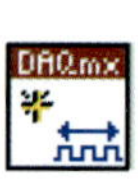 [DAQmx 가상 채널 생성 (DAQmx Create Virtual Channel)]

✓ 한 개의 Virtual Channel 이나 Virtual Channel Set을 생성하고 이를 Task에 추가한다.

· 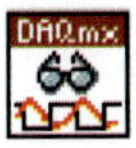 [DAQmx 읽기 (DAQmx Read)]

✓ 지정한 Task나 Virtual Channel에서 Sample을 읽는다.

· 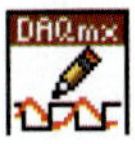 [DAQmx 쓰기 (DAQmx Write)]

✓ 지정한 Task나 Virtual Channel에 Sample을 쓴다.

· 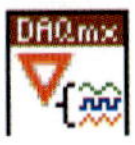 [DAQmx **완료될 때까지 기다림** (DAQmx Wait Until Done)]

✓ 측정이나 생성이 완료될 때까지 기다린다. 특히 지정한 작업이 완료되었는지 확인할 때 사용한다.

· 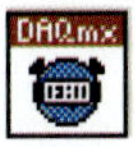 [DAQmx **타이밍** (DAQmx Timing)]

✓ 수집하고 생성하는 Sample의 개수를 설정하고 버퍼가 필요할 때 이를 생성한다.

· 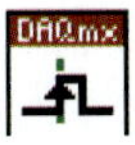 [DAQmx **트리거** (DAQmx Trigger)]

✓ Task가 시작 후 바로 Sample 수집이나 생성을 시작하는 Task를 설정한다.

· 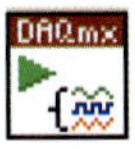 [DAQmx **태스크 시작** (DAQmx Start Task)]

✓ Task를 실행상태로 변환하여 측정 혹은 생성을 시작한다.

· 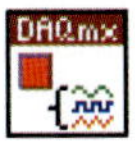 [DAQmx **태스크 정지** (DAQmx Stop Task)]

✓ Task를 정지시킨 후 DAQmx Stop Task가 실행되기 전이나 DAQmx Write가 자동 시작 입력이 참으로 실행되기전의 태스크 상태로 복귀시킨다.

· 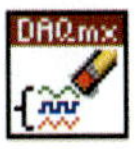 [DAQmx **태스크 지우기** (DAQmx Clear Task)]

✓ Task를 삭제한다.

· 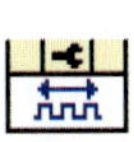 [DAQmx Channel Property node]

✓ 선택된 DAQmx Channel Class가 있는 Property node DAQmx 채널 프로퍼티 노드

· 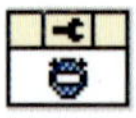 [DAQmx Timing Property node]

✓ 선택된 DAQmx Timing Class가 있는 Property node DAQmx 타이밍 프로퍼티 노드

· 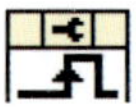 [DAQmx Trigger Property node]

✓ 선택된 DAQmx Trigger Class가 있는 Property node DAQmx 트리거 프로퍼티 노드

· 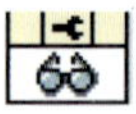 [DAQmx Read Property node]

✓ 선택된 DAQmx Read Class가 있는 Property node DAQmx 읽기 프로퍼티 노드

· 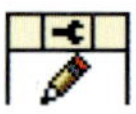 [DAQmx Write Property node]

✓ 선택된 DAQmx Write Class가 있는 Property node DAQmx 쓰기 프로퍼티 노드

· 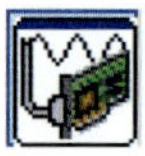 [DAQ 어시스턴트(DAQ Assistant)]

✓ NI-DAQmx를 사용하여 Task를 생성, 편집, 실행한다.

· 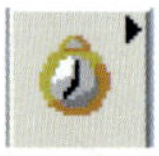 [DAQmx 리얼 타임(DAQmx Real-Time)]

✓ Real-Time 작업을 설정하고 수정한다.

· 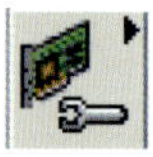 [DAQmx 디바이스 설정(DAQmx Device Configuration)]

✓ Real-Time 작업을 설정하고 수정한다.

· 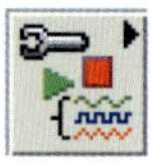 [DAQmx 고급 테스크 옵션(Advanced Task Options)]

✓ Real-Time 작업을 설정하고 수정한다.

· 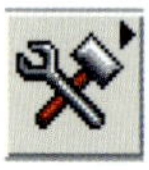 [DAQmx 고급(DAQmx Advanced)]

✓ NI-DAQmx의 고급 및 기타 기능에 접근할 수 있도록 한다.

예제 11-2 전압 측정

DAQ 어시스턴트를 이용하여 전압 두 채널을 측정하는 VI를 만들어보자

① **함수 > 측정 I/O >** DAQmx - 데이터 수집 팔레트에서 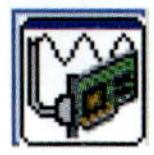 DAQ **어시스턴트**를 찾아서 블록 다이어그램에 위치시킨다.
② DAQ **어시스턴트 설정** 창에서 **아날로그 입력 > 전압**을 선택한다.
③ 물리적인 채널에서 ai0, ai1의 두 채널을 선택한다.
④ 타이밍 셋팅에서 수집모드로 **1샘플(요청할 때)**로 선택해준다.

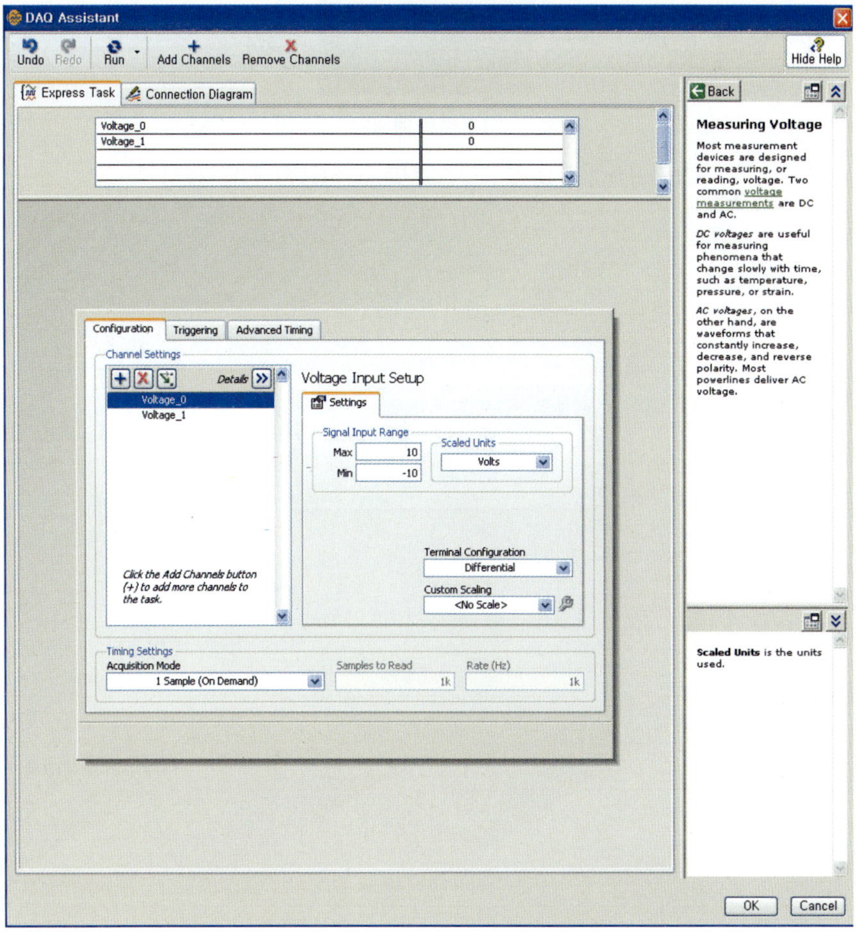

그림 11-22. DAQ 어시스턴트

⑤ 확인 버튼을 클릭하여 설정을 적용한다.

예제

⑥ **다이나믹 데이터로부터 변환**( )을 이용하여 다음과 같이 블록 다이어그램을 완성한다. **함수 > 익스프레스 > 신호 조작 팔레트**에서 찾을 수 있다.

⑦ 다이나믹 데이터로부터 변환의 출력에 DBL 1D 배열을 연결해준다.

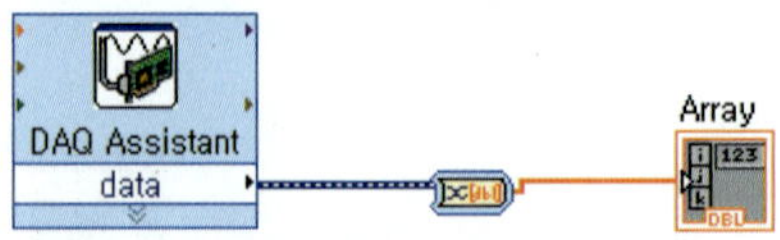

[블록 다이어그램]

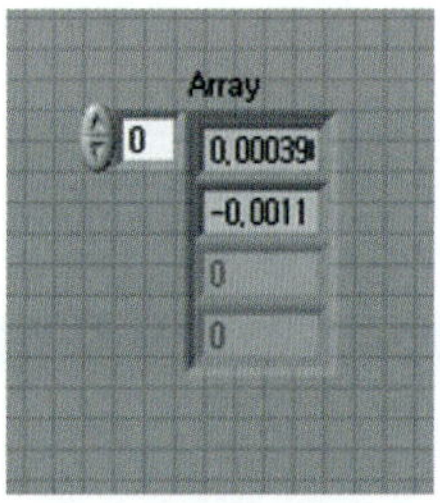

[프런트 패널]

그림 11-23. DAQ 어시스턴트를 이용한 전압 측정

예제 11-3 웨이브 폼 측정

DAQ 어시스턴트를 이용하여 웨이브 폼을 측정하는 VI를 만들어보자

① **함수 > 측정 I/O >** DAQmx - 데이터 수집 팔레트에서 DAQ **어시스턴트**를 찾아서 블록 다이어그램에 위치시킨다.
② DAQ 어시스턴트 설정 창에서 **아날로그 입력 > 전압**을 선택한다.
③ 지원되는 물리적 채널로 ai0을 선택한다. 실제 DAQ 하드웨어를 가지고 있는 경우에는 그 하드웨어를 선택한다.
④ 다음과 같이 DAQ 어시스턴트를 설정한다.

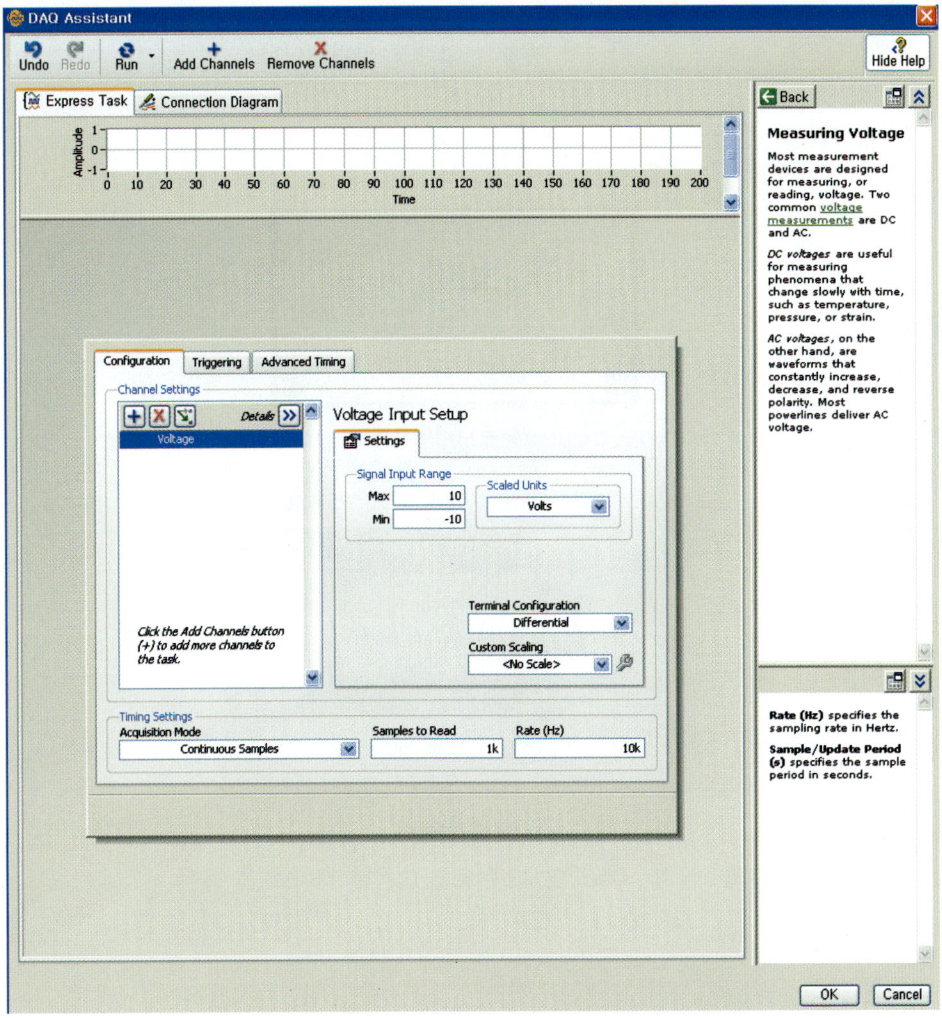

그림 11-24. 웨이브 폼 측정에서 DAQ 어시스턴트

예제

- 터미널 설정: 차동
- 수집 모드: 연속샘플
- 읽을 샘플: 1k
- 속도(Hz): 10k

⑤ 확인 버튼을 클릭하여 DAQ 어시스턴트 설정을 적용한다. 태스크 타이밍에서 수집 모드를 **연속샘플**로 선택했을 경우, 다음과 같이 While 루프를 자동으로 생성하겠느냐는 창이 뜬다. 예(Y)를 선택하면 While 루프와 정지 버튼이 자동으로 생성된다.

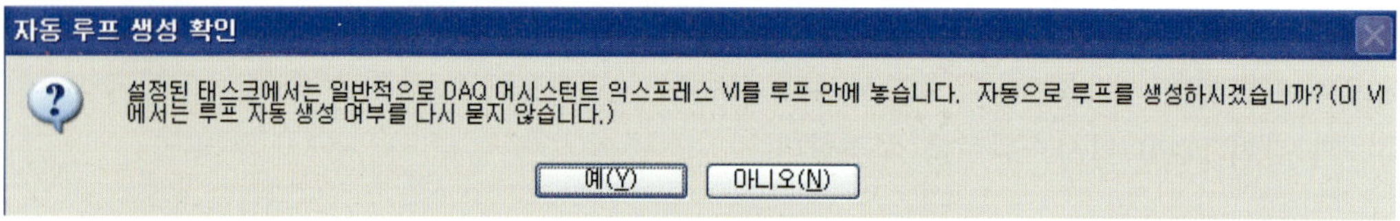

⑥ DAQ 어시스턴트의 데이터 출력단에서 **생성 > 그래프 인디케이터**를 선택해서 웨이브 폼 그래프를 생성한다.

⑦ 실행 시키면 다음과 같다.

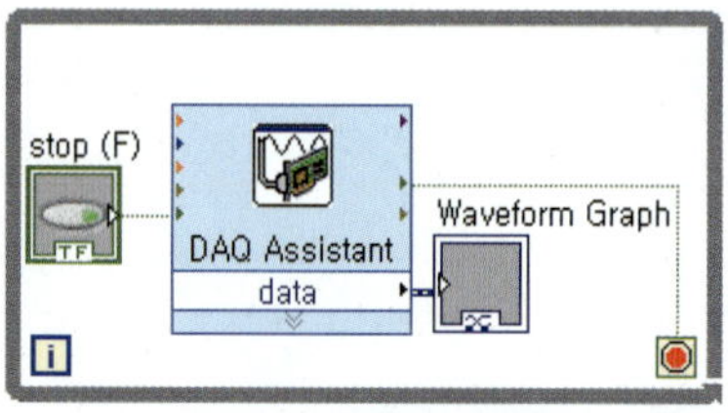

[블록 다이어그램]

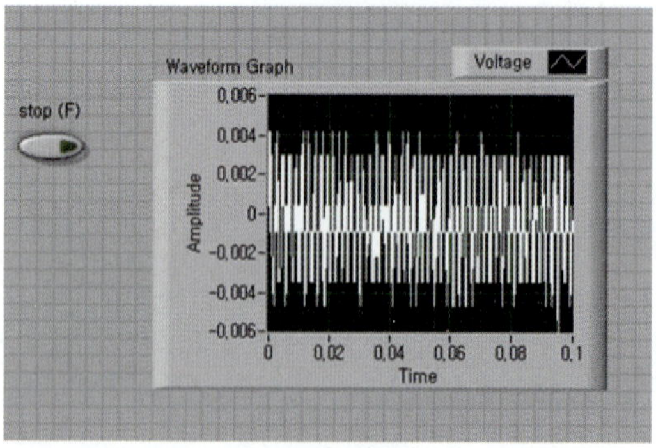

[프런트 패널]

그림 11-25. DAQ 어시스턴트를 이용한 웨이브 폼 측정

예제 11-4 웨이브 폼 출력

DAQ 어시스턴트와 신호 시뮬레이션을 이용하여 웨이브 폼을 출력하는 VI를 만들어보자

① **함수 〉 신호처리 〉 웨이브 폼 생성** 팔레트에서 **신호 시뮬레이트**( )를 찾아서 위치시킨다.

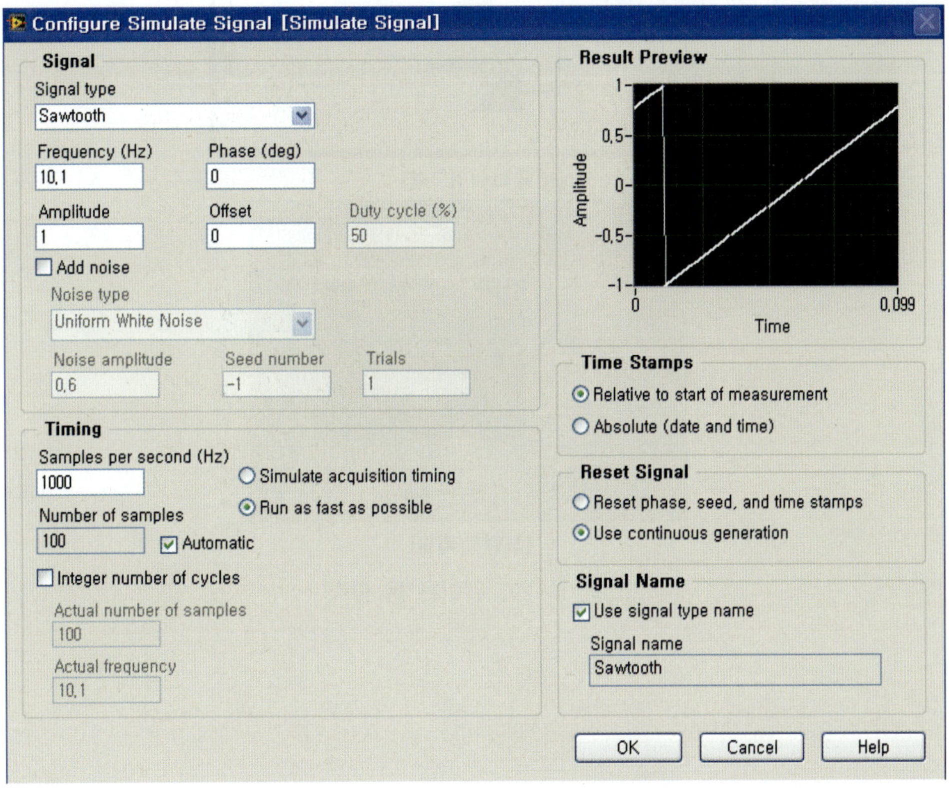

그림 11-26. 신호 시뮬레이트 설정

- 신호 타입: 사인파
- 주파수: 10.1Hz
- 진폭: 1
- 초당 샘플: 1000Hz
- 샘플 개수: 자동

② **함수 〉 측정 I/O 〉DAQmx - 데이터 수집 팔레트**에서 DAQ **어시스턴트**를 찾아서 블록 다이어그램에 위치시킨다.

예제

③ **신호 생성 > 아날로그 출력 > 전압**을 선택해준다. 지원되는 물리적 채널로 ao0을 선택해준다. (사용가능한 DAQ 하드웨어나 시뮬레이션 DAQ를 이용한다.)

④ 설정의 타이밍 **설정 > 생성모드에서 연속샘플**을 선택해준다.

⑤ 프런트 패널에 웨이브 폼 그래프를 두고, 다음과 같이 블록 다이어그램을 완성한다. 신호 시뮬레이터의 출력을 DAQ 어시스턴트의 데이터 입력과 웨이브 폼 그래프 터미널에 연결한다.

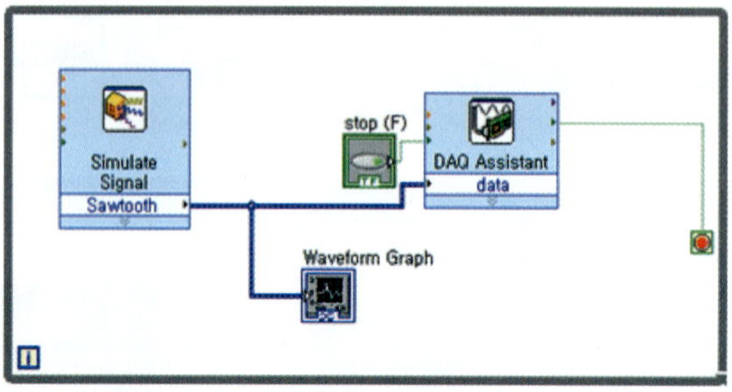

[블록 다이어그램]

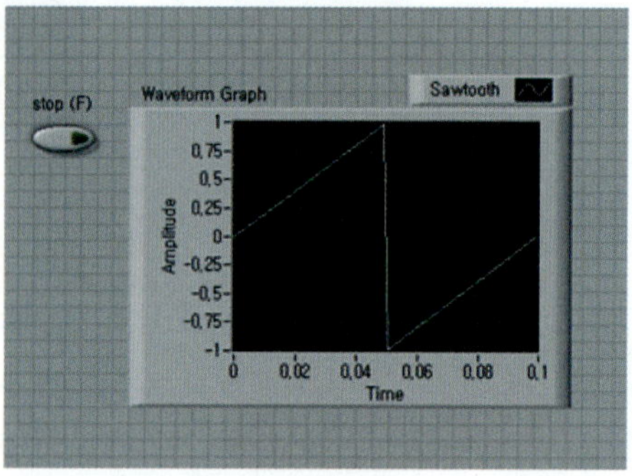

[프런트 패널]

그림 11-27. 웨이브 폼 출력

11.5 데이터 측정기록(logging)

11.5.1 개요

다음의 몇 단계를 따라하면, SensorDAQ를 사용하여 데이터 측정기록과 데이터 분석을 하기 위한 LabVIEW 예제를 열고 실행하게 된다. 데이터를 수집, 분석 및 저장하는 기능에 추가하여, 이 예제는 SensorDAQ와 센서가 제대로 연결되었는지에 대한 정보를 제공(feedback)하여 준다. 이 예제는 데이터 측정기록 및 데이터 분석을 수업에서 사용하기 위한 응용 프로그램으로 설계되었다.

11.5.2 장치 연결

① SensorDAQ에 USB 케이블을 연결한다.

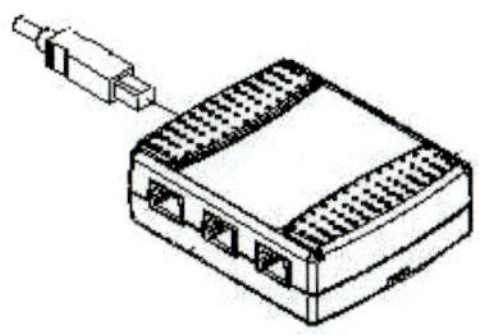

② 컴퓨터 USB 포트 중 사용하지 않는 USB 포트에 USB 케이블의 다른 쪽 끝을 연결한다. 정상적으로 연결되면 SensorDAQ의 녹색 LED가 점멸할 것이다.

③ 버니어(Vernier)사의 자동-ID 센서(예를 들어, ECG 센서)를 1-채널에 연결한다.

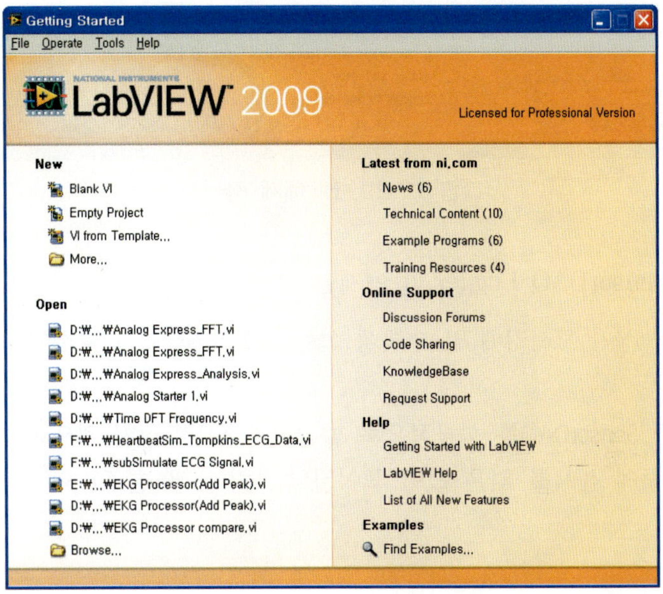

그림 11-28. Getting Started 창

LabVIEW 시작 및 SensorDAQ를 사용한 데이터 수집

④ LabVIEW를 시작한다.

⑤ "Getting Started" 창의 오른쪽 하단에 있는 "Find Examples…"을 클릭하여라. 이것은 NI 예제 검색기(finder)를 실행한다. (그림 11-28 참조)

⑥ Toolkits and Module > Vernier Products > SesorDAQ > Log and Analyze Data > Log with Analysis 폴더에 있는 "SensorDAQ Logger.vi" 예제를 단일 클릭하면 옆의 정보 창에서 예제의 간단한 설명을 볼 수 있다. (그림 11-29 참조)

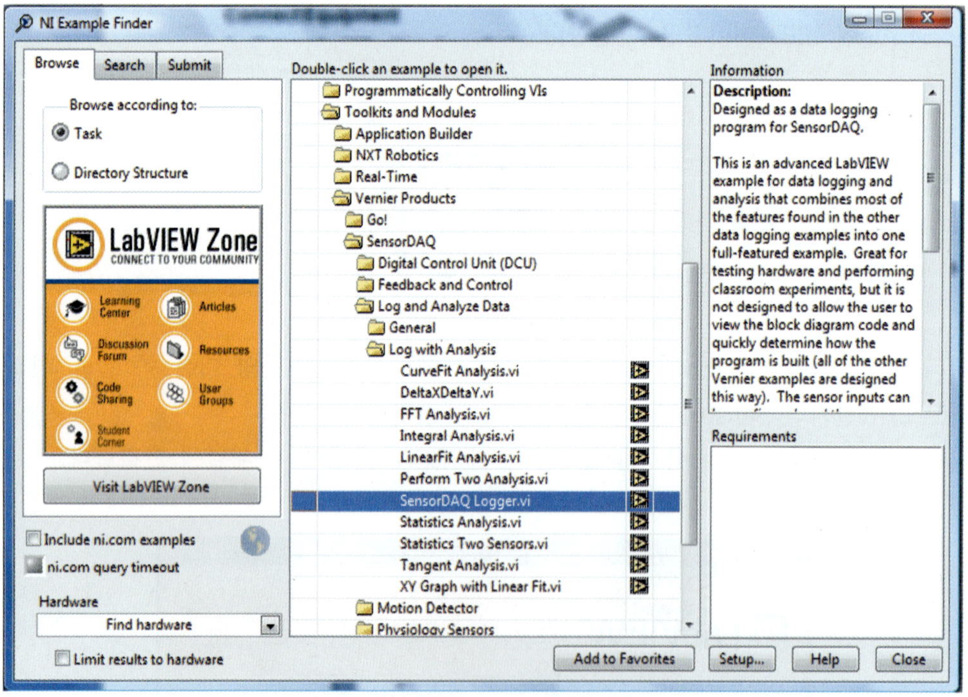

그림 11-29. NI 예제 검색기

⑦ 더블 클릭하여 SensorDAQ Logger.vi 예제를 연다.

⑧ LabVIEW의 왼쪽 상단 모서리에 있는 흰색 실행 화살표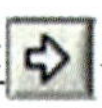를 클릭하여 실행 예제를 시작한다.

팁 : 만약 LabVIEW가 SensorDAQ를 성공적으로 발견하게 되면, 장치 아이콘이 왼쪽 상단에 표시되고 바로 밑의 줄에 센서를 읽은 값이 표시된다(그림 11-30 참조). 이 예제에서는 온도 센서를 연결했다.

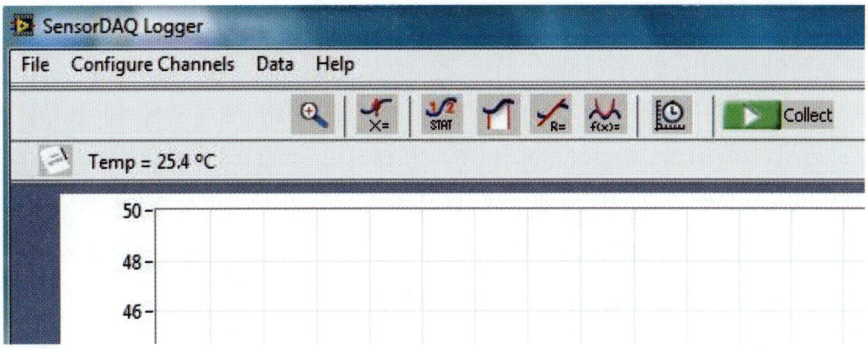

그림 11-30. SensorDAQ 예제 프로그램의 실행

⑨ 데이터 수집 버튼을 클릭하여라. LabVIEW가 그래프에 데이터를 그리기 시작할 것이다.

⑩ 일단 데이터가 수집되면, 강조(highlight)하기 원하는 데이터 부분의 그래프를 클릭하고 드래그 하여라. 그 부분의 데이터를 조사하기 위해서는 도구모음에 있는 다양한 분석 버튼(줌(zoom), 시험실행(examine), 통계처리(statistics), 적분(integrate), 선형맞춤(linear fit) 및 곡선맞춤(curve fit)) 에서 단추를 클릭하면 된다.

⑪ 파일 메뉴에서 끝내기(exit)를 선택함으로써 VI를 중지한다.

팁 : 이 예제 프로그램에서는 File > Exit를 실행하면(또는 창의 오른쪽 상단 모서리의 빨간색 X 닫기 버튼을 누르면) 프로그램이 정상적으로 중지될 수 있도록 사용자 지정 메뉴 도구모음을 설계되어있다. 그러나 대부분의 LabVIEW 예제에서는 이러한 방식으로 프로그램을 중지하지 않을 것이다. 대신에, 일반적으로 STOP 버튼 컨트롤을 누르면 프로그램이 정상적으로 중지된다.

11.6 다중-점(multi-point) 데이터 수집

11.6.1 개요

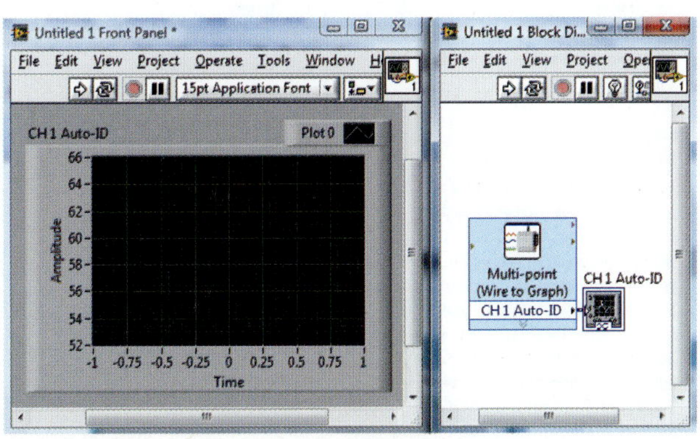

그림 11-31. 다중 데이터 수집 프런트 패널과 블록 다이어그램

다음의 몇 단계를 따라하면, SensorDAQ의 Analog Express VI를 사용하여 10,000 샘플/초의 샘플율로 0.1 초동안 데이터를 수집하기 위한 간단한 프로그램 만들 수 있다(그림 11-31 참조). 이 타이밍 구성의 결과로 1001 개의 데이터 점이 생성된다. 이 예제에서 데이터가 어떻게 표시되는지 기록하는 것이 중요하다. 즉, 이것은 다중-점 데이터 수집 예제인데, 데이터 수집 결과 생긴 1001 개의 모든 데이터 점들을 한 그래프에 표시한다. 이 익스프레스 VI는 200 샘플/초 보다 큰 샘플율에서 다중-점 방식으로 데이터를 반환하도록 설계되었다. 이 보다 더 낮은 샘플율에서는, 점별(point-by-point) 표시 기반으로 데이터를 반환한다.

11.6.2 장치 연결

① SensorDAQ에 USB 케이블을 연결한다.

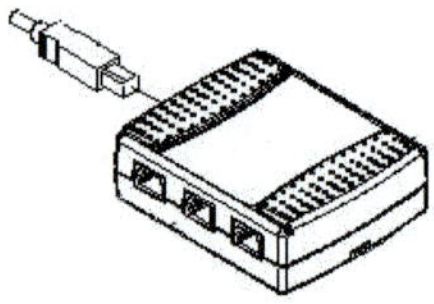

② 컴퓨터 USB 포트 중 사용하지 않는 USB 포트에 USB 케이블의 다른 쪽 끝을 연결한다. 정상적으로 연결되면 SensorDAQ의 녹색 LED가 점멸할 것이다.

③ 버니어(Vernier)사의 자동-ID 센서(예를 들어, ECG 센서)를 1-채널에 연결한다.

LabVIEW 시작 및 SensorDAQ를 사용한 데이터 수집

④ LabVIEW를 시작한다.

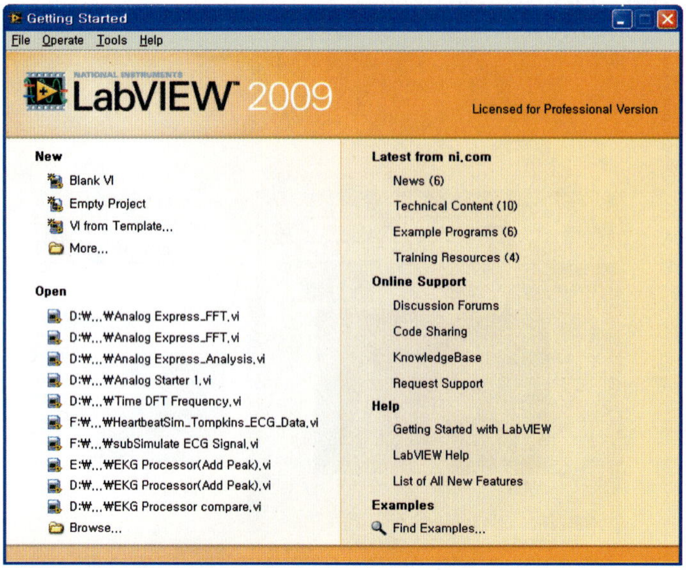

그림 11-32. Getting Started 창

⑤ Getting Started 창에서 New 카테고리에 있는 "Blank Vi"를 클릭한다(그림 11-32 참조).

⑥ **Window 〉 Show Block Diagram**을 선택(또는 Ctrl-E의 단축키를 사용)함으로써 블록 다이어그램으로 이동한다.

⑦ **Vernier SensorDAQ** 팔레트에서 **Analog Express VI**를 클릭하고 드래그 함으로써 블록 다이어그램에 위치시킨다. 이 팔레트는 블록 다이어그램 작업공간에서 오른쪽 마우스를 클릭한 후 **View 〉 Functions** 팔레트를 선택하면 호출할 수 있다(그림 11-33 참조).

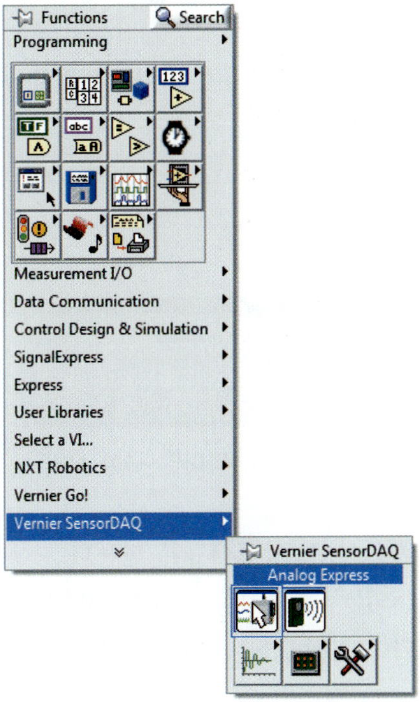

그림 11-33. Functions 〉 Vernier SensorDAQ 팔레트에서 Analog Express VI 선택

⑧ Express VI를 팔레트에서 블록 다이어그램 작업영역으로 드래그한 후, Express VI의 설정 팝업메뉴를 열 것이다. 이 단계에서 컴퓨터에 따라 속도가 느려질 수 있음에 유의하라.

⑨ 설정 팝업메뉴의 왼쪽 상단 모서리에 위치해있는 타이밍 구성 버튼을 클릭한다(그림 11-34 참조).

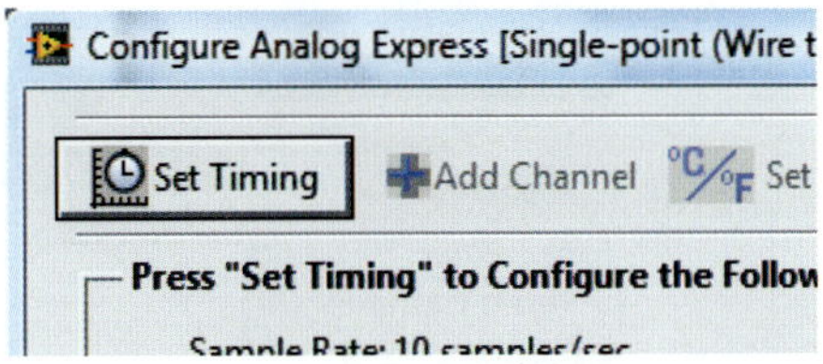

그림 11-34. 타이밍 구성 버튼

⑩ 0.1초 정도의 시간 길이와 10,000 샘플/초의 샘플율로 타이밍을 구성한다(그림 11-35 참조).

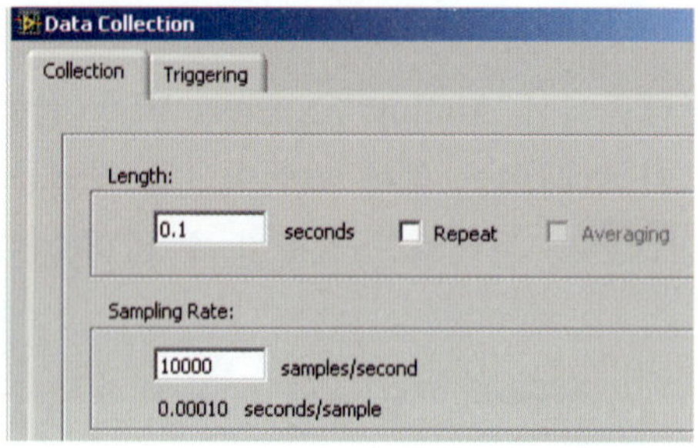

그림 11-35. 데이터 수집을 위한 타이밍 구성

⑪ Done 버튼을 눌러 타이밍 구성 팝업메뉴 닫는다. Express VI 설정은 새로운 구성으로 경신(update)된다(그림 11-36 참조).

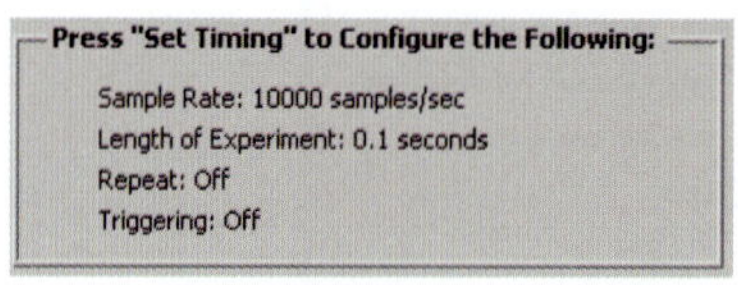

그림 11-36. 타이밍 구성 요약

⑫ OK 버튼을 눌러 Express VI의 설정 팝업메뉴를 닫는다.

⑬ Express VI의 "CH 1 Auto-ID" 출력 단자를 오른쪽 마우스 버튼으로 클릭하고 **Create 〉 Graph Indicator**를 선택한다(그림 11-37 참조).

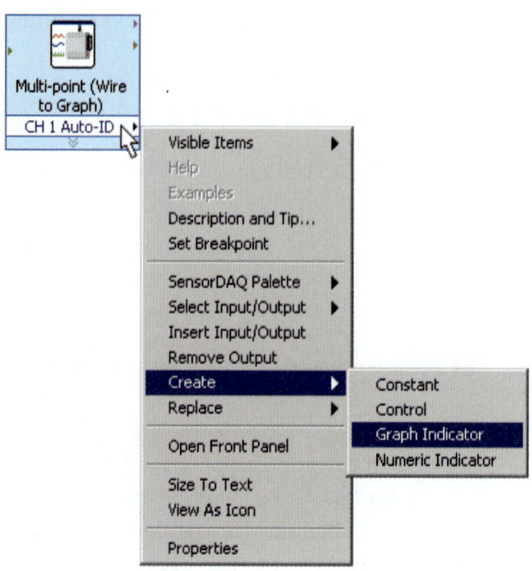

그림 11-37. 웨이브폼 그래프 생성을 위한 Create 〉 Graph Indicator 선택

⑭ 프런트 패널로 이동하여 VI를 실행한다.

⑮ 센서 단위와 일치하는 Y 눈금(scale) 이름으로 수정한다. 특정 데이터 점을 줌하거나 조사하기 위해서 그림 11-38과 같이 그래프 상에서 오른쪽 마우스를 클릭하여 나타나는 팝업메뉴에서 그래프 팔레트와 커서 레전드(Legend)를 보이기로 설정한다.

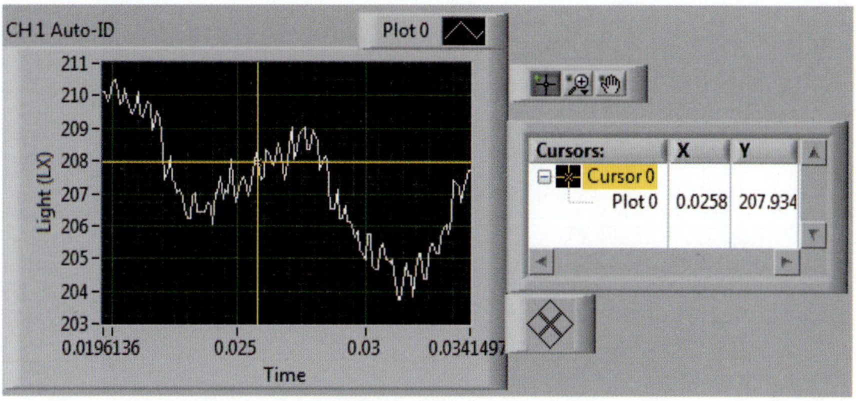

그림 11-38. 그래프 팔레트와 커서 레전드 설정

연습문제

11.1 한 개 채널에서 10,000 S/s의 속도로 1000개의 데이터를 측정하는 VI를 DAQmx 함수로 작성해보자.

11.2 한 개 채널에서 10,000 S/s의 속도로 연속적으로 웨이브 폼을 측정하여 저장하는 VI를 작성해보자.

Note

Note

부록 A

SensorDAQ 사용법

1. SensorDAQ 란?

SensorDAQ 인터페이스는 Vernier 센서 또는 기존 상용 센서를 LabVIEW가 동작하는 윈도우 환경의 컴퓨터에 연결하는 장치이다(그림 1 참조). 50개 이상의 Vernier 센서를 SensorDAQ에서 사용할 수 있다.

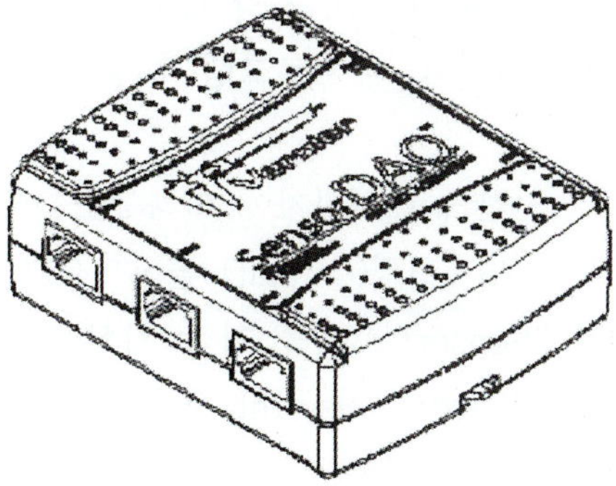

그림 1. Vernier사의 SesorDAQ

또한, 제어 프로젝트 용도로 센서들을 SensorDAQ의 Vernier의 디지털 컨트롤 유티트(Digital Control Unit: DCU)의 출력단자 또는 스크류 터미널에 연결하여서 사용가능하다. 그 예로는 온도 제어 환경과 경보 장치가 있다.

이 지침에서 습득할 내용은 다음과 같다.

- Vernier 센서를 사용한 데이터 수집 및 구성
- 제어 장치와 구성
- 제공된 예제 프로그램을 사용한 데이터 수집
- 공학적 응용 사용자 프로그램 제작

2. SensorDAQ 장치 목록

SensorDAQ 패키지 안에는 다음의 장치들이 있다.

- SensorDAQ 인터페이스

• 사용자 매뉴얼
• Vernier 전압 프로브
• SensorDAQ VI와 NI-DAQmx 드라이버 설치 소프트웨어를 포함한 CD
• USB 케이블

3. 빠른 실행(Quick Start)

3.1 설치 소프트웨어(Install SW)

LabVIEW 7.1 이상 버전용 National Instruments 응용 소프트웨어를 설치:

① SensorDAQ CD에는 SensorDAQ를 사용한 데이터 수집과 프로그래밍에 필요한 드라이버와 예제 프로그램들이 있다.

- 컴퓨터의 CD-ROM에 CD를 넣어라.
- 설치가 자동으로 실행되다. 그렇지 않으면, **시작** 메뉴에서 **제어판**을 선택하고 **프로그램 추가/제거**를 더블-클릭하라. 대화상자에서 **새 프로그램 추가** 버튼을 클릭하고 **CD 또는 플로피** 버튼을 클릭하여라.
- 설치 프로그램이 진행된 후, 일련의 대화상자에 따라 NI-DAQ SW로 설치를 실행하여라. 또한, 설치 프로그램이 제시하는 초기지정(default) 폴더를 그대로 사용할 것을 추천한다.
- CD로부터 VI 예제 폴더인 "SensorDAQ"를 가장 최신 버전의 LabVIEW가 설치되어 있는 National Instrument > LabVIEWxx > user.lib 폴더에 복사하여라.

  주의: Windows 2000 사용자는 SensorDAQ 폴더의 특성을 "읽기전용"이 아니게 변경하여라.

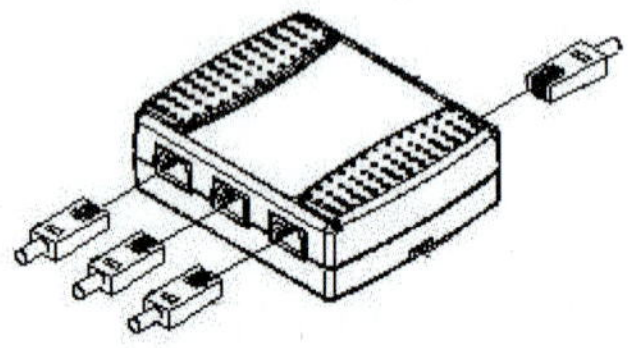

- 드라이버 설치를 마무리하기 위해서 컴퓨터를 재부팅하여야 한다.

3.2 장치 연결(Connect Equipment)

② Vernier 센서를 SensorDAQ에 연결하여라. "Found New Hardware"라는 문구가 뜨면, Next를 선택하여라.

③ USB 케이블을 SensorDAQ에 연결하시오.

④ USB 케이블의 다른 쪽 끝을 컴퓨터의 사용하지 않는 USB 포트와 연결하여 SensorDAQ가 정상 동작하면, SensorDAQ의 USB 케이블 포트 옆에 있는 초록색 LED가 점멸한다.

"Found New Hardware" 팝업창이 나타난 후에 두 번째 같은 창이 다시 나타나면, 펌웨어의 업데이트가 필요하다는 것을 나타내는 것이다. 이때는 펌웨어를 업데이트하도록 USB-6xxx 로더를 사용하여라.

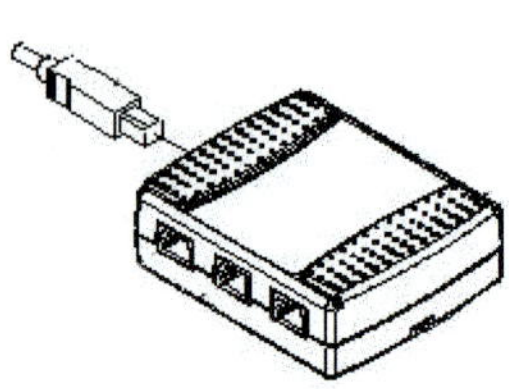

3.3 LabVIEW 실행 및 데이터 수집

⑤ 컴퓨터 하드 디스크의 Program Files > National Instruments > LabVIEWxx > user.lib > SensorDAQ 디렉토리에 있는 “Examples” 폴더 안에서 SDAQ Data Collection VI.vi라고 하는 SensorDAQ 예제를 클릭하여 열어라.

⑥ 창의 왼쪽 상단 모서리에 있는 LabVIEW의 흰색 실행 화살표를 클릭하여 실행 예제 프로그램을 시작하라.

LabVIEW가 SensorDAQ를 성공적으로 감지하면, 왼쪽 상단 코너에 디바이스 아이콘이 나타날 것이다(그림 2 참조). 또한, auto-ID 센서가 부착되어 있으면, 현재 센서가 읽어 들이는 값이 아래 그림과 같이 툴바 아래에 나타날 것이다.

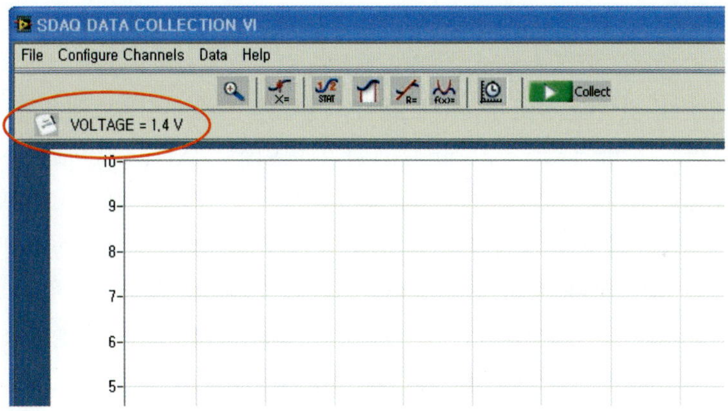

그림 2. SensorDAQ 예제 프로그램의 실행

⑦ 데이터 수집 버튼(Collect)을 클릭하면, LabVIEW가 그래프에 데이터를 그리기 시작할 것이다.

일단 데이터가 수집되면, 강조(highlight)하기 원하는 데이터 영역의 그래프를 클릭-드래그(click and drag)하여라. 그 영역의 데이터를 조사하기 위해서는 도구 모음에 있는 다양한 분석 기능(줌(zoom), 시험 실행(examine), 통계 처리(statistics), 적분(integrate), 선형 맞춤(linear fit) 및 곡선 맞춤(curve fit))의 버튼을 클릭하면 된다. 이들 다양한 기능의 자세한 설명은 가장 다음 절에 있다.

파일 메뉴에서 **Exit**를 선택하여 VI 실행을 중지하여라.

이제 이 장치의 구성과 데이터 수집과 분석 수행을 성공적으로 마쳤다. 데이터 수집, 주문 센서의 구성 및 사용자 설정된 VI들에 관한 다양한 방법들에 대하여 사용자 설명서를 계속 읽어보라.

3.4 데이터 수집 분석 도구(Data Collection Analysis Tools)

"SDAQ Data Collection VI.vi"에서 수집된 데이터는 그래프에 표시된다. 강력한 데이터 분석 툴을 사용하여 곡선 맞춤, 접선 그리기 그리고 적분도 가능하다. 이 분석 기능은 동시에 사용될 수도 있다. 툴바는 이 VI에서 사용되는 여러 툴들의 빠른 실행을 가능하게 한다.

- **실시간 판독(Live Readouts)** VOLTAGE = 1.4 V

VI를 실행시키기 위해 SensorDAQ 디바이스 실행을 나타내는 아이콘인 흰색 화살표 를 클릭하면, 감지된 센서에 대한 실제 판독값이 표시된다. Vernier사의 대부분의 센서들은 auto-ID 센서이며, 이들은 이 센서를 SensorDAQ에 연결할 때 LabVIEW에서는 이것을 바로 감지할 수 있으며, 인식 번호에 따라 적절한 파일을 구성한다. 일반적으로 어댑터 없이 SensorDAQ에 직접 연결하는 대부분의 센서들은 auto-ID 타입이다.

- **줌(Zoom)**

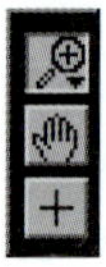

이것은 그래프 내에서 선택된 부분을 확대시키는 명령을 수행한다. 그래프의 일정 부분을 확대하고 싶으면, 툴바에 있는 Zoom버튼(위의 아이콘 그림)을 클릭한 후에 마우스 클릭-끌기(click and drag)로 그래프의 원하는 영역을 선택하면 된다. 그러면, 그래프는 구획을 채우기 위해 선택된 영역이 확대되며 크기가 바뀐다. 추가로 줌 버튼을 클릭하였을 때 그래프의 왼쪽상단 모서리에 보이는 다른 줌 관련 선택항들이 있다(오른쪽 그림 참조). 그래프의 데이터 표시 부분을 확대, 축소 그리고 자동 스케일하거나 또는 이동(표시부분 주위로 그래프 전체를 이동)하는데 이 선택항들을 사용하여라.

- **통계 처리(Statistics)**

통계 처리의 기능은 선택된 데이터의 포인트에 대해 최소값, 최대값, 평균값, 표준편차 및 개수 등을 계산하는 것이다. 그래프 위에 나타나는 플로팅 상자에 각종 통계치들이 표시된다. 그래프 전체나 선택된 일부분의 그래프에 대하여 통계치들이 계산된다. 선택 영역 양끝단의 검은색 브라킷()은 선택된 범위의 시작점과 끝점을 표시한다. 그래프에서 통계치를 제거하기 위해서는 플로팅 상자의 상단 모서리에 있는 닫기 버튼을 클릭하면 된다.

- **적분(Integral)**

적분은 그래프의 일정 영역의 면적을 계산하는 기능이다. 이 영역은 그래프에서 색으로 채워지고, 계산결과는 통계에서와 같이 플로팅 상자에 표시된다. 적분하고자하는 그래프의 영역을 선택하면 된다. 마우스로 영역을 선택하는 선후 방향은 적분에 아무런 영향을 주지 않는다. 그래프에서 적분 결과를 없애기 위해서는 적분 플로팅 상자의 상단 모서리에 있는 닫기 버튼을 클릭하면 된다.

• **곡선 맞춤(Curve Fit)**

곡선 맞춤 명령은 데이터의 일부나 전부를 어떤 다항식 함수에 맞추기 위해서 사용된다. 곡선 맞춤 아이콘을 클릭하면 그래프 위에 나타나는 플로팅 상자에서 다항식의 차수를 정할 수 있고, 곡선 맞춤 기능은 설정한 차수의 다항식과 데이터 곡선이 가장 잘 일치하도록 다항식의 계수를 자동으로 계산한다. 그래프에서 맞추고자 하는 영역을 선택하고 곡선 맞춤 아이콘을 클릭하면 된다. 곡선 맞춤 기능을 끝내고자 하면, 곡선 맞춤 플로팅 상자의 상단 모서리에 있는 닫기 버튼을 클릭하면 된다.

• **데이터 수집(Data Collection)**

이 아이콘을 클릭하면 샘플링율과 실험 데이터 길이(일반적으로 작동 시간으로 주어짐)를 조절할 수 있는 데이터 수집 대화상자를 호출한다. 대화상자에서 반복(repeat) 상자를 체크하면 데이터 수집의 한 작업을 마치자 즉시 새로운 수집을 시작하게 한다. 데이터 수집 대화상자의 트리거링 탭(triggering tab)에서 트리거링 상자를 체크하고 트리거 이벤트를 설정하면, LabVIEW는 사용자가 정의한 조건이 만족될 때까지 기다렸다가 조건이 만족되면 그때 데이터 수집을 시작한다. 예를 들면, 트리거링 이벤트의 임계치(threshold)를 35℃-상승(혹은 하강)으로 설정하면 LabVIEW는 온도가 35℃로 올라갈 때(혹은 떨어질 때)까지 기다렸다가 온도 데이터 수집을 시작한다.

• **Pre-Trigger Data**

트리거 조건과 일치하기 전 단계에 수집되는 데이터 포인트 수를 전체 데이터 수에 대한 %로 설정할 수 있다. 공란으로 두면 0으로 취급한다.

• **채널 설정(Configure Channels)**

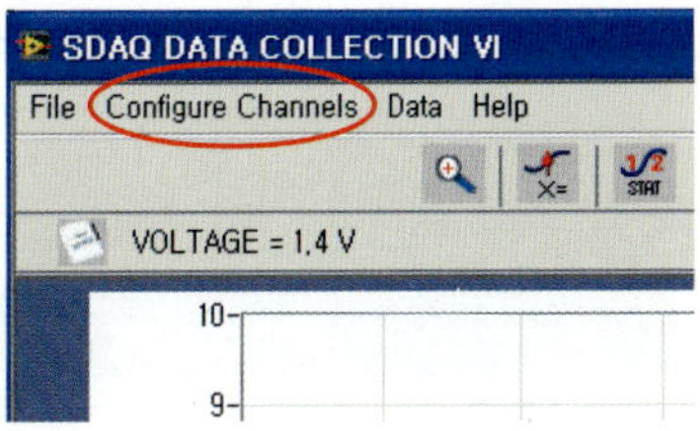

이 VI 메뉴(우측 그림 참조)에는 몇 가지의 사용자 선택 하위메뉴가 있다. 센서를 채널 1-3, AI0, AI1에 설정하는 것은 "Configure Channels" 메뉴의 선택 사항 중 가장 중요한 기능이다. 이 선택 사항의 하위메뉴에는 다음과 같은 것이 있다.

- **센서 단위 변경(Change Sensor Units)**: Auto-ID 센서는 3가지 이상의 보정 계수를 저장한다. 단위를 보거나 변경시키기 위해 이 하위메뉴를 사용하여라.

- **파일로부터 교정 단위의 선택과 변경(Select and Modify Calibration Units from File)**: 여기에서 센서를 특정 채널에 할당할 수 있다. 만약 사용자의 센서가 auto-ID 타입이 아니라면 이 기능은 아주 유용하다. 파일에 저장된(센서 내에 펌웨어로 저장된 것과는 다른) 보정 계수는 선택, 수정 및 저장 가능하다. 또한, 스크루 터미널의 AI0와 AI1채널은 이 메뉴의 선택을 통해서 설정된다.

- Zero: 현재 읽고 있는 센서값을 0으로 설정함.

4. SensorDAQ 구성 요소

SensorDAQ의 특징으로 두 개의 아날로그 입력(AI) 채널, 하나의 아날로그 출력(AO) 채널, 네 개의 디지털 입출력(DIO) 채널 및 32비트 카운터(PFI)를 제공하는 스크루 연결단자와 더불어 Vernier 센서를 바로 연결할 수 있는 네 개의 채널(3개의 아날로그, 1개의 디지털)이 있다.

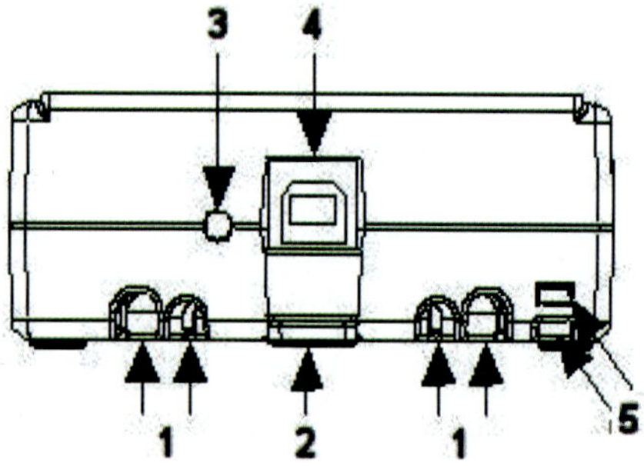

그림 3. SensorDAQ의 후면 모습

① USB 케이블 장력 완화 장치는 USB의 연결을 확실하게 해준다.

② 장착용 슬롯과 패널 장착 장치는 SensorDAQ를 물체에 고정하는데 사용된다.

③ USB 연결단자 옆에 있는 초록색 LED는 SensorDAQ에 전원이 공급되었거나 DAQmx 드라이버를 인식했을 때 깜박인다. 이 LED의 깜박임은 아래 표 1과 같이 장치의 상태를 나타낸다. LED가 깜박이지 않으면, DAQmx가 제대로 설치되지 않아서 장치가 초기화되지 않았거나 컴퓨터가 대기모드에 있을 수 있다.

표 1. LED 상태와 장치 상태

LED 상태	장치 상태
꺼져 있음	디바이스가 연결되지 않았거나 일시 정지되어 있음
켜져 있으나 깜박이지 않음	디바이스는 연결되어 있으나 DAQmx가 제대로 인식되지 않음
규칙적으로 깜박임	정상적으로 작동

④ USB 포트는 컴퓨터와의 연결을 위한 것이다.

⑤ 타이(tie)를 묶는 점은 장치를 안전 잠금하고 보안하는데 사용된다.

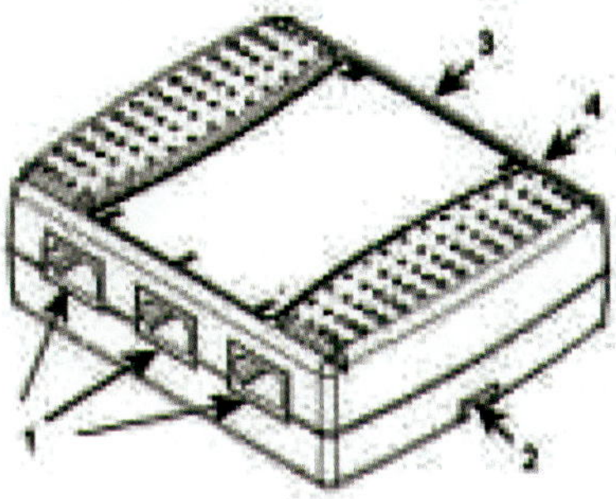

그림 4. SensorDAQ의 옆면 모습

① Ch.1-Ch.3 BTA(British Telecom Analog) 채널은 Vernier 아날로그 센서용이다. Vernier 전압 프로브는 아날로그 센서이다.
② 장착용 슬롯과 패널 장착 장치는 SensorDAQ를 물체에 고정하는데 사용된다.
③ 스크루 연결단자는 사용자 설정에 맞게 입력과 출력을 구성하는데 사용한다. 스크루 연결단자는 특정 실험을 위해 제거 가능하다. 대체 터미널은 Vernier사에서 따로 구매 가능하다.
④ Vernier 디지털 센서는 BTD(British Telecom Digital) 입출력 채널에 연결할 수 있다.

5. SensorDAQ에 전원 공급

SensorDAQ는 컴퓨터로부터 USB 케이블에 의해 전원이 공급된다.

6. 소프트웨어

주의: NI LabVIEW 7.1 또는 그 이상의 버전이 먼저 설치되어 있어야 한다.

SensorDAQ CD에는 SensorDAQ의 사용 프로그램 작성을 시작할 수 있는 LabVIEW 예제 프로그램이 포함되어 있을 뿐만 아니라 사용자 프로그램을 작성하는데 필요한 드라이버 subVI도 포함되어 있다. 이들 예제는 컴퓨터의 user.lib 디렉터리에 있는 "SensorDAQ" 폴더 안에 있다. 드라이버 VI는 사용자 라이브러리 함수 팔레트를 통해 호출할 수 있다.

단독 실행가능한 SensorDAQ 데이터 수집 프로그램도 또한 CD에 포함되어 있다. 이 프로그램의 실행을 위해서는 LabVIEW가 필요 없으나, DAQmx 드라이버 소프트웨어와 LabVIEW 7.1 버전 이상의 런타임 엔진 설치는 필요하다(설치 프로그램은 CD나 National Instruments 웹사이트에서 찾을 수 있다). 그런 다음에 "SDAQ Data Collection App" 폴더를 복사하여 컴퓨터에 적당한 폴더를 만들어 거기에 붙여 넣어라. 이 폴더 안에 있는 SDAQ Data Collection App.exe를 실행 시켜라.

저수준(low-level, 하드웨어를 직접 다루는) 드라이버인 NI-DAQmx는 Windows 2000/XP/7을 지원한다. DAQmx 프로그래밍에 익숙한 사용자들을 위해서, DAQmx 함수를 적용한 LabVIEW 예제들이 제공되었다. 그리고 계측(measurement)과 자동화 탐색기(automation explorer: MAX)에 익숙한 사용자를 위하여 MAX를 사용하여 SensorDAQ를 테스트할 수 있는 몇 가지 기능도 포함되어 있다.

SubVI 드라이버에 대한 자세한 정보를 원하면, “Show Context Help” 기능을 켜고 subVI 드라이버 위로 커서를 이동시키면 된다.

7. 센서 연결 및 신호선

7.1 Vernier 아날로그 센서

센서는 아날로그와 디지털의 두 가지 기본 유형으로 나눌 수 있다. 아날로그 센서의 예로는 전압과 온도 프로브, pH 센서, 힘 센서, 산소 가스 센서 등이 있다. 아날로그 센서를 SensorDAQ에 3개까지 동시에 연결 가능하다(단, Vernier CO2 가스 센서와 같은 소모 전력이 큰 센서의 경우 하나만 연결해야 한다). 아날로그 센서용 채널(Ch1 - Ch.3)은 기기의 왼쪽에 위치하고 있다. 아날로그 포트는 오른손 체결방식(반면에 디지털 포트는 외손 체결방식) 커넥터인 British Telecom 타입 플러그(그림 5 참조)로 체결된다.

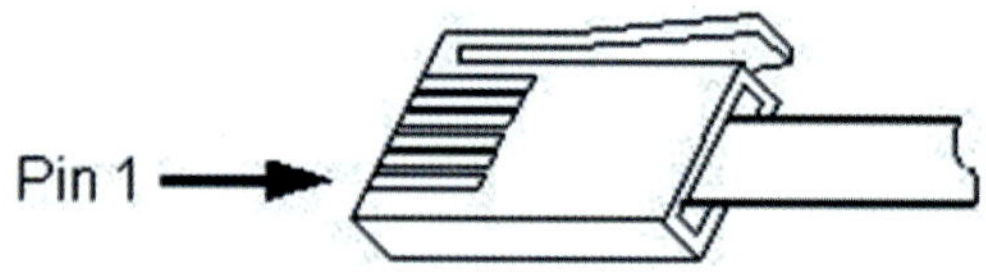

그림 5. British Telecom 아날로그 커넥터 (RH: 오른손 체결)

Pin 1 = 센서 출력(+/− 10V)
Pin 2 = GND
Pin 3 = V_{res} (저항 참조)
Pin 4 = AutoIDENT (대부분의 Vernier 센서에서 auto-ID로 사용)
Pin 5 = 전원 (+5VDC)
Pin 6 = 센서 출력(0 ~ 5V)

대부분의 Vernier 센서들은 auto-ID 센서이다. auto-ID 센서를 SensorDAQ에 꽂을 때, 소프트웨어는 그것을 식별하고 거기에 따라 파일을 구성한다. Auto-ID 정보에는 데이터 수집률, 수집 데이터 길이 및 보정 계수에 대한 기정값(default) 설정이 포함되어 있다.

대부분의 Vernier 아날로그 센서는 0 ~ 5V의 원시(raw, 가공되지 않은) 전압신호를 6번 핀에 보낸다. 몇몇 센서는 ± 10V의 범위 내에서 신호를 1번 핀에 보낸다. 이 원시 전압신호는 센서의 보정계수를 사용하여 적절한 단위로 변환된다.

특별한 어댑터를 사용하지 않고 SensorDAQ에 직접 꽂아 사용하는 대부분의 Vernier 센서는 auto-ID 이다. SensorDAQ는 다양한 종류의 센서로부터 0~5V 또는 ±10V 신호를 읽을 수 있다. BTA/BTD 플러그가 없는 센서와 SensorDAQ를 연결하기 위해서는 어댑터(www.vernier.com/adapters/)를 사용하거나 현재 사용하고 있는 센서를 BTA 케이블에 결선하여 사용하여라.

7.2 Vernier 디지털 센서

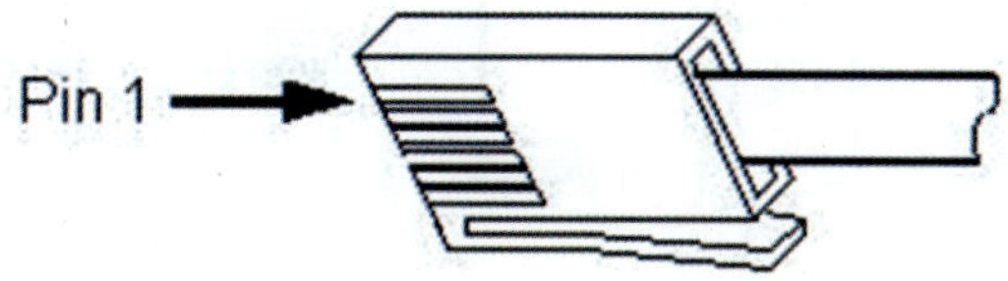

그림 6. British Telecom 디지털 커넥터 (LH: 왼손 체결)

Pin 1 = I/O1
Pin 2 = I/O2
Pin 3 = I/O3
Pin 4 = 전원 (5.08V)
Pin 5 = GND
Pin 6 = I/O4

디지털 센서의 예로는 동작 감지기, 복사 모니터, 포토게이트 및 회전 동작 센서가 있다. 디지털 센서의 경우 SensorDAQ에 한 번에 하나만 연결할 수 있다. 왼손 체결 방식 커넥터인 British Telecom 타입 플러그(그림 6 참조)에 연결되는 디지털 채널(DIG)은 아날로그 채널의 반대편에 위치해 있다.

또한, Vernier 디지털 컨트롤 유니트(DCU)도 SensorDAQ의 DIG 채널에 연결할 수 있다. 이것은 짧은 BTD 케이블이 연결된 작은 상자로, 최대 600mA 전류 출력을 공급하는 DIG 채널을 사용하여 전기 장치를 제어할 수 있다. DCU 사용법과 LabVIEW에서 다른 디지털 센서의 사용 예는 사용자 설명서 부록A를 참조하여라.

7.3 스크루 연결단자(Screw Terminal)

SensorDAQ 스크루 연결단자(그림 7 참조)는 입력과 출력 단자로 사용된다. 출력으로 사용될 때, 이 단자들은 제한된 전류를 제공하기(아래 표의 스펙 참조) 때문에, 경우에 따라서는 외부 전원을 추가로 공급해야 한다. +5V 터미널은 전원으로 사용될 수 있으며, 이 전원은 최대 200mA까지만 공급할 수 있다.

주의: 디지털 출력선을 사용하여 장치를 구동하는데 편리한 옵션은 Vernier 디지털 컨트롤 유니트(DCU) 이다. DCU는 DIG 채널에 바로 연결되며 출력선에 최대 600mA의 유용한 전류를 공급할 수 있다.

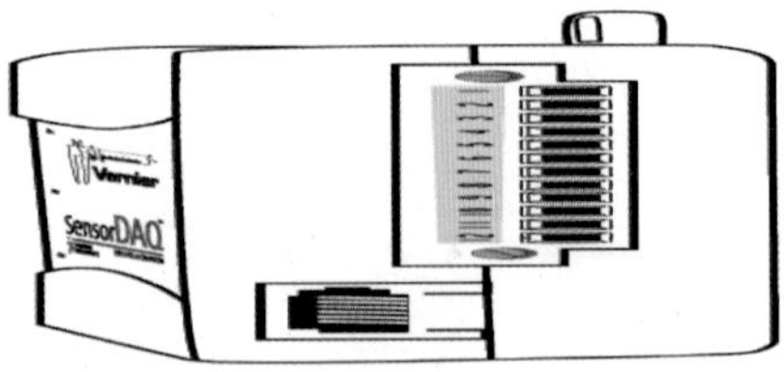

그림 7. 스크루 연결단자

아래 표 2는 스크루 연결단자에 사용가능한 신호를 설명한다.

표 2. 스크루 연결단자 신호 설명

단 자	신호이름	참 조	방 향	설 명
5,8,10	GND	–	–	**접지**: 단일-종단형 AI 측정에 대한 기준점 제공. 차동모드 측정, AO 전압, I/O 단자에 연결된 디지털 신호, +5VDC 전원 및 +2.5VDC에 대한 바이어스 전류 궤환점 제공
11,12	AI<0..1>	Varies	입력	**아날로그 입력 채널 0과 1**: 단일-종단형 측정을 위해서는 아날로그 입력 전압 채널에 각각의 신호를 연결. 차동 측정을 위해서는 AI 0에는 양의 그리고 AI 1에는 음의 입력 신호 연결
9	AO 0	GND	출력	**아날로그 출력 채널 0**: AO 채널 0에 전압 출력을 공급
1-4	P0.<0..3>	GND	입력 또는 출력	**디지털 I/O 신호**: 각 단자의 디지털 신호를 사용자가 각각 입력 또는 출력으로 설정 가능
6	+5V	GND	출력	**+5V 전원**: 최대 200mA까지 +5V 전원을 제공
7	PFI 0	GND	입력	PFI 0: 디지털 트리거, 사건 계수기 입력 및 펄스 제너레이터 출력 중 하나로 설정하거나 또는 한 주기, 반 주기 및 두 개의 에지로 분리된 타이머로 설정 가능 (즉, 계수기나 타이머 작동)

- **아날로그 입력 결선**

차동 입력모드 설정에서, 양의 신호선은 AI(0)에 연결하고, 음의 신호선은 AI(1) 단자에 연결하라(그림 8 참조).

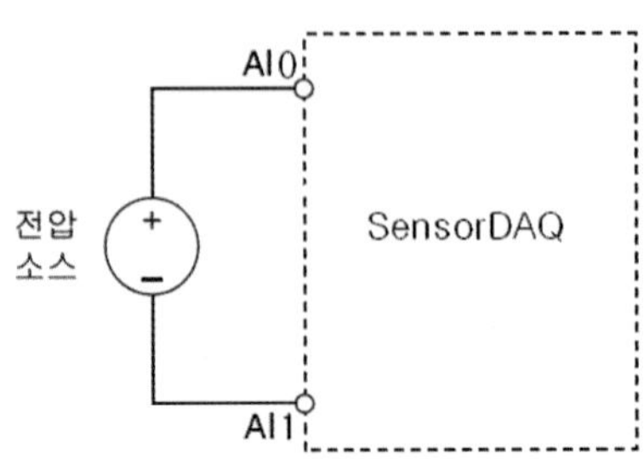

그림 8. 차동 입력모드 전압신호 연결

차동 입력모드는 SensorDAQ가 이 두 단자 사이에 ±20V 범위 내에서 최대 +20V 또는 -20V의 전압 차이를 측정할 수 있게 한다. 그러나 한 전극에만 가해지는 최대 전압은 접지에 대하여 ±10V를 초과할 수 없다. 예를 들어 그림 9에서 AI 0이 +10V 이고 AI 1이 -10V 이면, 장치에서 측정되는 값은 +20V 이다.

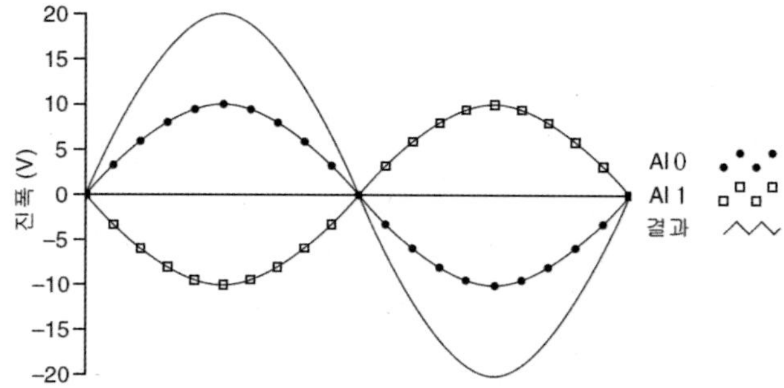

그림 9. 차동전압 신호 20V 측정

이때 ±10V 보다 큰 신호가 두 전극 중 한 전극에 가해지면 그림 10과 같이 잘릴 수 있다.

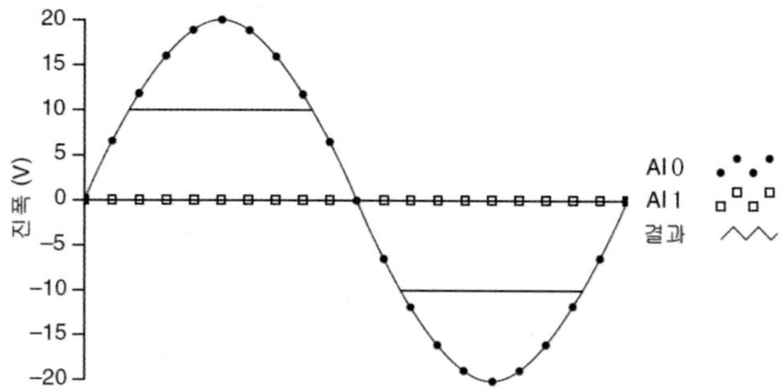

그림 10. AI 중 한 전극에서 ±10V를 초과하여 출력이 잘린 경우

접지기준 단일-종단(RSE: referenced single-ended) 입력모드 설정에서, 그림 11과 같이 전원의 양의 신호선을 AI 채널 단자의 AI(0) 또는 AI(1) 중 한쪽에 연결하고 접지나 음의 신호선은 GND 단자에 연결하라.

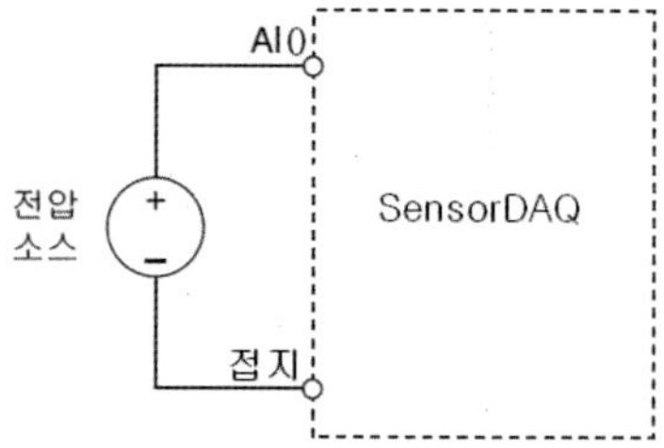

그림 11. 접지기준 단일-종단형 전압신호 연결

아날로그 입력 연결단자에 연결된 신호가 없는 경우(플로팅 상태), 아날로그 입력 연결단자를 RES로 설정하면 그림 12와 같이 저항 네트워크가 ±10V 신호를 ± 1.2V 신호로 스케일링하고 레벨을 1.23V만큼 이동시킨다. 이 네트워크의 목적은 입력 신호를 ADC의 입력범위(0~2.5V)에 맞추는 것이다. 따라서 아날로그 입력 단자에 입력이 없을 때 내부 저항 분할기(Resister Divider)로 인해 연결단자가 대략 1.4V로 플로팅될 수 있다. 이 같은 현상은 정상적이며 연결단자에 신호가 연결되면 제대로 된 값을 읽을 수 있다.

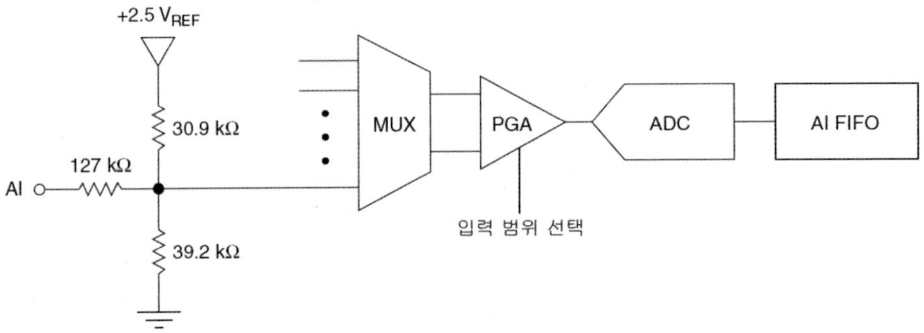

그림 12. SensorDAQ의 아날로그 입력회로

• 아날로그 출력 결선

SensorDAQ에는 0 ~ 5V의 출력을 생성하는 1개의 AO 채널이 있다. AO 핀은 5mA의 출력 전류 드라이브 값을 갖는다. SensorDAQ에 부하를 연결하려면, AO 단자에 부하의 양의 신호선을 연결하고 GND 단자에 부하의 접지 신호선을 연결하라.

• 디지털 I/O

Vernier 디지털 센서를 지원하는 기능 외에, SensorDAQ에는 DIO 포트를 구성하는 4개의 디지털 신호선 P0.<0..3>이 있다. GND는 DIO 포트에 대한 접지-기준 신호이다. SensorDAQ DIO 포트의 기정값 구성은 개방 콜렉터, 5V 구동 허가 및 보드상에서 4.7kΩ 풀업 저항 지정이다. 사용자가 지정한 외부 풀업 저항은 신호선 당 제한이 최대 8.5mA의 전류원을 증가시켜 줄 수 있다.

• 계수기/타이머

SensorDAQ는 펄스 출력, 타이밍 입력, 사건 계수기, 또는 디지털 트리거로 설정될 수 있는 계수기/타이머를 가지고 있다.

LabVIEW에서 스크루 터미널 신호 사용법에 대한 자세한 예제는 SensorDAQ 사용자 매뉴얼의 부록 A를 참조하여라.

심전도로 심장 분석 실험

심전도(electrocardiogram: ECG 또는 EKG)는 심장 내에서 발생한 전기적 사건(event)을 그래프로 기록한 것이다. 건강한 심장에서는 동방결절(sinoatrial node: SA)이 전기적 순차를 시작하는 자연적 심장박동기(pacemaker)로 작동한다. 이 임펄스는 심방 사이에 있는 자연적 전도경로를 따라 방실결절(atrioventricular node: AN)로 내려가고, 거기서 다시 양쪽 방실 벽을 따라 분리되어 간다. 자연적 전도경로는 임펄스의 확산이 질서정연하도록 도와주고 또한 먼저 심방이 수축되고 이어서 심실이 수축되도록 순서를 조정한다. 전기적 흐름은 심장 기능과 건강에 관한 기록을 말해주는 EKG 내에 독특한 편극을 생성한다(그림 1 참조). 여러 각도에서 이 기록을 봄으로써 더 많은 정보를 얻을 수 있는데, 이것은 전극을 가슴과 사지의 여러 부위(12-전극)에 부착함으로써 가능하다. EKG 그래프에서 양(+)의 편극은 활성전위가 활성 전극(이 실험에서는 초록색 전극) 쪽으로 이동함을 나타낸다.

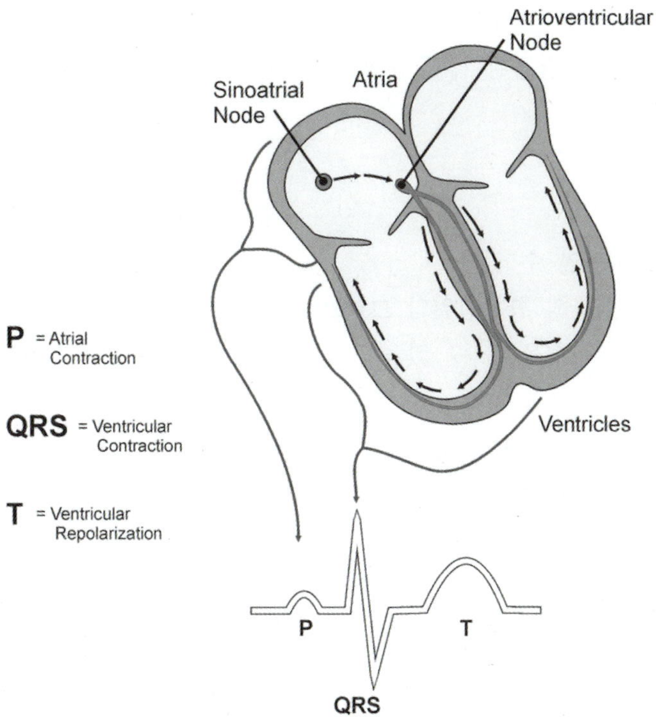

그림 1. 심장 활성전위의 전도경로와 심전도 신호 파형

단일 박동의 5 가지 성분이 전통적으로 잘 알려져 있으며 P, Q, R, S 및 T라고 부른다. P 파는 동방결절로부터 시작해서 확산되어 내려가는 전기 임펄스로서 심방에서 방실결절을 통과해서 심실로 가는 전기적 여정의 시작을 나타낸다. 심실의 활성은 QRS 복합체에 의해 표시된다. T 파는 심실 재분극의 결과로 생기는데, 심실 근육조직이 휴식상태로 회복되는 것을 나타낸다. 여러 개의 심박동을 살펴봄으로써 각 성분 박동수를 계산할 수 있다.

의사와 다른 숙련된 사람은 EKG 기록을 보고 비정상적인 서맥, 빈맥, 불규칙적인 박동, 근육조직의 부상(협심증), 및 근육조직의 괴사(심근경색) 등의 심장 질환에 대한 증거를 알아 볼 수 있다. 시간 간격을 통하여 전기적 임펄스가 정상적인 경로를 따라 가고 있는지를 알 수 있다. 시간 간격이 길어지는 것은 임펄스의 속도가 느려졌거나 임펄스가 긴 경로를 택했다는 것이다. 짧은 시간간격은 짧은 경로를 따라가는 전기적 임펄스를 반영한다. 어떤 복합체가 결여되면 전기적 임펄스가 정상적으로 생겨나지 않았거나 심장의 어떤 부분이 막혔음을 나타낸다. 심방의 정상적인 탈분극의 결여는 P 파의 부재를 가져온다. 정상적인 P 뒤에서 QRS 복합체의 부재는 전기적 임펄스가 심실에 도달하는 것이 차단되었음을 나타낸다. 비정상적 모양의 복합체는 조직의 괴사나 부상 때문에 전기적 임펄스가 정상적인 경로로 흐를 수 없는 심근경색과 같은 심장 근육조직을 통한 전기적 임펄스의 비정상적 확산에 기인한다. ECG 신호의 모양(pattern)은 대사 이상이나 각종 의약품에 의해서도 변경될 수 있다.

본 실험에서는, 심전도 센서를 사용하여 심장의 활동전위를 5초 동안 그래프로 기록하게 하고, 또한 심근경색(심장마비)이 발생할 수 있는 활성전위의 변경을 가상실험(simulate)하도록 센서의 빨간색과 초록색 전극을 서로 바꾸어 연결한다. 심전도 신호에서 각각의 성분파를 식별해내고, 그것을 사용하여 심박동수를 결정한다. 또한 QRS 복합체에 대한 활성전위의 방향을 결정할 수도 있다.

1. 실험 목표

본 실험을 통하여 다음을 알 수 있다.

- 한 주기의 시간동안 심장의 활동전위의 그래프 표현을 얻음.
- 심전도에서 여러 가지 파형을 볼 수 있음을 이해하고, 이들 파형이 심장의 활동과 연관이 있음을 배움.
- 심전도에서 개별 파형의 빈도수를 정함으로써 심박동수 결정.
- 심전도 전극 위치 대체 연결로부터 생성되는 심전도 파형을 서로 비교.

2. 실험 장치

- PC 컴퓨터
- Vernier SensorDAQ
- NI LabVIEW
- Vernier 심전도 센서
- EKG 전극 탭

3. 실험 절차

3.1 사지 심전도 전극의 표준 부착 방법

① 심전도(EKG) 센서를 Vernier 컴퓨터 인터페이스에 연결한다. “Vernier Physiology” 폴더에 있는 “EKG.vi”를 연다. (그림 2 참조)

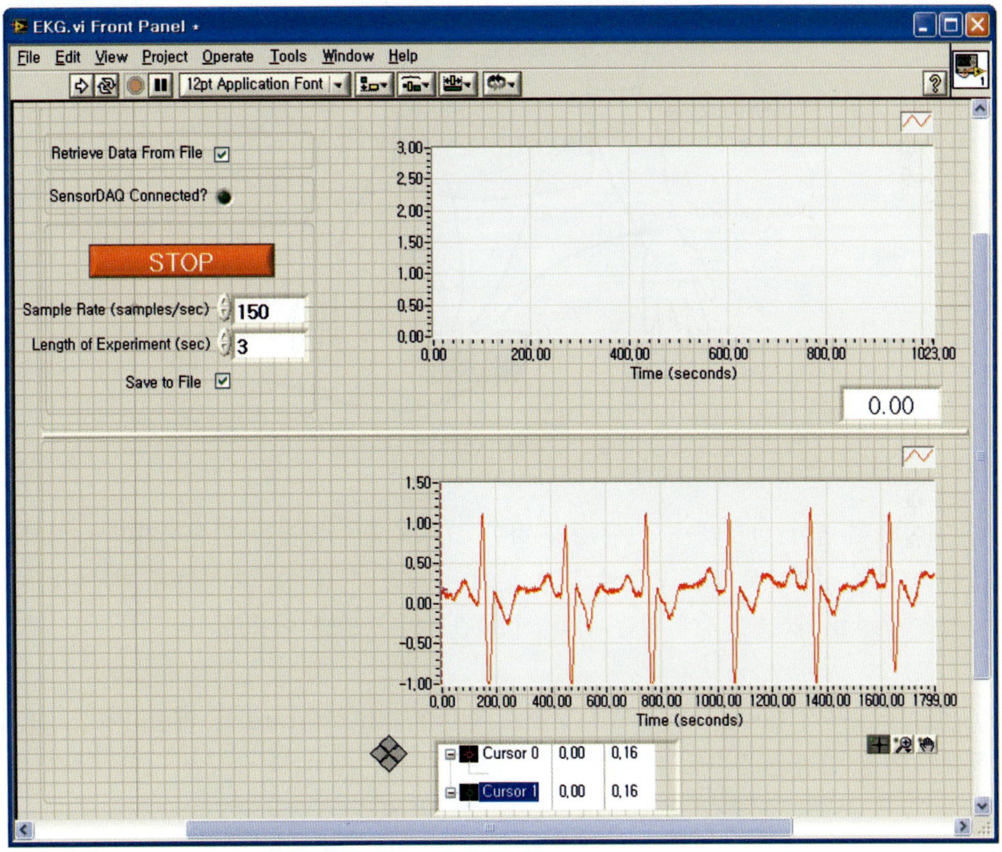

그림 2. EKG.vi의 프런트 패널

② 3개의 전극 스냅 단자를 그림 3과 같이 팔에 부착하여라. 각각의 접착 패치를 한 개는 오른쪽 손목의 안쪽에, 다른 한 개는 오른쪽 팔뚝의 상단 안쪽(팔꿈치 근처)에, 나머지 한 개는 왼쪽 팔뚝 상단의 안쪽(팔꿈치 근처)에 붙인다.

③ EKG 집게를 그림 3과 같이 색에 맞추어 연결하여라. 의자에 편안한 자세로 앉아서, 팔을 다리 위나 의자의 팔걸이 위에 편안하게 올려놓아라. 편안한 자세로 준비 되었으면, 실험 동료가 LabVIEW의 를 클릭하여 EKG 데이터 수집을 시작한다.

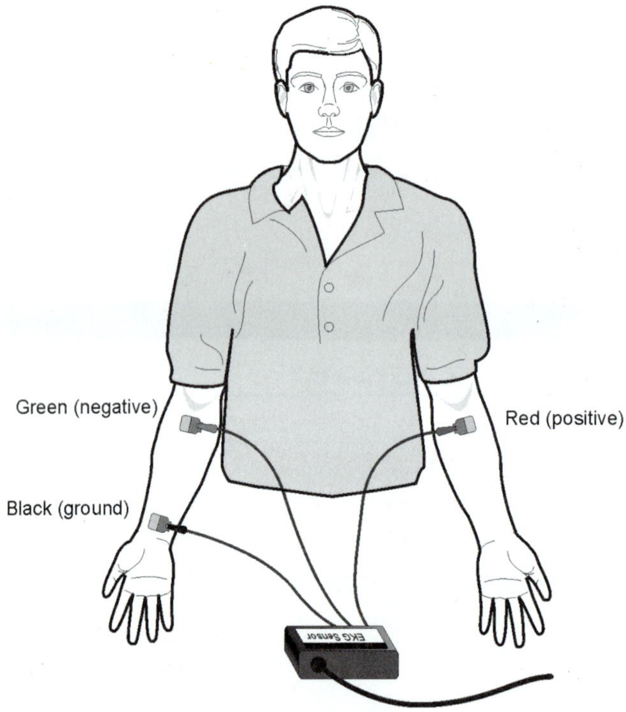

그림 3. EKG 전극 연결

④ 일단 데이터 수집이 완료되면, 그림 2의 하단 그래프에서 커서를 이동시키면서 커서의 x 좌표값을 0.01초 정밀도로 읽음으로써 표 1에 보인 시간 간격들을 측정하여 기록한다. 이들 시간간격을 측정할 때 그림 4에 있는 이들 시간 간격의 정의를 이용하여라.

⑤ EKG 데이터로부터 beats/min(BPM) 단위로 심박동수(heart rate)를 계산하여라. 표 1에 심박동수를 가장 가까운 정수로 기록하라.

⑥ Save to File 옆의 체크상자를 체크하면 실행한 EKG의 데이터가 자동으로 저장된다.

3.2 사지 심전도 전극의 대체 부착 방법

⑦ 초록색 집게가 왼쪽 팔뚝의 패치 전극에 부착되고 빨간색 집게가 오른쪽 팔뚝의 패치 전극에 부착되도록 초록색과 빨간색의 EKG 집게를 서로 바꾸어 집어라. 다시 의자에 편안한 자세로 앉아서, 팔을 다리 위나 의자의 팔걸이 위에 편안하게 올려놓아라. 편안한 자세로 준비 되었으면, 실험 동료가 LabVIEW의 를 클릭하여 EKG 데이터 수집을 시작한다.

⑧ 대체 부착 방법으로 실험한 EKG 데이터의 그래프를 프린트하거나 손으로 따라 그려라.

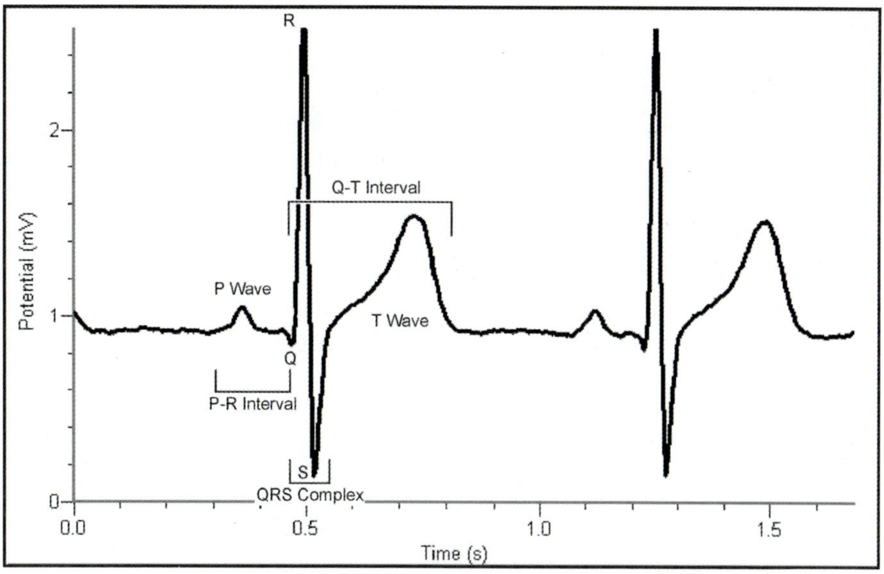

그림 4. EKG 신호의 각 파형과 파형 사이의 시간 간격들

- **P-R 간격**: P 파형의 시작점에서 QRS 복합체의 시작점까지의 시간
- **QRS 복합체**: Q 파 편극에서 S 파 편극까지의 시간
- **Q-T 간격**: Q 파 편극에서 T 파 끝점까지의 시간

4. 데이터

표 1. EKG 신호 성분 파형의 시간 간격

interval	Time(s)
P–R	
QRS	
Q–T	
R–R	

Heart Rate(bpm)	

표 2. EKG 신호 성분 파형의 표준 시간 간격

휴식 상태 심전도의 표준 시간 간격	
P–R 간격	0.12 ~ 0.20 초
QRS 간격	0.12 초 이하
Q–T 간격	0.30 ~ 0.40 초

5. 데이터 분석

① EKG 신호에서 양(+)의 편극 파형은 초록색 전극을 향하여 이동하는 활성전위를 나타낸다. 전극의 표준 부착 방법에서 측정한 EKG 그래프에서 하나의 QRS 복합체에 두 개의 주된 편극(R 파와 S 파)이 있음을 조사하여라. 이 데이터에 따르면, 심실의 탈분극 과정이 오른쪽에서 왼쪽으로 진행하는가 아니면 왼쪽에서 오른쪽으로 진행하는가? 전극의 대체 부착 방법에서 측정한 EKG 그래프에서는 어떠한가?

② 의료 전문가들은 심전도를 해석할 때 다음과 같은 질문을 한다.

- 모든 구성 성분들이 각각의 박동으로 나타나는가?
- 각 구성 성분과 각 복합체(QRS) 사이의 간격에 일관성이 있는가?
- 어떤 파형의 성분에 명확한 이상이 있는가?

이러한 지표 질문을 사용하여 다음의 심전도 그래프에서 처음 3개의 박동을 분석하고 그 결과를 표 3에 기록하라(P 파의 존재 유무, 그리고 각 파의 시간 간격 또한/또는 모양의 정상-비정상 유무를 표시하라). 표 3의 a에 첫 번째 신호(그림 5-a)에 대한 분석을 예로 보였으니 같은 방법으로 실시하여 보라.

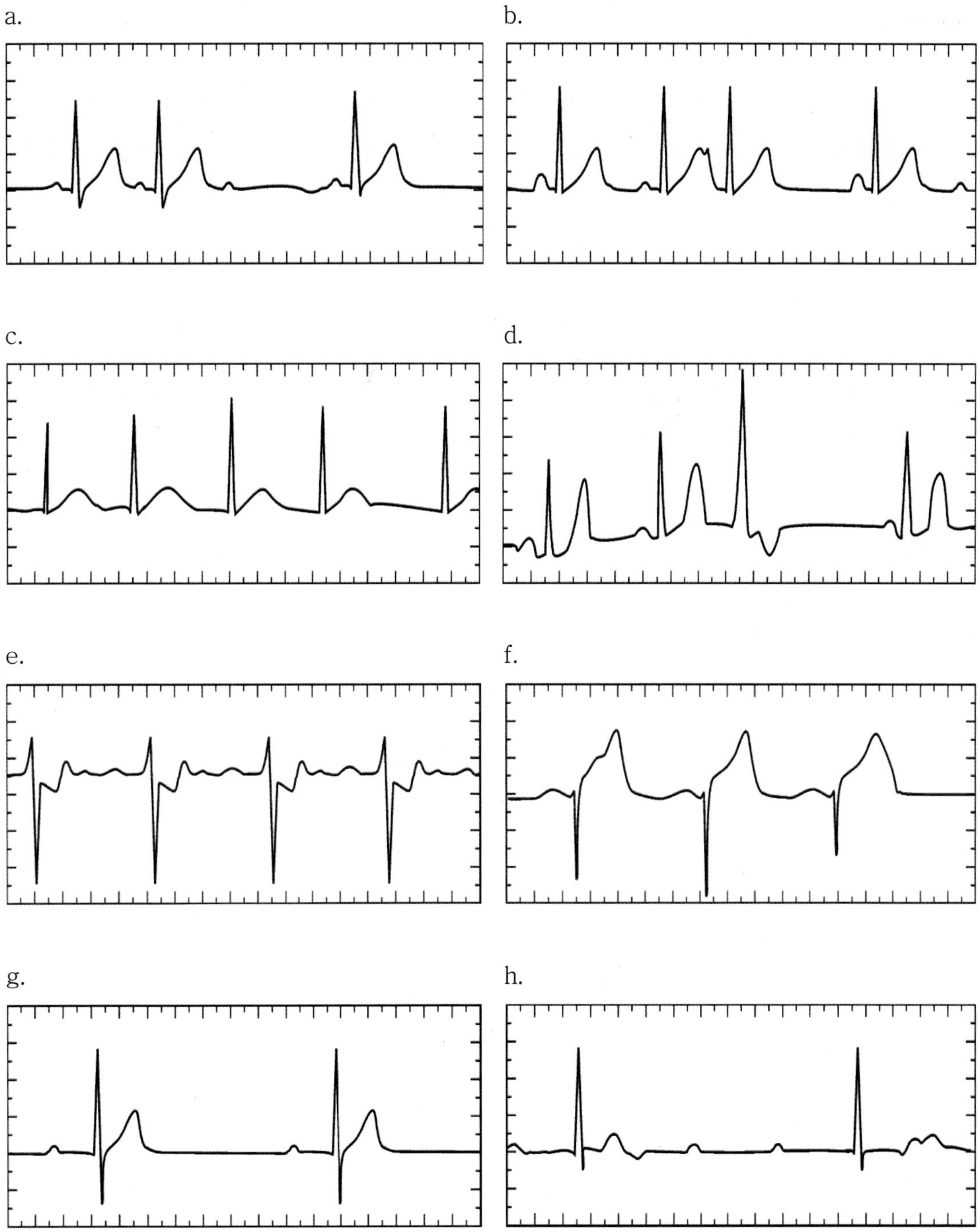

그림 5. 분석용 심전도 그래프

표 3. 심전도 판독 기록

		P Wave		PR Interval		QRS Interval		QRS Shape		T Wave Shape	
EKG	Beat	Pres.	Abs.	Nml.	Abs./Abn.	Nml.	Abs./Abn.	Nml.	Abn.	Nml.	Abn.
a	1	X		X		X		X		X	
	2	X		X		X		X		X	
	3	X			X		X		X		X
b	1										
	2										
	3										
c	1										
	2										
	3										
c	1										
	2										
	3										
e	1										
	2										
	3										
f	1										
	2										
	3										
g	1										
	2										
	3										
h	1										
	2										
	3										

부록 C

LabVIEW를 사용한 심전도 신호처리

본 자료는 National Instruments사의 LabVIEW 응용 노트를 원용한 것으로 원본 자료는 다음 사이트(http://zone.ni.com/devzone/cda/tut/p/id/6349#toc0)에 링크되어 있다.

심전도(ECG)는 심장에서 발생한 생체전위를 기록하는 기술이다. 임상의들은 이러한 심전도로부터 환자의 상태를 평가할 수 있으며 진단할 수 있다. 심전도 기록은 여러 개의 전극을 신체에 부착하여 생체전류를 샘플링(sampling) 함으로써 얻을 수 있다. 그림 1은 전형적인 한 주기 심전도를 나타낸다.

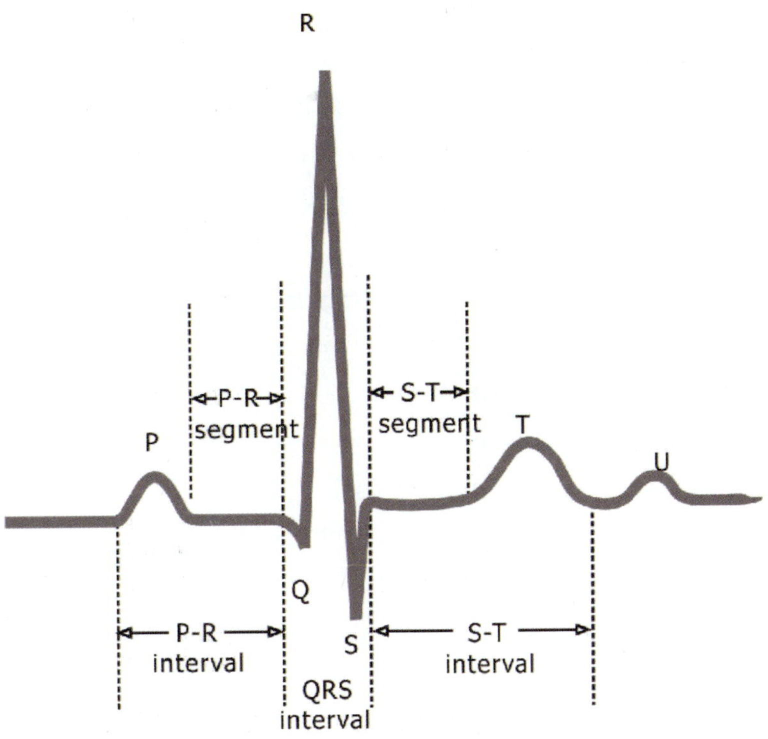

그림 1. 전형적인 한 주기의 심전도 신호 기록

일반적으로, 기록된 심전도 신호는 종종 심전도 신호와 동일한 주파수 대역 및 심전도 신호와 유사한 특성을 갖는 잡음과 인공음영(artifacts) 등과 섞이게 된다. 이러한 잡음과 인공음영 등을 포함한 심전도 신호로부터 유용한 정보를 추출하기 위해서는 신호처리 과정이 필요하다.

심전도 신호처리 과정은 그림 2와 같이 전처리와 특징 추출의 기능적으로 크게 두 단계로 나누어 생각할 수 있다. 전처리 단계에서는 심전도 신호로부터 잡음을 제거하거나 억제한다. 특징 추출 단계에서는 심전도 신호로부터 진단에 유용한 정보를 추출한다.

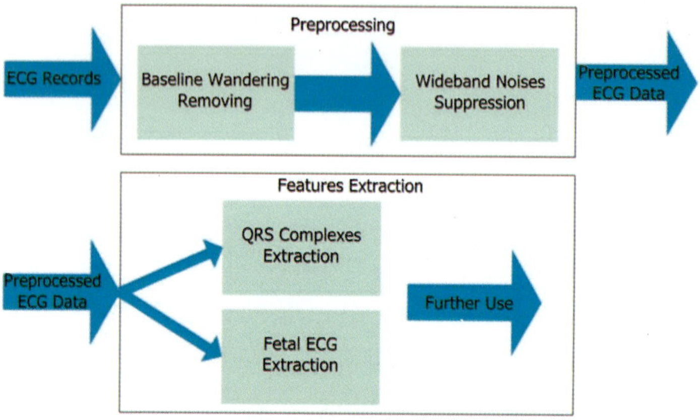

그림 2. 전형적인 심전도 신호처리 순서도

LabVIEW와 Advanced Signal Processing Toolkit(ASPT), Digital Filter Design Toolkit(DFDT) 등을 사용하면 각 단계에서의 기저선 변동 제거, 잡음 제거, QRS 복합체(complex) 검출 및 태아 심장박동수 추출 등의 과정을 보다 편리하고 빠르게 처리 할 수 있다. 이제 LabVIEW를 기반으로 하여 전형적인 심전도 신호처리 방법에 대해서 논의할 것 이다.

1. 심전도 신호 전처리 과정(Preprocessing ECG Signals)

심전도 신호 전처리 과정은 다음과 같은 ECG 신호에 섞인 잡음을 제거하는 과정이다. ECG 신호에 혼합되는 잡음을 다음과 같이 분류할 수 있다.

- 전력선 간섭(power line interference)
- 전극 접촉 잡음(electrode pop or contact noise)
- 환자-전극의 이동으로 인한 인공음영(patient-electrode motion artifacts)
- 근정도 잡음(electromyographic(EMG) noise)
- 기저선 변동(baseline wandering)

이러한 잡음 중 전력선 간섭과 기저선 변동이 심전도 신호에 가장 큰 영향을 미치는 잡음이다. 이 외의 잡음은 광대역 잡음으로 분류할 수 있다. 전력선 간섭은 일반적으로 60 Hz(또는 50 Hz)에 중심을 두고 있으며 이때 대역폭은 1Hz 이하 이다. 이러한 전력선 간섭은 하드웨어 단계에서 제거할 수 있다. 그러나 기저선 변동과 다른 광대역 잡음들은 하드웨어 장치에서 제거하기 어렵다. 대신에, 소프트웨어 방식의 오프라인 심전도 신호처리 방법이 더 강력하고 유용하다. 다음과 같은 방법을 사용하여 기저선 변동과 다른 광대역 잡음을 제거할 수 있다.

1.1 기저선 변동 제거

일반적으로 기저선 변동은 주파수 0.15 ~ 0.3 Hz 사이에서 호흡으로 인하여 발생하므로 디지털 고역통과 필터로 제거할 수 있다. 또한 웨이블릿(wavelet) 변환을 이용하여 심전도 신호의 경향(trend)을 제거함으로써 기저선 변동을 제거 할 수도 있다.

1.1.1 디지털 필터 방법(Digital Filter Approach)

LabVIEW DFDT는 유한 임펄스 응답(FIR) 또는 무한 임펄스 응답(IIR) 필터를 쉽고 효과적으로 설계하고 구현할 수 있는 직관적이고 대화형의 방법을 제공한다. 예를 들면, 익스프레스 VI를 사용하여 기저선 변동을 제거하기 위한 Kaiser 창문 FIR 고역통과 필터를 설계할 수 있다. 그림 3은 기저선 변동을 제거할 수 있는 예제 VI 의 블록 다이어그램과 고역통과 필터의 특성을 보여주고 있다.

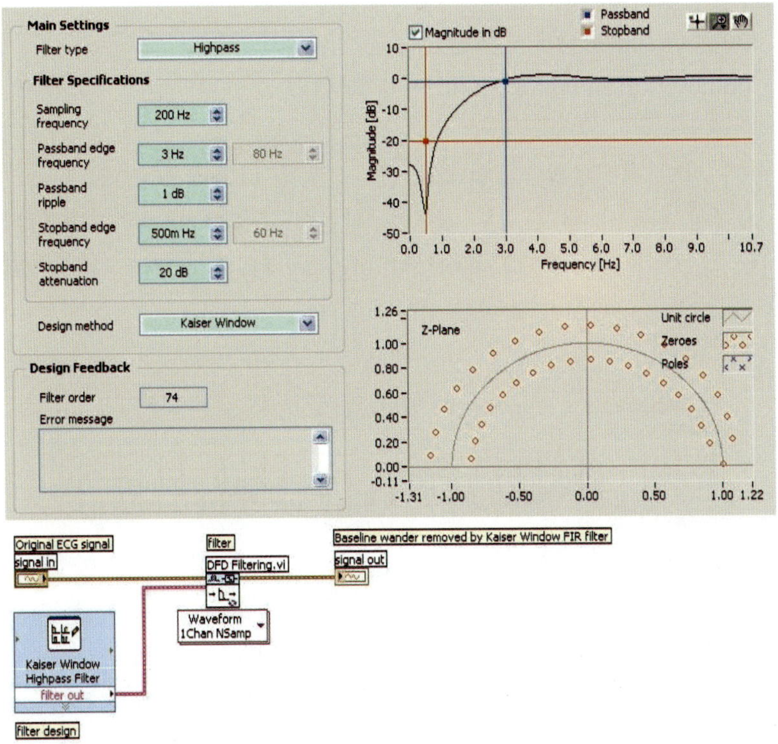

그림 3. 기저선 변동을 제거하기 위한 고역통과 필터 설계와 LabVIEW에 사용

1.1.2 웨이블릿 변환 방법(Wavelet Transform Approach)

디지털 필터 외에, 또한 웨이블릿 변환도 특정 주파수 대역의 신호를 제거할 수 있는 효과적인 방법을 제공한다. LabVIEW ASPT는 신호의 저주파 경향을 제거할 수 있는 WA Detrend VI를 제공한다. 그림 4는 WA Detrend VI를 이용하여 기저선 변동을 제거한 예이다.

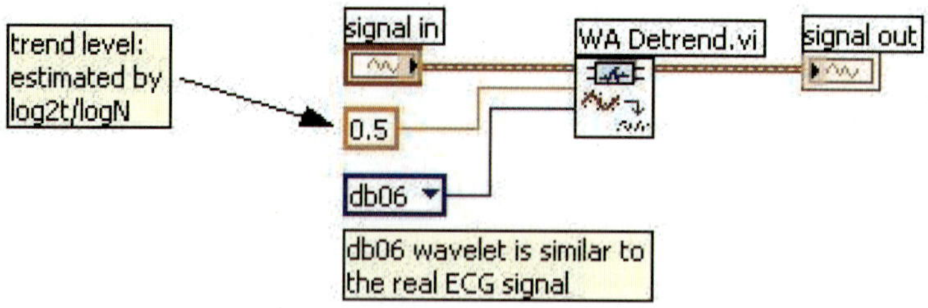

그림 4. WA Detrend VI를 사용하여 기저선 변동을 제거

이 예제는 실제 심전도 신호와 가장 유사한 Daubechies6(db06) 웨이블릿을 사용한다. 이 예제에서, ECG 신호에서 샘플링 간격이 60초이고 샘플 개수가 12,000이므로 다음 공식에 따라서 trend level이 0.5로 된다.

$$trendlevel = \left[\frac{\log_2 2t}{\log_2 N}\right]$$

t(the sampling duration) = 60초

N(the number of sampling points) = 12,000

그림 5는 필터하기 전의 원신호와 각 필터의 결과신호를 나타내고 있다. 필터 결과 그림을 보면 원래의 신호보다 기저선 변동이 제거 되고 심전도 신호의 주요한 특징은 남아있는 것을 확인할 수 있다. 그리고 디지털 고역통과 필터 보다 웨이블릿 변환을 사용한 방법이 신호의 왜곡과 지연(delay)이 적으므로 보다 효과적인 방법임을 확인할 수 있다.

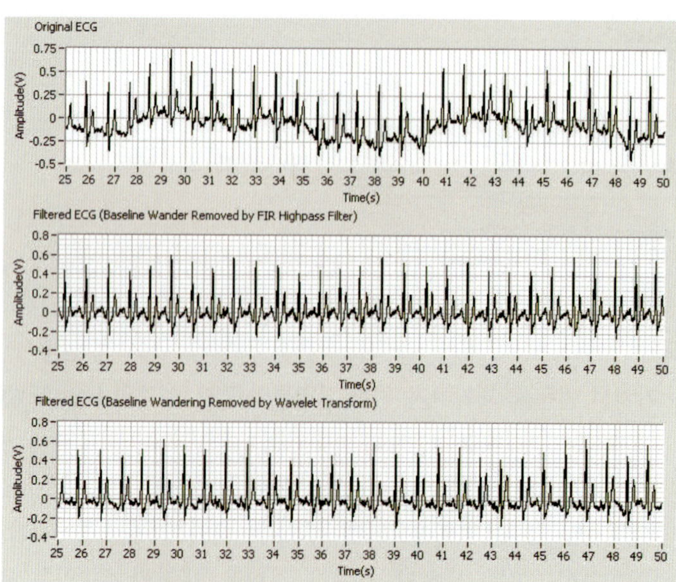

그림 5. 디지털 고역통과 필터 방법과 웨이블릿 변환 필터 방법의 비교

1.2 광대역 잡음 제거(Removing Wideband Noise)

일단 기저선 변동을 제거하면, 심전도 신호는 훨씬 안정되고 정확해진다. 그러나 다른 종류의 잡음들이 심전도 신호로부터 특징을 추출하는데 여전히 영향을 미친다. 이러한 잡음은 광대역에 걸쳐 복잡한 확률론적(stochastic) 처리과정이 필요하므로 기존의 디지털 필터를 이용하여 제거할 수 없다. 이러한 광대역 잡음을 제거하기 위해 Wavelet Denoise Express VI 를 사용할 수 있다.

이 익스프레스 VI는 웨이블릿 변환을 이용하여 심전도 신호를 몇 개의 주파수 대역(subband)으로 분해한다. 그 후 임계치(threshold)나 수축(shrinkage) 함수를 이용하여 각 웨이블릿 계수를 수정한다. 그리고 마지막으로 잡음이 제거된 신호로 재구성한다. 다음 그림은 심전도 신호에 대한 비소거 웨이블릿 변환(undecimated wavelet transform: UWT)의 예를 든 것이다.

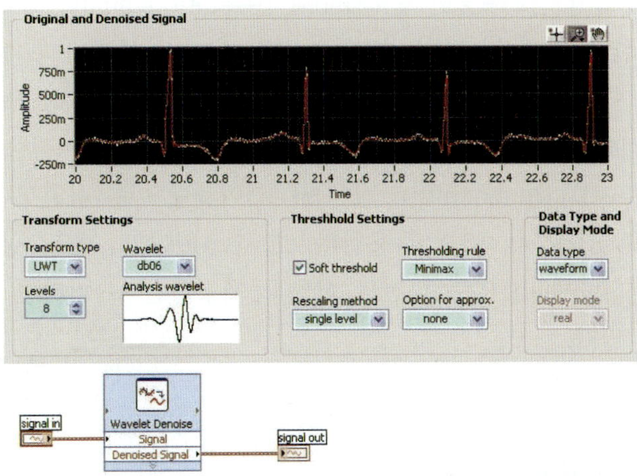

그림 6. UWT를 적용하여 ECG 신호로부터 광대역 잡음 제거

UWT는 이산 웨이블릿 변환(discrete wavelet transform: DWT) 보다 정확성과 평활성(smoothness) 사이에서 더 좋은 균형성을 가지고 있다. 그림 7에 잡음이 제거되기 전의 신호와 제거된 신호를 비교하여 보였다. 이 비교로부터 광대역 잡음이 완전히 제거됨과 동시에 ECG 신호의 세밀함이 변하지 않고 거의 그대로 유지하고 있는 것을 확인할 수 있다.

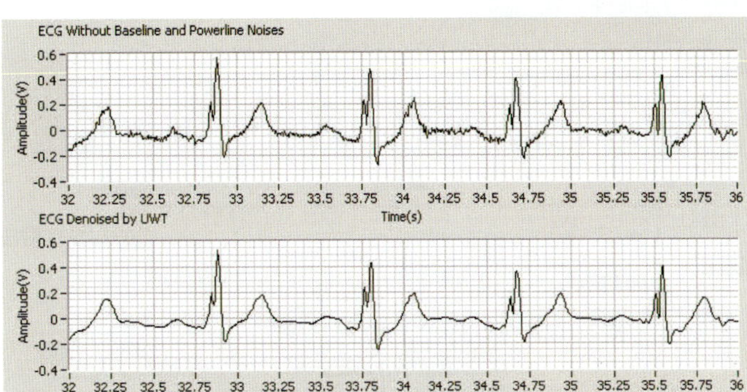

그림 7. UWT 방식의 잡음 제거 전과 후의 ECG 신호 비교

2. 심전도 신호로부터 특징 추출 수행(Performing Feature Extraction on ECG Signals)

진단을 위해서는 전처리한 심전도 자료로부터 QRS 간격과 QRS 크기, RR 간격, ST 간격 및 태아 심박수 등의 다양한 정보를 추출할 필요가 있다.

2.1 QRS 복합체 검출(QRS Complexes Detection)

심전도 신호로부터 R 피크와 잇따르는 QRS 복합체의 검출은 심박수와 전도 속도, 심장의 조직 상태 및 다양한 이상 증세(abnormalities)에 관한 정보를 제공한다. 이러한 정보를 통해 심장질환을 진단할 수 있다. 이러한 이유로 심전도 신호처리 분야가 매우 주목 받는다. 그러나 잡음의 존재와 시간에 따라 변화하는 형태(morphology) 등으로 인하여 검출이 어렵다.

Well-chosen 웨이블릿이 다중 해상도 분석(multi-resolution analysis: MRA)으로 잡음이 있는 신호로부터 신호의 중요한 특징을 검출 할 수 있으므로, 웨이블릿 기반의 여러 검출 방법이 최근에 도입되고 있다. 본 실험에서, Q, R 및 S 점을 검출하기 위해 LabVIEW의 ASPT에 있는 WA Multiscale Peak Detection VI를 사용했다. 정점/골점(peak/valley)을 검출하기 전에 그림 8에 보인 것과 같이 8 단계(level) Daubechies6 (db06) 웨이블릿으로 심전도 신호를 분해하기 위해 Multiresolution Analysis Express VI를 사용한다. 그 후 대부분의 QRS 상세 정보를 포함하고 있는 D4 and D5 부차대역(subband)으로 심전도 신호를 재구성한다. 이러한 과정을 통해 QRS 검출을 보다 정확하게 할 수 있다.

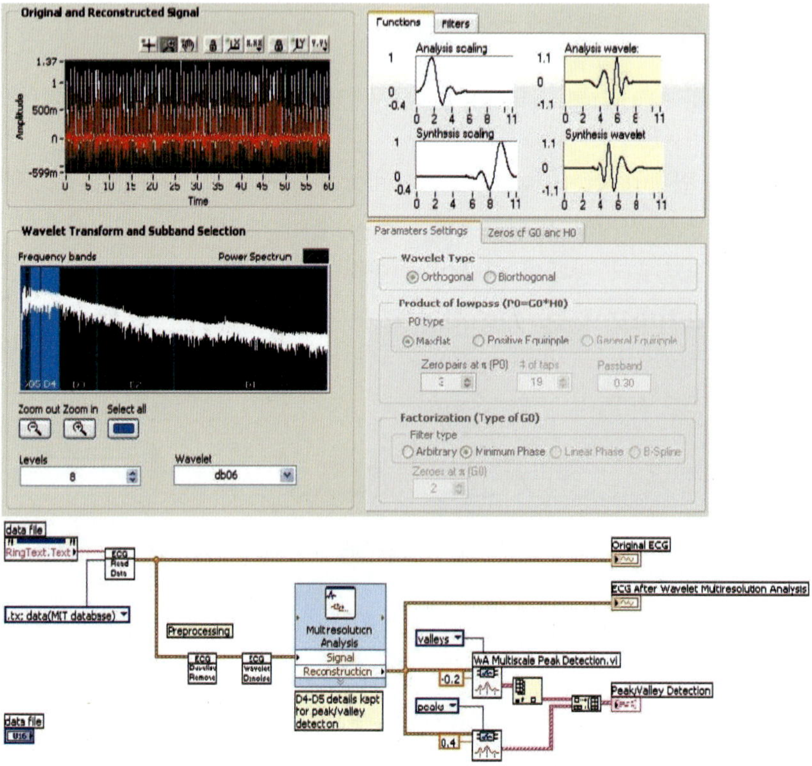

그림 8. ECG 다중 해상도 분석과 QRS 검출에 응용

그림 9는 원형 심전도 신호(MIT-BIH 데이터베이스로부터 획득)와 웨이블릿 다중 해상도 분석에 의한 신호처리 결과 및 정점/골점 검출 결과를 나타내는 그림이다. 그림을 보면 웨이블릿 다중 해상도 분석 후에 정점과 골점(특히 Q와 S 점)이 보다 분명해지는 것을 확인 할 수 있다.

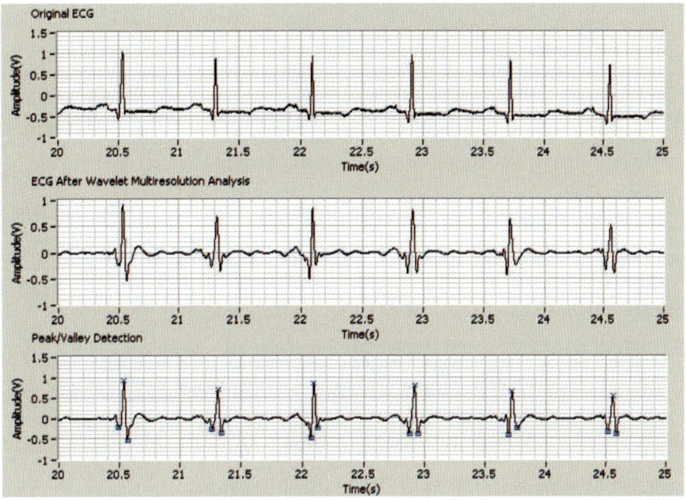

그림 9. 원형 ECG 신호와 MRA 처리 후의 ECG 신호 및 정점/골점 검출된 ECG 신호

QRS 복합체 검출을 수행함으로써 특징을 추출한 후에 다른 방법들을 통하여 특징을 분석할 수 있다. 예를 들면 심장과 신경계의 상태를 평가하기 위해 R-R 간격을 이용하여 심박수 변이성(heart rate variability: HRV) 분석을 할 수 있다.

2.2 태아 심전도 추출(Fetal ECG Extraction)

태아 심전도 (fetal electrocardiogram: FECG)는 산모의 복부(abdominal) 심전도에서 얻을 수 있으며, 태아의 심장상태를 알 수 있는 태아 심박수(FHR) 정보를 추출하기 위해 사용된다. 그림 10은 8-채널 산모 심전도 획득 시스템의 전극의 위치이다. 산모의 흉부(thorax) 심전도는 흉부 전극으로부터 얻어지고 복부 심전도는 복부 리드로부터 얻어진다. 태아의 심박수를 추출하기 위해 본 실험에서는 독립 성분 분석(Independent Component Analysis: ICA)와 적응(adaptive) 필터 기법을 사용했다.

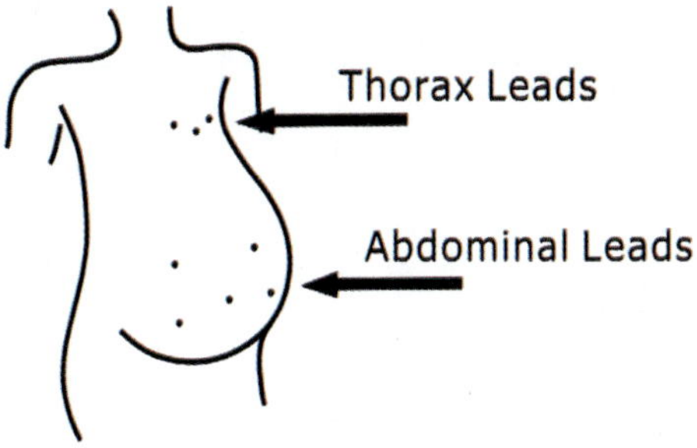

그림 10. 8-채널 산모 심전도 신호 획득 장치에서 전극 센서(복부 전극 5 개와 흉부 전극 3 개 포함)의 위치

2.2.1 독립 성분 분석(ICA) 방식 접근

ICA는 다채널 관측으로부터 독립적이고 숨겨진 신호를 회복(retrieve)하는 방법이다. 관측된 X는 신호원 S와 중첩된다고 가정하면, 다음과 같이 쓸 수 있다.

$$X = AS$$

여기서 A는 혼합(mixing) 행렬이다. 신호 S가 통계적 독립이라는 가정은 관측된 X로부터 미지의 S와 A 모두를 평가할 수 있게 한다. 여기에서 산모 심전도와 태아 심전도는 독립적인 성분 - 즉 S의 부분 - 으로 볼 수 있다. 반면에 8-채널에서 기록된 심전도 신호는 X를 구성한다. ICA를 수행함으로써 S를 추정할 수 있고, 이것은 산모와 태아 심전도 모두를 얻을 수 있다는 것을 의미한다.

ASPT는 그림 11에 보인 것과 같이 태아 심박수(FHR) 추출 응용에 적용할 수 있는 TSA Independent Component Analysis VI를 제공한다. 그림 11에서 8-채널의 심전도 신호(앞에서 언급한 8-채널 장치에서 얻어진)를 ICA 함수에 입력함으로써 출력으로부터 독립 성분 중 하나인 태아 심전도를 얻을 수 있다. 그림 12는 ICA를 이용하여 산모의 복부 심전도와 태아 심전도를 각각 독립적으로 추출한 것을 보여준다. 태아 심전도로부터, 산모 심전도가 잘 억제되어 있는 것을 볼 수 있고, 결과적으로 태아 심박수를 정확하고 편리하게 얻을 수 있다.

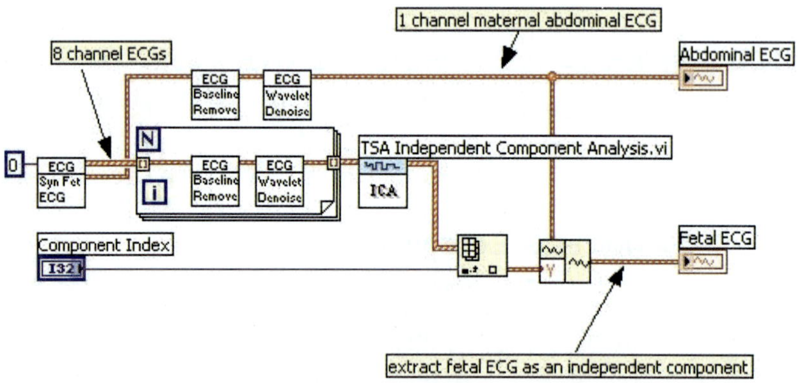

그림 11. 태아 심박수를 추출하기 위한 ICA 방법

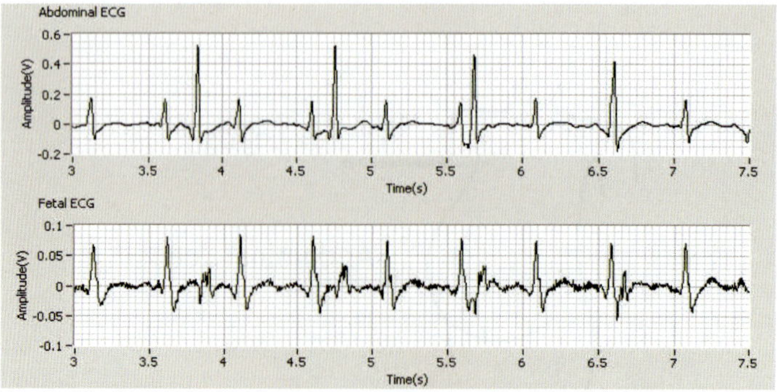

그림 12. ICA 방법을 사용하여 태아 심박수 추출

2.2.2 적응 필터(Adaptive Filtering) 방식 접근

적응 필터는 특정한 수행 지수를 최적화하기 위한 계수를 필터 스스로 자기 조정하는 필터이다. 적응 필터는 광범위한 분야에서 사용되는데 응용 중 하나는 그림 13에 보인 것과 같이 적응 잡음 제거이다.

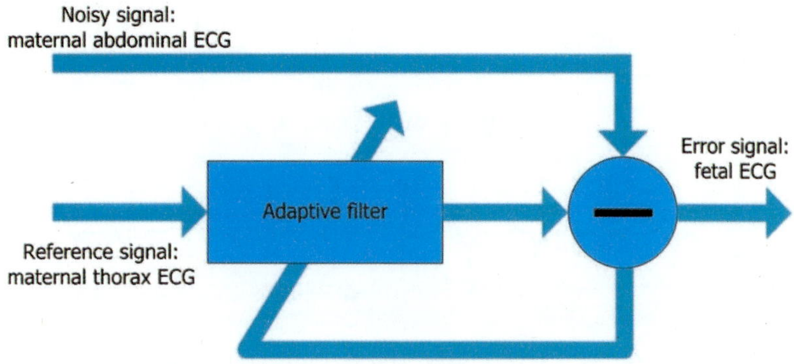

그림 13. 적응 잡음 제거 구조

이 예에서, 적응 필터의 계수는 기준 신호(산모 흉부 심전도 신호)와 잡음 섞인 입력 신호(산모 복부 심전도 신호) 사이의 오차를 최소가 되게 스스로 조정하고, 그 결과 산모 복부 심전도 신호로부터 산모 흉부 심전도 신호를 빼줌으로써 태아 심전도 신호를 얻을 수 있다. 이 방법을 LabVIEW에 적용한 것을 그림 14에 보였다.

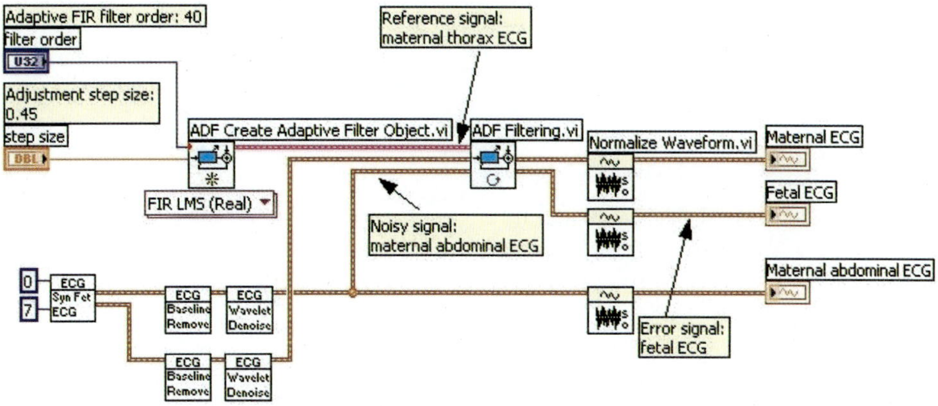

그림 14. 태아 심박수 추출을 위한 적응 필터 방법

그림 15와 같이 적당한 차수와 단계(step) 크기를 갖는 적응 필터는 산모 심전도를 추적하고 예상할 수 있으며 또한 예상 오차로서 태아 심전도를 추출할 수 있다.

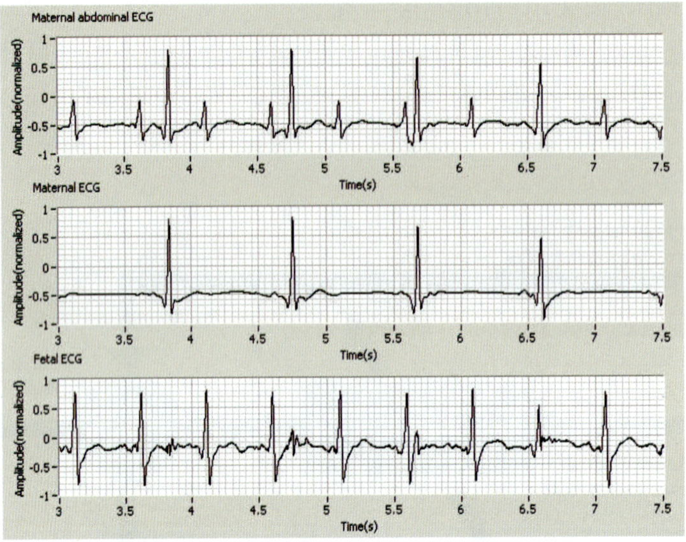

그림 15. 적응 필터를 사용한 태아 심박수 추출

요약(Summary)

LabVIEW와 신호처리 관련 도구킷(tookit)은 심전도 신호처리 문제를 해결할 때 강력하고 효과적인 환경과 도구를 제공한다. 본 응용 노트는 이런 강력한 도구들이 실제 심장 질환 진단뿐만 아니라 심전도 신호처리 연구 분야에서도 잡음을 제거하고, 분석하고 또한 심전도 신호를 추출하는데 쉽고 편리하게 사용될 수 있음을 시연을 통해 보여준다. 여기에 덧붙여 이러한 도구들은 심전도 분야뿐만 아니라 MRI(Magnetic Resonance Imaging)와 뇌전도(Electroencephalography) 등의 다른 생체신호처리 응용에 적용될 수 있다.

참고문헌(Reference)

1. S. Z. Mahmoodabadi, A. Ahmadian, M.D. Abolhasani, M. Eslami, J. H. Bidgoli, "ECG Feature Extraction Based on Multiresolution Wavelet Transform", IEEE Engineering in Medicine and Biology, 27th Annual Conference.
2. Bert-Uwe Kohler, Carsten Henning, Reinhold Orglmeister, "The Principles of Software QRS Detection", IEEE, Engineering in Medicine and Biology, Jan/Feb 2002.
3. Donghui Zhang, "Wavelet Approach for ECG Baseline Wander Correction and Noise Reduction", Proceedings of the 2005 IEEE, Engineering in Medicine and Biology 27th Annual Conference.
4. Gari D. Clifford, Francisco Azuaje and Patrick McSharry, "Advanced Methods and Tools for ECG Data Analysis", Artech House Publisers.
5. Behzad Mozaffary, Mohammad A. Tinati, "ECG Baseline Wander Elimination using Wavelet Packets", Transactions on engineering, computing and technology, V3, Dec, 2004.
6. Ping Gao, Ee-Chien Chang, Lonce Wyse, "Blind Separation of Fetal ECG From Single Mixture Using SVD and ICA".
7. Kamran Jamshaid, Omar Akram, Farooq Sabir, Dr. Syed Ismail Shah, Dr. Jamil Ahmed, "Application of Adaptive and Non Adaptive Filters in ECG Signal Processing".

찾아보기

저자 약력

■ 김경찬
- 경북대학교 물리학과(이학박사)
- 계명대학교 자연과학대학 화학과 교수
- 계명대학교 광역선도IT 융복합 의료기기 실무형 인재양성센터 부센터장

■ 홍주현
- 충북대학교 의용생체공학과(공학석사, 공학박사)
- 계명대학교 광역선도IT 융복합 의료기기 실무형 인재양성센터 연구교수

■ 엄년식
- 경북대학교 센서공학과(공학박사)
- 계명대학교 광역선도IT 융복합 의료기기 실무형 인재양성센터 연구교수

LabVIEW를 이용한 의료기기 인터페이스 -기본편-

2010년 2월 22일 | 초판1쇄 인쇄
2010년 2월 26일 | 초판1쇄 발행

지은이 | 김경찬, 홍주현, 엄년식
펴낸이 | 신일희
펴낸곳 | 계명대학교출판부
704-701 대구광역시 달서구 달구벌대로 2800
전화 053-580-6233 팩스 053-583-5213
등 록 | 1970. 9. 1. (신고번호 제347-1998-1호)

ISBN 978-89-7585-496-5 93510

값 25,000원

본 교재는 교육과학기술부의 재원으로 한국연구재단의 지원을 받아 수행된 광역경제권 선도산업 인재양성사업의 연구결과입니다.